Jason Fung | Eve Mayer | Megan Ramos

WENIGER IST MEHR

Jason Fung | Eve Mayer | Megan Ramos

WENIGER IST MEHR

Ein Leben lang gesund und schön durch Intervallfasten

riva

Bibliografische Information der Deutschen Nationalbibliothek
Die Deutsche Nationalbibliothek verzeichnet diese Publikation in der Deutschen Nationalbibliografie. Detaillierte bibliografische Daten sind im Internet über http://dnb.d-nb.de abrufbar.

Für Fragen und Anregungen
info@rivaverlag.de

Wichtiger Hinweis
Dieses Buch ist für Lernzwecke gedacht. Es stellt keinen Ersatz für eine individuelle medizinische Beratung dar und sollte auch nicht als solcher benutzt werden. Wenn Sie medizinischen Rat einholen wollen, konsultieren Sie bitte einen qualifizierten Arzt. Der Verlag und die Autoren haften für keine nachteiligen Auswirkungen, die in einem direkten oder indirekten Zusammenhang mit den Informationen stehen, die in diesem Buch enthalten sind.

1. Auflage 2021

Türkenstraße 89
80799 München
Tel.: 089 651285-0
Fax: 089 652096

Übersetzung: Dr. Kimiko Leibnitz
Redaktion: Silke Panten
Umschlaggestaltung: Sonja Vallant
Umschlagabbildungen: Shutterstock: Evgeny Karandaev, Timolina, Tere Crystal Enns
Layout und Satz: Satzwerk Huber, Germering
Druck: GGP Media GmbH, Pößneck
Printed in Germany

ISBN Print 978-3-7423-1538-0
ISBN E-Book (PDF) 978-3-7453-1212-6
ISBN E-Book (EPUB, Mobi) 978-3-7453-1213-3

Weitere Informationen zum Verlag finden Sie unter
www.rivaverlag.de
Beachten Sie auch unsere weiteren Verlage unter www.m-vg.de

Inhalt

Einführung

Eve Mayer

Ich wuchs im Süden von Louisiana auf, wo die Menschen nicht essen, um zu leben, sondern leben, um zu essen. Willy Wonka hätte in meiner Heimatstadt Thibodaux keine Schokoladenfabrik errichtet und Dauerlutscher, Plombenzieher und Bonbons hergestellt, sondern Flusskrebse, deftige Eintöpfe, Blutwurst und Étoufeé verkauft, ein herzhaftes Reisgericht mit Meeresfrüchten.

Ganz abgesehen davon ist meine Mutter eine der besten Köchinnen des gesamten Universums, und in meiner Familie gilt seit jeher die Devise *laissez les bons temps rouler*, was in etwa so viel bedeutet wie »genieße das Leben«. Wir feierten praktischen jeden Anlass, den man feiern kann, und auf diesen Partys – die wir mit unseren Freunden, Familienangehörigen und Nachbarn veranstalteten – drehte sich alles ums Essen. Torte war ein Ausdruck von Liebe. Fettucine mit Langusten waren gleichzusetzen mit Glückseligkeit. Üppig mit Puderzucker bestäubte, frittierte Apfelringe standen für Gemeinschaft und Zusammenhalt.

Als ich acht Jahre alt war, erfuhr meine Mutter, dass sie an einer schweren chronischen Krankheit litt, für die es damals noch keine Heilung gab. 34 Jahre lang sah ich ihr dabei zu, wie sie um ihr Leben kämpfte. Sie reiste auf ihrer Suche nach einem geeigneten Spezialisten durchs ganze Land und probierte viele Behandlungsmethoden und Medikamente aus, die ihre Situation allerdings oft verschlechterten. Zum Glück besiegte sie 2016 – ich war damals 42 Jahre alt – endlich ihre Krankheit. Aber bis dahin war ich mir nie sicher, ob die Frau, die im Mittelpunkt meines Lebens stand, das

Jahr überleben würde, und ich eignete mir ungesunde Verhaltensweisen an, die es mir leichter machten, diese Ungewissheit zu ertragen. Ich betäubte meine Gefühle mit Essen: Ich versteckte es, naschte heimlich und hatte mehrmals täglich unkontrollierte Heißhungeranfälle. Ich klinkte mich aus meinem Leben aus und dröhnte mich mit Waffeln, frittierten Hühnerteilen, Cajun-Wurst und allerlei Süßigkeiten zu, die ich im Haus aufstöberte. Ich entwickelte meine eigene Methode der kohlenhydratinduzierten Meditation – nur ohne die gesundheitlichen Vorteile und die innere Ausgeglichenheit, die man durch Meditation normalerweise erlangt.

Ich war als Erwachsene immer dick und erreichte schließlich ein Höchstgewicht von 135 Kilogramm, was einer Konfektionsgröße 52 entspricht. Jede Diät, die ich machte, funktionierte eine Zeit lang, aber weil ich ständig Hunger hatte, hielt ich nie lange durch, schlug über die Stränge und nahm schließlich mehr zu, als ich abgenommen hatte. Wie viele Leidgenossen fühlte ich mich oft wie eine Versagerin. Ich schämte mich, wenn ich in die Arztpraxis, ins Schwimmbad oder ins Modegeschäft für Übergrößen ging. Ich schämte mich im Fitnessstudio, in Restaurants und bei Familientreffen.

2018 beschloss ich erneut abzunehmen – diesmal wollte ich es mit einer kohlenhydratarmen, fettreichen Kost probieren. Ich nahm insgeheim an, dass auch dieser Abnehmversuch scheitern würde, aber nach einem Monat bemerkte ich eine Veränderung. Ich hatte nicht mehr ständig Hunger. Als ich nach einigen Monaten knapp 14 Kilogramm abgenommen hatte, begann die Gewichtsabnahme zu stagnieren. Weil ich Angst vor einer erneuten Zunahme hatte, fragte ich meine Freundin Dr. Suzanne Slonim um Rat. Sie empfahl mir das Buch *Die Schlankformel* von Dr. Jason Fung.

Ich fing an, das Buch auf einem vierstündigen Flug zu lesen, und nach nur wenigen Minuten war ich so fasziniert, dass ich es nicht mehr weglegen konnte. *Die Schlankformel* erklärte die Theorie hinter meiner kohlenhydratarmen, fettreichen Ernährung, doch dann schlug Dr. Fung etwas vor, womit ich nicht gerechnet hatte. Er empfahl Leuten mit Gewichtsproblemen, zu fasten.

Wie bitte? Ich habe in meinem Leben nur dann Mahlzeiten ausfallen lassen, wenn es aus medizinischen Gründen nicht anders ging. Aber die Studien, die Dr. Fung in seinem Buch zitiert, waren einleuchtend, und so beschloss ich, dem Fasten eine Chance zu geben. Diese Entscheidung veränderte mein Leben. Ich nahm weiter ab, fühlte mich gesünder als je zuvor, und mein Körper fing an, sich auf eine Weise zu verändern, wie ich es mir niemals hätte erträumen können. Das Beste war aber, dass die Hungersignale, die mein Gehirn ständig überfluteten, endgültig aufhörten.

Sie haben richtig gelesen. *Ich war nicht mehr ständig hungrig.* Und wenn ich doch einmal Hunger hatte, nahm ich das gleichmütig zur Kenntnis. Ich hatte immer Angst, dass ich das Bewusstsein verlieren würde, wenn ich mehr als zwei Mahlzeiten in Folge ausfallen ließ, aber das war nicht der Fall. Ich dachte, dass mich das Fasten müde und geistig träge machen würde, aber auch das stimmte nicht. Ich dachte außerdem, dass mein Stoffwechsel durch den Nahrungsverzicht zum Erliegen käme, aber das genaue Gegenteil trat ein. Ich fühlte mich wie neugeboren.

Ich fing an, alles zu hinterfragen, was ich über das Abnehmen und die Steigerung meines Wohlbefindens gelernt hatte, und wurde wütend. Wo waren diese Informationen mein ganzes Leben lang gewesen, und warum erfuhr ich erst jetzt davon, nachdem ich *so viel* durchgemacht hatte?

Ich nahm Kontakt zu Dr. Fung auf, und als wir uns unterhielten, wusste ich sofort, dass ich es mit einem hochintelligenten, empathischen Fachmann zu tun hatte, der bereit war, mit mir zusammenzuarbeiten. Er stellte mich auch seiner Gesundheitspädagogin Megan Ramos vor, und wir fanden schnell eine gemeinsame Wellenlänge, als sie mir von ihren eigenen Gewichts- und Gesundheitsproblemen erzählte. Innerhalb eines Monats fassten wir einen Plan, und das Buch, das Sie jetzt in Ihren Händen halten, ist das Ergebnis.

In *Weniger ist mehr* wollen wir Ihnen einen völlig neuen Ansatz vorstellen, der Ihre Sicht auf das Abnehmen und die Gesundheit für immer verändern wird. Vielleicht haben Sie schon einmal »Fasten« gegoogelt, mit einer Freundin darüber geredet, einen Fernsehbeitrag gesehen oder jemanden erzählen hören, dass es wahre Wunder wirkt – nur um dann von anderer Stelle zu erfahren, dass es potenziell lebensgefährlich ist. Es scheint, als gäbe es genauso viele Meinungen über das Fasten wie Sterne am Nachthimmel, und viele dieser Informationen können so verwirrend und überfordernd sein, dass man am liebsten aufhören will, bevor man überhaupt angefangen hat. Sie haben vielleicht den Eindruck, dass das Fasten nur etwas für Menschen mit starkem Übergewicht ist, so wie ich es damals hatte. Das stimmt nicht; Fasten kann auch dabei helfen, 5 oder 10 Kilogramm abzunehmen – oder mehr oder weniger, je nachdem, welche Ziele man verfolgt. Vielleicht brauchen sie einen Ernährungsansatz, mit dem Sie mehr erreichen als abzunehmen. Kann Ihnen Fasten dabei helfen, Ihren Verstand zu schärfen und Ihr Krebsrisiko zu senken? Auf jeden Fall. Würden Sie alles tun, um Ihr Polyzystisches Ovar-Syndrom, Typ-2-Diabetes, Fettleber, Herzinsuffizienz und mehr zu heilen? Auch dabei kann Fasten helfen.

Sie brauchen jemanden, der Ihnen die reine, ungeschönte Wahrheit über das Fasten sagt, und in diesem Buch haben Sie gleich drei Vertraute an Ihrer Seite: eine Überlebende der Diätkriege (nämlich mich), eine renommierte Wissenschaftlerin, die über das Fasten forscht und damit ihre eigenen gesundheitlichen Probleme überwunden hat (Megan Ramos), und einen bahnbrechenden Arzt, der innovative Ansätze entwickelt hat (Dr. Jason Fung). Gemeinsam haben wir alle Höhen und Tiefen erlebt, und wenn Sie Fragen über das Fasten haben, können wir Ihnen Antworten geben, ohne sie zu beschönigen und mit einem Sahnehäubchen zu garnieren.

Dieses Buch ist mehr als eine schrittweise Anleitung zum Fasten. Es ist ein Ratgeber, der Ihnen helfen wird, sich selbst, Ihre Küche und Ihre Familie auf neue Ernährungsgewohnheiten vorzubereiten und gängige Probleme rund um das Thema Fasten zu lösen, beispielsweise wie man sich an Feiertagen oder im Urlaub verhält und wie man auf unerwünschte Nebenwirkungen reagiert. Ich werde Ihnen nicht nur sagen, wie Sie sich geistig auf das Fasten vorbereiten und die für Sie richtige Fastenmethode finden, sondern Ihnen auch einen Plan geben, mit dem Sie möglichst lange Freude an Ihrem neuen, gesünderen Ich haben werden. Ich sage Ihnen genau, warum Sie nicht Schuld an Ihrem Übergewicht haben und warum es mit dem Abnehmen diesmal *anders laufen* wird. Ich werde Sie auf dieser neuen, aufregenden Reise begleiten, und am Schluss werden wir gemeinsam Ihren Erfolg feiern.

Sie haben Fragen, und wir drei haben die Antworten. Der Arzt, die Laiin und die Wissenschaftlerin: Das ist das Team, das Sie an Ihrer Seite brauchen. Wir werden Sie unterstützen, legen wir also los!

Megan Ramos

Vor knapp zehn Jahren litt ich am Polyzystischen Ovar-Syndrom (PCOS), nichtalkoholischer Fettleber und Typ-2-Diabetes. Heute bin ich von allen drei Krankheiten geheilt, habe über 35 Kilogramm abgenommen und kann mich dank meiner guten Gesundheit beruflich voll entfalten. Ich bin eine klinische Forscherin, die sich auf Präventivmedizin spezialisiert hat, und zeige Betroffenen, wie sie durch Fasten und gesunde Ernährung Fett verlieren und ihre Gesundheit verbessern können.

In den ersten 27 Jahren meines Lebens konnte ich alles essen, worauf ich Appetit hatte, und nahm kein Gramm zu. Ich war das von allen beneidete Mädchen, das Size-Zero-Jeans trug und mit einer Dose Limonade in der einen Hand und einer Tüte Chips in der anderen Hand herumlief; deshalb schrieb meine beste Freundin in eines meiner Highschool-Jahrbücher: »Ich kann dich nicht leiden, weil du alle Chicken-Nuggets und Pommes der Welt futtern kannst und dabei trotzdem noch abnimmst.« Ich war damals zwar gertenschlank, aber nicht gesund – weder körperlich noch geistig. Ich machte mir damals ständig etwas vor und dachte, mein Körpergewicht sei ein Ausdruck für mein körperliches Wohlbefinden. Aber ein Gegenbeweis für diese Annahme waren die Krankheiten, die mich in der Mittelstufe ereilten.

Als ich zwölf Jahre alt war, wurde bei mir eine nichtalkoholische Fettleber diagnostiziert, das heißt, in meinen Leberzellen reicherte sich Fett an. Im Alter von 14 Jahren bekam ich PCOS, eine Krankheit, bei der sich in den Eierstöcken Zysten bilden, die zu einer unregelmäßigen oder gar keiner Regelblutung führen. Ich war damals so dünn, dass mir meine Ärzte zu keiner Ernährungsumstellung rieten, sondern vielmehr annahmen, dass sich mein Gesundheitszustand nach einer Weile von selbst bessern würde. Sie irrten sich. Nichts wurde besser. Es ging mir zunehmend schlechter, ich geriet immer weiter in eine Abwärtsspirale und stopfte mich mit Junkfood voll, ohne mir der Konsequenzen bewusst zu sein. Benutzte ich Essen als Ersatzbefriedigung, so wie Eve damals? Gut möglich. Schließlich war meine geliebte Mutter auch krank.

Meine Mutter litt während eines Großteils meiner Kindheit an mehreren Stoffwechsel- und Erbkrankheiten, ging von einem Arzt zum anderen und musste im Laufe der Jahre viele Operationen über sich ergehen lassen. Ich erinnere mich sehr lebhaft daran, wie sie in der Notaufnahme im Flur warten musste und vor Schmerzen schrie. Ich beschloss, dass niemand jemals wieder so krank sein sollte – und dass erst recht niemand einer geliebten Person dabei zusehen sollte, wie sie Höllenqualen litt. Ich nahm mir vor, Ärztin zu werden. Ich wollte andere heilen können – mit einem Fingerschnippen, einfach so. Mit 15 Jahren bekam ich einen Ferienjob in der Forschungsabteilung einer Privatklinik und arbeitete für eine Gruppe von Nierenspezialisten, darunter Dr. Jason Fung. In dieser Zeit lernte ich viele fabelhafte Typ-2-Diabetiker kennen, die allerdings aufgrund ihrer Krankheit dabei waren, einen Nierenschaden zu entwickeln. Meine Forschung konzentrierte sich auf die Früherkennung von Nierenschäden, weil wir dann die Möglichkeit hatten, ein komplettes Nierenversagen zu vermeiden. Ich arbeitete in meiner weiteren Highschool- und College-Zeit mit diesen Ärzten und genoss jede Minute. Aber schließlich geriet ich in eine Sackgasse. Ich erkannte, dass es letztlich keine Rolle spielte, wann wir den Nierenschaden entdeckten; er würde sich deswegen trotzdem weiterentwickeln. Eine frühe Diagnose fühlte sich sogar schlimmer an als Unwissenheit, und ich erinnere mich, wie ich damals dachte, dass es schrecklich sein musste, sein Leben zu führen und zu wissen, dass es etwas gab, das einen töten könnte.

Und trotzdem litt auch ich an chronischen Erkrankungen und unternahm *nichts* dagegen. Mehr noch, ich redete mir ein, dass Präventivmedizin meine große Leidenschaft war, aber mein Umgang mit Essen war ein Tod auf Raten. Ich trank bereits morgens um fünf Uhr Diätlimonade und naschte den ganzen Tag Süßigkeiten. Ich verschlang Tüten mit Junkfood, während ich auf meinen damaligen Freund wartete, der Besorgungen machte. Ich bin mir ziemlich sicher, dass ich süchtig nach Essen war. Ich wusste, dass das Sechserpack Diätlimonade, das immer griffbereit im Auto lag, und die Tüte Brezeln in meiner Handtasche ungesund waren, aber ich konnte einfach nicht anders.

Jeder hat ein Laster; meins war eben Essen – nicht Zigaretten, Drogen oder Alkohol –, und deshalb fand ich es auch nicht so schlimm. Essen konnte man schließlich überall kaufen, ganz legal, und Kohlenhydrate waren außerdem die Lebensmittelgruppe, die ich laut behördlicher und ärztlicher Empfehlungen vermehrt essen sollte. Kohlenhydrate waren das, was ich in der Schule und zu Hause bei meinen Eltern vorgesetzt bekam.

Wie konnte das also *dermaßen* schlecht sein? Und abgesehen davon war ich doch spindeldürr – hieß das nicht, dass ich etwas richtig machte?

Das hieß es nicht. Mein PCOS verschlimmerte sich, und so erfuhr ich im Alter von nur 22 Jahren von meinem Arzt, dass ich vermutlich keine Kinder bekommen könnte. Ich hatte mir schon immer sehnlichst gewünscht, selbst einmal Mutter zu werden, und jetzt erfuhr ich, dass mein Traum möglicherweise niemals in Erfüllung gehen würde.

Fünf Jahre später erhielt ich die Diagnose, an Typ-2-Diabetes erkrankt zu sein. Das war der schlimmste Tag meines Lebens – sogar noch schlimmer als der Tag, an dem ich von meiner möglichen Unfruchtbarkeit erfahren hatte. Als ich die Hiobsbotschaft hörte, schlug mein Herz so schnell, dass ich dachte, es würde zerbersten. Alles verschwamm vor meinen Augen, und ich bekam keine Luft mehr. Mein erster Panikanfall.

Ich war gerade einmal 27 Jahre alt, und als mir mein Arzt meine Blutwerte zeigte, war das beinahe so, als hätte er mir mein Todesurteil überreicht. Wie sollte es in meinem Leben weitergehen? Würden meine Nieren mit 35 versagen, so wie bei meinen Testpersonen? Würde ich mit 40 Alzheimer bekommen? Oder mit 45 einen Herzinfarkt, gefolgt von einem Schlaganfall mit 50?

Ich ging nach Hause, warf mich aufs Bett und brach in Tränen aus. Ich konnte mich von der Vorstellung verabschieden, Menschen durch Medizin zu helfen. Ich würde meinen Traum, Ärztin zu werden, an den Nagel hängen und mich nach etwas anderem umsehen müssen.

Als ich mich schließlich beruhigt hatte, beschloss ich, alles in meiner Macht Stehende zu unternehmen, um wieder gesund zu werden. Mein erster Schritt bestand darin, regelmäßig gesunde Mahlzeiten zu essen. Als Kanadierin orientierte ich mich an den von der kanadischen Regierung ausgegebenen Ernährungsempfehlungen – die dem Leitfaden des Landwirtschaftsministeriums in den Vereinigten Staaten (USDA) und auch denen der Deutschen Gesellschaft für Ernährung (DGE) ähnelt. Weil Experten den Ratgeber entwickelt hatten, wollte ich mich genau an ihre Vorgaben halten. Und das tat ich auch – ich aß täglich drei Mahlzeiten und mehrere Zwischenmahlzeiten. Raten Sie einmal, was geschah? Statt dünn und schwabbelig zu sein, wurde ich nun dick und schwabbelig.

Einige Monate später suchte ich verzweifelt nach einer Lösung und dachte an Dr. Fung, mit dem ich immer noch zusammenarbeitete. Plötzlich wusste ich, dass meine Diabetes-Diagnose vielleicht der größte Segen meines Lebens war.

Jason, der ein Querdenker ist, hatte gerade angefangen, Nachforschungen über das Fasten anzustellen. Eines Nachmittags hörte ich, wie er vor einer kleinen Gruppe einen Vortrag hielt und erklärte, dass sich durch Fasten Typ-2-Diabetes eventuell rückgängig machen lässt. Ich dachte damals: *Auf keinen Fall. Das ist zu extrem.* Aber ich hatte nichts zu verlieren. Im Gegenteil, ich hatte alles zu gewinnen.

Ich unterhielt mich mit Jason, fing sofort an zu fasten und wandte seine Prinzipien der gesunden Ernährung an, indem ich kohlenhydratarme, fettreiche und möglichst unverarbeitete Nahrungsmittel aß. Innerhalb einiger Wochen erkannte ich, dass alles, was ich bisher über Ernährung gelernt hatte, falsch gewesen war. Es ist mittlerweile acht Jahre her, seit ich anfing, Dr. Fungs Rat zu folgen, und ich habe fast 40 Kilogramm abgenommen. Ich leide nicht mehr an Typ-2-Diabetes, Fettleber und PCOS.

Heute bin ich eine sehr glückliche und gesunde 35-jährige Frau, die das große Privileg hat, jeden Tag Klienten zu helfen, erfolgreich abzunehmen und ihren Typ-2-Diabetes rückgängig zu machen. Ich arbeite immer noch mit Jason, und wir haben gemeinsam ein Programm namens »The Fasting Method« entwickelt. Es handelt sich dabei um eine Online-Community mit Sitz in Toronto, die aus Personen besteht, die abnehmen und ihre chronischen Krankheiten verbessern wollen und dabei von Coaches betreut werden. Ich betreue Klienten auch persönlich und gebe ihnen die lebensrettenden Tipps, die ich mir selbst von meinen Ärzten gewünscht hätte, aber niemals erhielt. Das gehört zu den schönsten Seiten meines Jobs, weil ich dadurch Frauen wie Jennifer kennenlerne.

So wie ich hatte auch Jennifer Übergewicht und PCOS. Diese Krankheit führt unter anderem dazu, dass sie Akne und Gesichtsbehaarung bekam, höchst unangenehme Nebenwirkungen der Hormonschwankungen, die diese Krankheit verursacht. Sie bekam ihre Periode erst mit 18 Jahren, und danach hatte sie höchstens einmal im Jahr ihre Regel. Sie und ihr Mann hatten jahrelang vergeblich versucht, ein Kind zu bekommen, und beschlossen daher, höchstens dreimal eine künstliche Befruchtung zu probieren. Um auf Nummer sicher zu gehen, füllten sie auch einen Adoptionsantrag aus und hofften, dass sie auf die eine oder andere Weise ein Kind bekämen.

Hunderte von Hormongaben später, nach dreimaliger künstlicher Befruchtung, reiften Jennifers Follikel nicht, und deshalb konnten ihre Ärzte keine Eizellen entnehmen, geschweige denn befruchten. Glücklicherweise wurde die Adoption bewilligt, und Jennifer und ihr Mann hießen einen wunderbaren kleinen Jungen namens Nico in ihrer Familie willkommen.

Jennifer machte sich immer noch Sorgen um ihre Gesundheit und ihr Gewicht, und deshalb beriet sie sich mit einem unserer Fasten-Coaches, der sie durch ein Programm begleitete, das aus einer zucker- und kohlenhydratarmen Kost bestand, die sie mit Fasten kombinierte. Jennifer nahm ein wenig ab, und ihre Regel setzte wieder ein. Aus einer Laune heraus entschied sie sich zu einer vierten künstlichen Befruchtung. Sie wurde schwanger, und ihr zweiter Sohn Oscar kam auf die Welt, als Nico zweieinhalb Jahre alt war. Sie setzte ihre gesunden Gewohnheiten fort, und drei Jahre später wurde sie völlig überraschend ein zweites Mal schwanger und bekam einen dritten Sohn. Jennifer ist jetzt eine gesunde, schlanke Mutter von drei Söhnen, hat eine regelmäßige Periode und ein glücklicheres Leben, als sie es sich jemals hätte erträumen können.

Wegen des Fastens bin ich zuversichtlich, dass ich – so wie Jennifer – eines Tages Mutter werden kann. Bis dahin setze ich voller Freude meine Arbeit fort, um Menschen zu helfen, ihr Leben zum Positiven zu wenden. Gemeinsam mit Dr. Fung und Eve Mayer stelle ich mich Ihnen als Beraterin zur Verfügung und zeige Ihnen aus meiner Sicht als Forscherin, wie Ihnen das Fasten helfen kann, abzunehmen und chronische Erkrankungen zu verhindern.

Dr. Jason Fung

Ich bin Nephrologe – also ein Nierenspezialist – und habe mein Medizinstudium und Praxisjahr an der University of Toronto absolviert, bevor ich an die University of California nach Los Angeles ging. In den letzten zwanzig Jahren war ich durchgehend damit beschäftigt, die Nieren meiner Patienten zu behandeln und mein Bestes zu tun, damit diese lebenswichtigen Organe normal arbeiten. Ich verordnete die richtigen Medikamente, Behandlungsmaßnahmen und Operationen und hielt mich an die Vorschriften, um Nierenkranken zu helfen, die an Nierensteinen, Diabetes, Krebs, Entzündungen und vielen anderen Problemen litten. Deshalb wundert es mich immer noch ein wenig, dass ich jetzt Adipositas-Medizin praktiziere und mich bemühe, meine Patienten medikamentenfrei zu bekommen und sie vor Operationen und Dialysen zu bewahren. Im Grunde habe ich es mir zur Lebensaufgabe gemacht, Nephrologen wie mich arbeitslos zu machen.

Warum? Weil ich vor zehn Jahren ein verstörendes Muster entdeckte. Früher war die gängigste Ursache für Niereninsuffizienz Bluthochdruck, gefolgt von Typ-2-Diabetes. Im Laufe der Zeit, als die richtigen Screenings und die Einführung von Blutdruckmedikamenten halfen, das Auftreten von bluthochdruckbedingten Krankheiten zu verringern, entwickelte sich Typ-2-Diabetes zur Hauptursache für Niereninsuffizienz. Medikamente und die neueste Technologie halfen diesen Menschen offensichtlich nicht, und mir wurde immer deutlicher vor Augen geführt, dass meine Bemühungen, Niereninsuffizienz mit Medikamenten, Dialyse usw. zu behandeln, niemals in einem großen Rahmen erfolgreich sein würden, weil sie die Hauptursache des Problems außer Acht ließen. Es war offensichtlich, dass Übergewicht, das zu Typ-2-Diabetes führt, der eigentliche Übeltäter war. Deshalb ist die einzige logische Lösung, den Betroffenen dabei zu helfen, dieses überschüssige Gewicht zu *verlieren*.

Aber wie lässt sich ein effektiver, nachhaltiger Gewichtsverlust erzielen? Wie schafft man es am besten, seine Abnehmziele zu erreichen und seine Gesundheit zu verbessern? Jahrzehntelang rieten die Ärzte ihren Patienten, weniger zu essen und sich mehr zu bewegen. Aber das funktioniert in den meisten Fällen nicht, und eine Reihe wissenschaftlicher Studien (die ich in diesem Buch zitieren werde) haben zur Genüge bewiesen, dass eine Einschränkung der Kalorienzufuhr nichts bringt. *Jeder* – und damit schließe ich mich selbst ein – hat schon einmal eine solche Ernährungsform probiert und ist gescheitert, ob man nun 5 oder 50 Kilogramm abnehmen wollte. Leider lernte ich während des Medizinstudiums so gut wie nichts über Ernährung und Abnehmen, deshalb setzte ich mich daran, beides zu verstehen. Das Körpergewicht war die mit Abstand wichtigste Determinante für die Gesundheit meiner Patienten; deswegen musste ich ein Experte auf diesem Gebiet werden.

Aber das Erlernen neuer Informationen ist nicht annähernd so schwierig wie das Verlernen von altem, obsoletem Wissen, das sich in meinem

Verstand festgesetzt hat, und das meiste von dem, was ich über das Abnehmen zu wissen glaubte – oder im Medizinstudium gelernt hatte –, erwies sich als falsch. Die Einschränkung der Kalorienzufuhr ist ein gutes Beispiel dafür. Im Medizinstudium hieß es, dass man abnimmt, wenn man weniger Kalorien aufnimmt als man verbraucht. Darum ging es schließlich bei der Kalorienbilanz, oder? Fakt ist, dass diese Strategie *nicht* zum Erfolg führt, und das ist nicht nur meine Meinung. Die Erfolgsrate einer Kalorienrestriktion liegt bei etwa 1 Prozent. Adipositas ist zu einer globalen Epidemie geworden, auch dann, als die Menschen anfingen, ihre Kalorienzufuhr viel strenger im Auge zu behalten als früher.

Weil es vor allem für Nierenpatienten sehr wichtig ist, abzunehmen bzw. ein gesundes Körpergewicht zu halten, betrachtete ich die wissenschaftliche Erklärung für diesen Ratschlag. Ich stellte überrascht fest, dass die gesamte Theorie der Kalorienrestriktion einer wissenschaftlichen Untersuchung nicht standhält. Es gibt im menschlichen Körper keine biologischen Prozesse, die sich auf Kalorien verlassen. Es gibt keine Studien, die beweisen, dass man abnimmt, wenn man seine Kalorienzufuhr reduziert. Im Gegenteil – jede Studie zeigt, dass eine Einschränkung der Kalorienzufuhr fruchtlos ist. Wenn wir bereits wissen, dass diese Methode nichts bringt, warum klammerten sich dann so viele Experten an diese gescheiterte Methode? Das wollte mir nicht einleuchten.

Ich beschloss, nach einer erfolgreicheren Abnehmmethode zu suchen, und fand einige bewährte Strategien, die in Vergessenheit geraten sind. Kurz nachdem ich meinen Patienten dazu geraten hatte, weniger Zucker und verarbeitetes Getreide zu essen, stellte ich ihnen das Fasten vor. Dieser Ratschlag leitete die Wende ein. Sie nahmen ab, eigneten sich gesunde Gewohnheiten an und verbesserten viele ihrer chronischen Erkrankungen.

Aber es gibt eine Komponente des Fastens, die weit über das hinausgeht, was man auf der Waage oder im Blutbild sieht: die Verbesserung der psychischen und emotionalen Probleme, die mit Übergewicht und einer schlechten gesundheitlichen Verfassung in Verbindung stehen, darunter Suchtverhalten, Schuldgefühle und ein vermindertes Selbstbewusstsein. Die Behandlung dieser Probleme ist genauso wichtig wie die Behandlung körperlicher Beschwerden.

Ich gebe zu, dass ich vielleicht nicht die geeignetste Person bin, die man um Rat fragt, wenn es um die psychischen und emotionalen Aspekte des

Abnehmens geht. Ich habe seit meiner Schulzeit mein Gewicht weitgehend gehalten, und ich trug sogar bis vor nicht allzu langer Zeit eine Hose, die ich schon seit dreißig Jahren besitze, bis sie meine (peinlich berührte) Frau entsorgte. Sicher, ich nehme gelegentlich das eine oder andere Kilogramm zu, normalerweise nach den Feiertagen oder nach einem Urlaub, aber ich nehme sie zügig wieder ab, meist wenn ich unter Stress stehe. Ich verstehe also die Probleme des Abnehmens unter einem logischen Gesichtspunkt, kann mich aber nicht wirklich damit identifizieren oder aus eigener Erfahrung sprechen.

Ich bin jedoch sicher, dass die überaus kluge und eloquente Eve Mayer diese Probleme gut schildern kann, und meine langjährige Kollegin Megan Ramos kennt Adipositas sowohl aus persönlicher wie auch aus beruflicher Erfahrung. Gemeinsam hoffen wir, Ihnen zeigen zu können, wie Sie mit Fasten eine Gewichtszunahme und eine Vielzahl chronischer Krankheiten rückgängig machen können. Deswegen haben wir dieses Buch geschrieben. Um Aufklärungsarbeit zu leisten. Um zu lernen. Um zu lachen und zu weinen. Um eine Gemeinschaft aufzubauen. Um Mythen zu dekonstruieren und Vorurteile abzubauen. Vor allem aber wollten wir dieses Buch schreiben, um ein Monstrum zu verstehen, das wir *alle* zu bändigen versuchen: Adipositas.

TEIL I

Fasten, Nahrung und Hormone

KAPITEL 1
Die Wissenschaft vom Fasten

Eve Mayer

Wissenschaft. Mir jagt dieses Wort einen Heidenrespekt ein, und das war schon immer so. Weil ich in der Schule ohne große Anstrengung regelmäßig Einser und Zweier schrieb, ärgerte ich mich maßlos über die eine Vier, die ich einst in meinem Zeugnis in Chemie hatte.

Diese Angst und die Unfähigkeit, wissenschaftliche Grundprinzipien zu verstehen, trugen unter anderem dazu bei, dass ich 24 Jahre lang dick blieb. Heute leide ich nicht mehr an Adipositas, und die Wissenschaft macht mir auch keine Angst mehr. Bin ich plötzlich ein Genie geworden? Keineswegs! Manchmal verwirren mich immer noch die einfachsten Grundbegriffe. Aber es *hat* sich etwas verändert, und ich weiß, dass ich nicht zuletzt deshalb so viel abgenommen habe und gesünder geworden bin, weil ich angefangen habe, mir Gedanken darüber zu machen, was eigentlich in meinem Körper passiert.

Ich werde Ihnen die wissenschaftlichen Grundlagen des Fastens auf eine Weise nahebringen, wie es mir damals, als ich abnehmen wollte, auch geholfen hätte: mit einfachen und verständlichen Worten. Dr. Fung und Megan werden ausführlich erklären, was bei der Nahrungsaufnahme genau im menschlichen Körper passiert, aber ich möchte Ihnen vorher von meinen eigenen Erfahrungen berichten und Ihnen erläutern, wie das Wissen über den Stoffwechsel, die Verdauung, Hormone usw. dazu beigetragen hat, mein Leben zu verändern.

Ich war jahrelang dick, und das störte mich massiv. Außerdem litt ich an Prädiabetes, Unfruchtbarkeit, Allergien, Nebenhöhlenentzündungen, Gelenkschmerzen, Bronchitis und Lungenentzündungen. Ich ging von einem Arzt zum anderen, und weil ich sehr ehrgeizig bin, setzte ich alle ihre Empfehlungen um. Ich reduzierte meine Kalorienzufuhr. Ich ging ins Fitnessstudio. Ich nahm meine Medikamente ein. ich machte eine Psychotherapie. ich aß mehr Obst und Gemüse. Um meinen trägen Stoffwechsel anzuregen, aß ich häufiger kleinere Mahlzeiten. Ich ließ mir zweimal ein Magenband legen, und später wurde mein Magenvolumen durch eine Schlauchmagen-Operation dauerhaft verkleinert. Die Eingriffe führten zu unterschiedlichen Ergebnissen. Aber meist nahm ich nur ab, um später wieder zuzunehmen. In dieser Zeit packte ich mein Problem niemals an der eigentlichen Wurzel an.

Ich dachte, mein Körper sei kaputt. Doch dann probierte ich etwas Neues.

Als ich Anfang 2018 Zucker aus meinem Speiseplan strich und meine Kohlenhydratzufuhr drastisch senkte, geschah etwas Erstaunliches. Ich hatte nicht mehr ständig Hunger. Es war eine gewaltige – und mehr als willkommene – Veränderung, und plötzlich wollte ich wissen, wie und warum mein neuer Ansatz funktionierte. Als ich *Die Schlankformel* las, ging mir ein Licht auf, und ich erkannte: *Mein Übergewicht hat etwas mit meinen Hormonen zu tun. Auswahl und Timing des Essens wirken sich auf meine Hormone aus. Wenn ich diese beiden Dinge verändere, kann ich also abnehmen.*

Meine Ärzte hatten mir gesagt, dass ich prädiabetisch war und Insulinprobleme hatte, aber sie erklärten mir nie, was das eigentlich bedeutete. Warum ist Insulin so wichtig? Was bewirkt es im Körper? Was ist Insulinresistenz? Warum müssen Diabetiker Insulin nehmen, wenn zu viel Insulin das Problem ist? Warum nehme ich Metformin – abgesehen davon, dass es mir helfen wird, nicht vollständig in den Diabetes abzugleiten?

Dr. Fungs Ansatz erklärte mir alles. Ich begriff, dass mein Körper Energie speichern oder verbrennen kann. Aber beides gleichzeitig geht nicht. Wenn ich ständig am Essen bin, ist mein Körper damit beschäftigt, die zugeführte Energie als Fett zu speichern. Wenn ich *seltener* esse, hat mein Körper mehr Zeit, Energie zu verbrennen – und damit Fett. Fasten gibt meinem Körper die Möglichkeit, Energie zu *verbrauchen* statt zu *speichern.*

Ich habe immer noch körpereigene Energiedepots in Form von überschüssigem Fett. Mein Stoffwechsel und Verdauungssystem sind in der Lage, dieses Fett als Energie zu nutzen – was aber nur möglich ist, wenn ich ihnen die Gelegenheit dazu gebe und eine Zeit lang nichts esse.

Ich vertraue dieser Wissenschaft, weil ich gesehen habe, wie sich die Theorie in der Praxis auswirkt. Meine gesundheitlichen Probleme gehören der Vergangenheit an. Ich habe keinen Prädiabetes mehr, werde selten krank, muss nicht mehr täglich Medikamente nehmen und fühle mich bestens. Wenn ich oft esse, bin ich hungrig, müde und abgeschlagen – und das liegt an meinen Hormonen, nicht weil ich eine bestimmte Menge gegessen habe. Fasten ist wie ein erholsamer, gesunder Schlaf. Ich gehe ins Bett, um meinem Körper und Geist Ruhe zu gönnen. In der Nacht kann sich mein Körper regenerieren und reparieren und muss nicht – wie im Wachzustand – Tausend Dinge erledigen. Der Schlaf gibt meinem Geist auch die Möglichkeit, das Tagesgeschehen zu verarbeiten und sich zu überlegen, was er mit diesen Informationen anfangen soll. Er ist eine effiziente Phase der körperlichen Verjüngung – so wie das Fasten.

Wenn Sie von der Wissenschaft vom Fasten fasziniert und gleichzeitig überfordert sind – so wie ich damals –, sollten Sie sich entspannen und nicht zu streng mit sich sein. Es lohnt sich, das Fasten auszuprobieren, ob Sie nun 3 oder 30 Kilogramm abnehmen oder Ihre Gesundheit verbessern wollen. Der beste wissenschaftliche Beweis, den Sie jemals erhalten können, ist, diesen Ansatz auszuprobieren und zu spüren, wie sich Ihr Körper verändert.

Jason Fung

Es gibt zahlreiche Gründe, warum man regelmäßig fasten sollte. Aus medizinischer Sicht werden viele Krankheiten unter anderem durch zu viel Körperfett verursacht. Übergewicht erhöht das Risiko für Herzinfarkte, Schlaganfälle und Krebs. Ein Gewichtsverlust führt zu einem Anstieg des HDL-Cholesterinspiegels, des »guten« Cholesterins, und senkt den Triglyzeridspiegel. Diese beiden Faktoren tragen dazu bei, das Risiko für eben genannte Krankheiten zu verringern. Übergewicht kann zu Bluthochdruck, der Entstehung oder Verschlimmerung von Arthrose, Schlafstörungen, Rückenschmerzen, Leberinsuffizienz und vielen anderen Krankheiten führen. Typ-2-Diabetes, der eng mit einem erhöhten Körperfettanteil in Zusammenhang steht, ist auch die Hauptursache für Erblindung, Niereninsuffizienz, nichttraumatische Amputationen und Infektionen. Als Nephrologe habe ich mitansehen müssen, wie 42-jährige Diabetiker zur Dialyse mussten, weil ihre Nieren versagten; diese Behandlung würde sie voraussichtlich bis an ihr Lebensende begleiten. Ich habe erlebt, wie 50-jährige Diabetiker Durchblutungsstörungen in den Beinen entwickelten, die zu Amputationen führten. Ich habe aufgehört zu zählen, wie viele Typ-2-Diabetiker erblindeten. Ja, in diesen Fällen hätte ein Gewichtsverlust die Gesundheit meiner Patienten erheblich verbessert und ihnen geholfen, die Krankheiten und Nebenwirkungen zu vermeiden, die ihre Lebensqualität so massiv beeinträchtigten – oder im schlimmsten Fall ihrem Leben ein Ende setzen.

Aber wie Megan in ihrer Einführung bereits sagte, gibt es viele Menschen, die kein Übergewicht – im Sinne eines zu hohen BMI-Werts – haben, aber trotzdem unter Stoffwechselaspekten ungesund sind. Und es gibt viele Menschen mit Übergewicht – wieder im Sinne eines zu hohen BMI (Body-Mass-Index) – die unter Stoffwechselaspekten kerngesund sind. Während das Gewicht also nicht der alleinige, ausschlaggebende Faktor ist, hat sich gezeigt, dass Fasten helfen kann, das Auftreten vieler metabolischer Syndrome, darunter Typ-2-Diabetes, zu verhindern.

Ich weiß, dass das unvorstellbar erscheinen mag – als wäre es zu schön, um wahr zu sein. Wie kann das Weglassen einiger Mahlzeiten – oder sogar nur einer Mahlzeit am Tag – eine so große Auswirkung auf die Gesundheit haben? Unsere Patientin Natasha ist ein gutes Beispiel dafür, wie vorteilhaft regelmäßiges Fasten sein kann.

Natasha erhielt Anfang 2012 die Diagnose Typ-2-Diabetes. Obwohl sie versuchte, sich gesünder zu ernähren, mehr Sport trieb und das Antidiabetikum Metformin einnahm, half fast nichts. Bei einer Körpergröße von 1,52 Meter nahm sie nicht ab; Metformin wirkte sich negativ auf ihr Wohlbefinden aus, und ihr Blutzucker stieg selbst dann stark an, wenn sie eine kleine Portion Kohlenhydrate aß.

Natasha probierte es mit Fasten und kam gut damit zurecht, aber sie hatte Angst davor, länger als einen Tag zu fasten. Ihr Fasten-Coach nahm ihr die Angst vor dem erweiterten Fasten, und heute fastet Natasha zwei-

oder dreimal in der Woche 42 Stunden. Ihr Blutzucker befindet sich jetzt in einem normalen bis prädiabetischen Bereich, und sie trägt jetzt Konfektionsgröße 36. Sie sieht blendend aus. Sie fühlt sich hervorragend. Und das Beste ist, dass ihre Gesundheit wiederhergestellt ist. Fasten hat ihr Leben verändert.

Ich weiß, dass es viele Menschen gibt, die sich davor fürchten, einige Stunden nichts zu essen. Selbst bei der Vorstellung, Snacks und kleine Zwischenmahlzeiten zu streichen, werden sie schon unruhig. Aber wenn es Ihnen wie Natasha geht, haben Sie vielleicht einfach nur Angst, das Fasten auszuprobieren. Oder vielleicht verstehen Sie nicht genau, was das Fasten in Ihrem Körper bewirkt, warum es funktioniert und wie es Ihnen helfen kann. Wissen ist Macht. Erlauben Sie mir daher zu erklären, wie sich die Dinge, die Sie essen, auf Ihren Körper auswirken, warum sie Hormonschwankungen auslösen können, die zu einer Gewichtszunahme und chronischen Erkrankungen führen, und wie Fasten dazu beitragen kann, diese Probleme zu beheben.

Verdauung, Hormone und wie Essen als Energiereserve gespeichert wird

In dem Augenblick, in dem Essen in den Mund gelangt, fängt der Körper an, harte Arbeit zu verrichten, um dieses Essen in Zellenergie umzuwandeln. Der Weg ist jedoch nicht immer einfach oder naheliegend, und wenn man die falschen oder zu viele Lebensmittel verzehrt, kann der Körper Probleme bekommen.

Das endokrine System des Körpers ist ein großes Netzwerk aus Drüsen, die Hormone ins Blut abgeben, um alle körperlichen Funktionen, unter anderem Schlaf, Stoffwechsel, die Umwandlung von Nahrung in Energie für eine korrekte Zellfunktion, Fortpflanzung und Sexualtrieb, Stimmung, Hunger und mehr zu regulieren. Wenn wir etwas essen, schüttet die Bauchspeicheldrüse – ein längliches, etwa 15 Zentimeter langes Organ, das hinter dem Magen liegt und zum endokrinen System und Verdauungssystem gehört – das Hormon Insulin aus. Insulin signalisiert dem übrigen Körper, das jetzt Nahrung verfügbar ist, die in Energie umgewandelt werden kann;

diese Nahrungsenergie (Kalorien) muss für die Zukunft gespeichert werden.

Der Körper speichert Energie auf zwei Arten: als Zucker und als Körperfett. Zucker ist als schnelle Energiequelle verfügbar, während Fett als Reserve oder Depot eingelagert und nur dann verbrannt wird, wenn der Körper nicht ohne Weiteres auf Blutzucker zurückgreifen kann. Reden wir zuerst über den Zucker, weil eine Stabilisierung des Blutzuckers - auch als Glukose bekannt - zu den Hauptvorteilen des Fastens zählt.

Eine der einfachsten Arten, den Blutzucker stark ansteigen zu lassen, ist der Verzehr von Kohlenhydraten, die chemisch betrachtet eine Kette aus Zuckermolekülen sind. Wenn wir Kohlenhydrate essen, wird ein Teil dieses Zuckers von den Zellen der Nieren, der Leber, des Gehirns und mehr verwendet. Falls dann noch Kohlenhydrate übrig sind, werden sie in der Leber als Glykogen gespeichert, das eine andere Kette aus Zuckermolekülen ist. Wir werden gleich noch näher auf das Glykogen eingehen.

Unser Körper kann Energie aber auch als Körperfett speichern. Wenn wir Nahrungsfette aufnehmen (die in allen möglichen pflanzlichen und tierischen Lebensmitteln enthalten sind, von Kartoffelchips über rotes Fleisch zu Milch), werden die einzelnen Fettmoleküle, die sogenannten Triglyzeride, direkt ins Blut aufgenommen und in die Fettzellen transportiert. Wenn wir so viel Glukose zu uns nehmen, dass der Körper sie in der Leber nicht mehr als Glykogen speichern kann, verwandelt die Leber die Glukose in Triglyzeride. Die Triglyzeride versorgen dann die Fettzellen.

Diese beiden Systeme der Energiespeicherung - Glykogen und Fett - ergänzen sich gegenseitig. Glykogen ist einfach nutzbar und kann von der Leber leicht verarbeitet werden, aber die Leber verfügt über begrenzten Speicherplatz. Körperfett ist schwerer zugänglich und für die Leber viel schwerer zu spalten, bietet aber den Vorteil des unbegrenzten Speicherplatzes (wie jeder mit Hüftgold nur allzu gut weiß!). Stellen Sie sich Glykogen als Kühlschrank vor. Sie können ihn leicht mit Nahrung befüllen, die Sie jederzeit wieder entnehmen können, aber Ihnen stehen nicht so viele Fächer zur Verfügung. Körperfett hingegen ist eher wie eine Gefriertruhe, die im Keller steht. Sie ist schwerer zugänglich, man kann nichts darin kochen (weil der Inhalt gefroren ist), aber sie ist riesig und praktisch niemals voll.

Insulin und die Entwicklung von Diabetes

Ich habe bereits darauf hingewiesen, dass Insulin ein Hormon ist, das dem Körper signalisiert, wann es an der Zeit ist, Nahrung in Energie zu verwandeln. Aber es erfüllt noch andere Aufgaben. Insulin reguliert den Glukosespiegel im Körper und stellt sicher, dass dieser nicht zu stark steigt oder fällt. Das gelingt ihm, indem er Glukose aus dem Blut nimmt und in der Leber als Glykogen oder im Körper als Fett speichert. Weil der Körper Fett als Schutz, Wärmespender und Energiereserve benötigt – falls jemals eine Hungersnot eintreten sollte –, verhindert Insulin auch, dass wir zu viel Körperfett als Energiequelle verwenden.

Wenn der Insulinspiegel zu hoch ist, wird der Körper Nahrungsenergie speichern, und zwar sowohl im »Kühlschrank« als auch in der »Gefriertruhe«. Die Probleme fangen jedoch erst richtig an, wenn die Bauchspeicheldrüse auf Hochtouren läuft und zu viel Insulin ausschüttet. Wie kann das passieren? Alle Nahrungsmittel, die Makronährstoffe enthalten (Protein, Fett und Kohlenhydrate), regen in gewissem Ausmaß die Insulinproduktion an, aber bestimmte Nahrungsmittel sind dabei effektiver als andere. Die diesbezüglich schlimmsten Übeltäter sind raffinierte Kohlenhydrate wie Weißbrot, zuckerhaltige Erfrischungsgetränke, Kuchen und Kekse.

Wenn wir zu oft zu viel Zucker oder kohlenhydratreiche Dinge essen, wie das bei uns in Nordamerika und Europa gang und gäbe ist – viele Menschen nehmen am Tag sechs oder sieben kohlenhydratlastige Mahlzeiten oder Snacks zu sich –, wird der Insulinspiegel in die Höhe schießen. Ein hoher Insulinspiegel signalisiert dem Körper, dass er versuchen sollte, Nahrungsenergie zu speichern, was uns davon abhält, unsere Fettspeicher zu leeren oder zu verbrennen. Im übertragenen Sinn füllen wir unseren Kühlschrank immer weiter und fragen uns dabei, warum unsere Gefriertruhe aus allen Nähten platzt.

Wenn zu viel Insulin das System überflutet, reagieren die Zellen in der Bauchspeicheldrüse, die das Insulin produzieren, nicht mehr, und der Glukosespiegel steigt. Wenn er erhöht *bleibt*, gehört man zu den geschätzten 500 Millionen Menschen weltweit, die an Typ-2-Diabetes leiden.

Die Beurteilung und Behandlung von Diabetes

Diabetes äußert sich auf vielfältige Weise, unter anderem als Durst, Erschöpfung, verschwommene Sicht, Hunger (obwohl man mehr isst als sonst), häufiges Wasserlassen, Kribbeln, Schmerzen oder Taubheitsgefühle in den Händen oder Füßen oder schlecht heilende Hautläsionen. Vielleicht hat man aber auch *keine* Symptome. Viele Menschen merken erst nach einem Bluttest, dass sie Prädiabetes oder Diabetes haben.

Es gibt zahlreiche Tests, die Ärzte verwenden, um zu bestimmen, ob jemand Diabetes hat. Ich möchte nur auf zwei von ihnen eingehen, weil viele meiner Patienten regelmäßig damit in Kontakt kommen – und feststellen, dass sich ihre Werte nach den ersten Fastenversuchen deutlich bessern.

Der erste Test ist der A1c-Test. Dieser einfache Bluttest misst, wie hoch der prozentuale Anteil des Hämoglobins ist – ein Protein in den roten Blutkörperchen, das Sauerstoff transportiert –, an den sich Zucker angelagert hat. A1c misst über einen Zeitraum von zwei bis drei Monaten den durchschnittlichen Blutzuckerspiegel, weshalb eine kohlenhydratreiche Mahlzeit das Ergebnis nicht zwangsläufig negativ beeinflusst. Menschen ohne Diabetes haben einen niedrigen A1c-Spiegel, der zwischen 4 und 5,6 Prozent liegt. Wenn Ihr A1c-Spiegel zwischen 5,7 und 6,4 Prozent liegt, ist bei Ihnen das Risiko für die Entwicklung von Diabetes vorhanden, ein Zustand, der oft als Prädiabetes bezeichnet wird. Bei einem A1c-Spiegel über 6,5 Prozent haben Sie Typ-2-Diabetes.

Der andere Test ist der sogenannte Nüchtern-Plasma-Glukose-Test. Dieser Test misst den Blutzuckerspiegel nicht über einen gewissen Zeitraum, sondern zu einem bestimmten Zeitpunkt, und wird normalerweise am frühen Morgen durchgeführt, nachdem man also die Nacht durchgeschlafen und demzufolge etwa acht Stunden nichts gegessen hat. Ein hoher Wert – der auf Diabetes hinweist – liegt bei über 126 Milligramm/Deziliter (mg/dL). Als Prädiabetiker hat man normalerweise einen Wert zwischen 100 und 125 Milligramm/Deziliter; ein Wert unter 100 Milligramm/Deziliter gilt als normal.

Wenn Ihre Testergebnisse auf Prädiabetes hinweisen, werden Sie Ihre Ernährung umstellen und vielleicht einige der Medikamente einnehmen müssen, die ich weiter unten erwähne. Wichtig ist, dass Sie sich nicht nur auf Ihren Diabetes konzentrieren, sondern Ihren allgemeinen Gesundheitszustand im Blick behalten. Wenn Ihre A1c- oder Nüchtern-Plasma-Glukose-Testwerte im mittleren Bereich liegen, kann das trotzdem bedeuten, dass bei Ihnen das Risiko für einen Herzinfarkt, Schlaganfall, kognitive Beeinträchtigungen oder Insulinresistenz besteht (eine Krankheit, bei der Ihr Körper nicht gut auf Insulin anspricht und die infolgedessen zu einem Anstieg des Blutzuckers führt).

Normalerweise werden bei Diabetes neben einer Gewichtsreduktion, mehr Bewegung und einer Änderung der Essgewohnheiten – meist in Form einer zucker- und kohlenhydratarmen Kost – auch Medikamente verordnet. Metformin ist das Einstiegsmedikament bei Diabetes und wirkt, indem es einerseits die Menge an Glykogen begrenzt, die die Leber in Glukose verwandeln kann, und andererseits den Körper bei der produktiveren Verwendung von Insulin unterstützt. Andere Medikamente, darunter Sulfonylharnstoffe, helfen dem Körper, mehr Insulin zu produzieren oder empfindlicher darauf zu reagieren, Glukose über den Harn auszuscheiden oder die Verdauung zu verlangsamen. In der Regel ist bei der Behandlung von Diabetes eine Verabreichung von Insulin in Form einer subkutanen Injektion die letzte Rettung.

Es ist jedoch – gelinde gesagt – entmutigend, dass Ärzte und Schulmediziner nicht auf die Idee kommen, das Fasten zu empfehlen. Welche Erklärung gibt es dafür? Mehr als jedes Medikament oder jede Ernährungsumstellung trägt Fasten zur Regulierung des Insulinspiegels bei. Typ-2-Diabetes ist eine Krankheit, die entsteht, weil im Körper zu viel Zucker und zu viel Insulin vorhanden sind. Wie kann man die Menge an Zucker und Insulin verringern? Durch Fasten. Wenn Ihr Insulinspiegel im grünen Bereich ist, bleibt Ihr Blutzucker auch im grünen Bereich, Ihr Gewicht stabilisiert sich oder sinkt, und das Risiko, eine Reihe chronischer Krankheiten zu entwickeln, nimmt ab.

So kommt Fasten ins Spiel

Wenn ich den Sinn und Zweck von Fasten in einem Satz zusammenfassen müsste, würde ich Folgendes sagen: Fasten reguliert den Hormonhaushalt. Es ist weit mehr als nur eine Diät oder bloße Ernährungsumstellung; es setzt den internen Kontrollschalter Ihres Körpers zurück und ermöglicht es Ihnen, die richtige Menge an Energie zu verbrennen, um am Leben zu bleiben.

Wenn man nichts isst (also fastet), sinkt der Insulinspiegel, und dieses Sinken signalisiert dem Körper, dass keine neue Nahrung verfügbar ist. Um zu überleben, greifen die Zellen auf den gespeicherten Energievorrat zurück – entweder auf Glykogen oder, falls dieser Speicher leer sein sollte, auf Fett. Das ist der Grund, warum wir nachts im Schlaf nicht verhungern und einige Stunden – oder sogar mehrere Tage – ohne Essen auskommen können. Der Körper besitzt die erstaunliche Fähigkeit, Nahrungsenergie zu speichern, diese im »Kühlschrank« oder in der »Gefriertruhe« zu finden und zu verbrennen.

Damit der Blutzucker möglichst stabil bleibt und der Körper überhaupt die Chance bekommt, seine Energiereserven zu leeren, ist Fasten daher die logischste Lösung. Wenn wir nichts essen, kann der Insulinspiegel sinken, und dieses Sinken signalisiert dem Körper, dass keine Nahrung mehr verfügbar und die Zeit gekommen ist, das Essen aus dem Kühlschrank (Glykogen) oder der Gefriertruhe (Fett) zu verwenden. Durch Abnehmen und das Verhindern von Typ-2-Diabetes – ebenso wie eine Vielzahl anderer chronischer Krankheiten, die im nächsten Kapitel behandelt werden – korrigiert man das hormonelle Ungleichgewicht, das zu Adipositas geführt hat. Noch einmal: Dieses hormonelle Ungleichgewicht wird durch einen Insulinspiegel verursacht, der zu lange erhöht bleibt.

Fasten und der Stoffwechsel

Aber was ist mit dem Stoffwechsel? Führt Fasten nicht zu einer Verlangsamung des Stoffwechsels? Und abgesehen davon: Was *ist* der Stoffwechsel überhaupt? Der Stoffwechsel oder Grundumsatz ist die Menge an Energie (Kalorien), die erforderlich ist, damit der Körper am Leben bleibt, während man sich in Ruhe befindet. Der Grundumsatz ist die Energiemenge, die nötig ist, damit die körperlichen Grundfunktionen – Hirnaktivität, Blutzirkulation und Verdauung – weiterlaufen. Mit einem hohen Stoffwechsel verbrennt der Körper effizienter Energie und man neigt dazu, nicht so schnell zuzunehmen. Wenn der Stoffwechsel langsamer ist, gestaltet sich das Abnehmen mühsamer.

Unser Grundumsatz ist keine unveränderliche Größe. Je nachdem, was wir essen, ob wir uns viel oder wenig bewegen, wie alt wir sind, wie hoch unsere Körpertemperatur ist usw., kann unser Körper seinen Grundumsatz um 30 bis 40 Prozent nach oben oder unten korrigieren. Aber unter dem Gesichtspunkt der Ernährung ist die signifikanteste Determinante des Grundumsatzes das Insulin.

Der Körper kennt nur zwei Zustände: »nicht nüchtern«, das heißt, wir haben etwas gegessen, und »nüchtern«, das heißt, wir haben nichts gegessen. In nicht nüchternem Zustand ist der Insulinspiegel hoch, und der Körper will die zugeführte Nahrungsenergie als Zucker oder Fett speichern. Unser Stoffwechsel ist beschäftigt. In nüchternem Zustand, wenn der Insulinspiegel also niedrig ist, will der Körper die gespeicherte Nahrungsenergie verbrennen. Entweder speichern wir Kalorien, oder wir verbrennen sie, aber wir können nicht beides gleichzeitig tun.

Wenn wir den Insulinspiegel steigen lassen (indem wir etwas essen, das eine Insulinausschüttung anregt) und den Spiegel dauerhaft oben halten (indem wir ständig essen – und sechs oder sieben kleinere Mahlzeiten am Tag zu uns nehmen statt drei Hauptmahlzeiten), muss der Körper im »nicht nüchternen« Zustand bleiben. Er speichert Kalorien, weil das die Anweisung ist, die wir ihm gegeben haben. Wenn alle Kalorien als Depots gespeichert werden, sind weniger Kalorien nutzbar, weshalb der Körper seinen Energieverbrauch bzw. Grundumsatz senken muss.

Nehmen wir an, dass wir täglich 2000 Kalorien essen und 2000 Kalorien verbrennen. Wir verlieren kein Körperfett, nehmen es aber auch nicht zu. Dann reduzieren wir unsere tägliche Kalorienzufuhr auf 1500 Kalorien und essen – wie von so vielen Medizinern empfohlen – kohlenhydratreiche, fettarme Nahrungsmittel. Der Insulinspiegel bleibt hoch, die Kalorienzufuhr nimmt aber ab. Der Körper kann wegen des Insulins keine Fettreserven verbrennen, und wir befinden uns im »nicht nüchternen« Zustand. Weil wir unserem Körper nur 1500 Kalorien zuführen, muss er seinen Kalorienverbrauch auf dasselbe Maß senken, also auf 1500 Kalorien. Wir können dieses Kaloriendefizit nicht ausgleichen, weil uns das Insulin davon abhält, Fett zu verbrennen. Wir befinden uns im »Fettspeichermodus«. Das ist das schmutzige kleine Geheimnis der fettarmen Ernährung. Zuerst purzeln die Pfunde, aber sobald der Grundumsatz sinkt, stagniert das Gewicht, bevor es schließlich wieder zurückkehrt.

Was geschieht beim Fasten? Eine Untersuchung über eine Fastendauer von vier Tagen – das heißt vier volle Tage ohne jegliche Nahrungsaufnahme – zeigt, dass der Grundumsatz um etwa 10 Prozent steigt. Ja, der Stoffwechsel steigt, wenn man nichts isst. Warum ist das so? Wir wissen, dass durchs Fasten das Insulin sinkt, dafür aber gegenregulatorischere Hormone steigen, die so heißen, weil sie den Gegenpol zum Insulin bilden. Wenn das Insulin fällt, steigen diese Hormone. Wenn das Insulin steigt, sinken diese Hormone. Zu diesen gegenregulatorischen Hormonen zählen Noradrenalin (das Muskelkontraktionen und die Herzfrequenz stimuliert), Somatropin (das das Zellwachstum und die Regeneration anregt) und Cortisol (das sogenannte Stresshormon, das dafür verantwortlich ist, Motivation und Handlungen auszulösen). Wenn das Noradrenalin steigt, kann man davon ausgehen, dass auch die Stoffwechselrate steigt.

Der Anstieg des Grundumsatzes ist vermutlich ein Überlebensmechanismus. Stellen Sie sich vor, Sie leben in der Steinzeit und sind ein Höhlenmensch. Es ist Winter, und es gibt nichts zu essen. Wenn Ihre Stoffwechselrate sinkt, bedeutet das, dass Sie mit jedem Tag ohne Nahrung ein wenig schwächer werden. In geschwächtem Zustand ist Sammeln und Jagen viel beschwerlicher. Es ist eine tödliche Abwärtsspirale. Je schwächer man ist, umso unwahrscheinlicher wird es, Nahrung zu finden. Und weil man keine Nahrung findet, wird man schwächer. Wenn Ihr Körper so funktionieren würde, hätten Sie nicht überlebt. Ihr Körper ist jedoch nicht so dumm.

Stattdessen wechselt Ihr Körper die Brennstoffquelle. Statt sich auf die Nahrung zu verlassen, greifen Sie auf die gespeicherte Nahrung (Körperfett) zu, damit Ihr Körper weiterarbeiten kann. Er fährt seine Leistung sogar hoch, indem er mehr Noradrenalin, Cortisol und andere gegenregulatorische Hormone ausschüttet. Sie fahren Ihre Leistung hoch, indem Sie eine andere Brennstoffquelle nutzen. Die Konzentration steigt. Der Fokus steigt. Deshalb steigt beim Fasten der Grundumsatz. Wenn es Ihnen gelingt, den Grundumsatz aufrechtzuerhalten, während Sie abnehmen – statt einfach nur 500 Kalorien am Tag weniger zu verbrennen –, ist das ein enormer Vorteil.

Ein ausgewogener Energiehaushalt, bei dem sich Kalorienzufuhr und Kalorienverbrauch die Waage halten, hat nichts damit zu tun, wie viele Kalorien wir essen und wie viel wir uns bewegen. Das ist im Grunde irrelevant. Es ist vielmehr entscheidend, unseren Hunger zu kontrollieren und unseren Grundumsatz aufrechtzuerhalten. Damit uns das gelingt, müssen wir Nahrungsmittel essen, die dazu führen, dass mehr Sättigungshormone und weniger Insulin ausgeschüttet werden. Fasten ermöglicht die hormonellen Veränderungen, die notwendig sind, um langfristig erfolgreich abzunehmen. Der Hunger schwindet, während der Grundumsatz erhalten bleibt. Und raten Sie mal, was dann geschieht? Schon seit Tausenden von Jahren wird gefastet, und in dieser Zeit war Adipositas nicht mehr als eine kleine Randnotiz in der Geschichte der Humankrankheiten.

Megan Ramos

Wenn ich an alle meine Klienten zurückdenke, die ich im Laufe der Jahre kennengelernt habe, kann ich nicht mehr die Anzahl der Krankheiten aufzählen, bei denen das Fasten geholfen hat. Diabetes und Adipositas sind zwei offensichtliche gesundheitliche Probleme, aber ich erinnere mich auch an eine Frau namens Marta, die mit Akne, PCOS, Gelenkschmerzen, Asthma, Allergien, Gallenblasenentzündung, Restless-Leg-Syndrom, Stimmungsschwankungen, reaktiver Hypoglykämie, Erschöpfungszuständen, Sodbrennen, Hashimoto-Thyreoiditis (eine Autoimmunerkrankung) und Schlafapnoe zu kämpfen hatte – und mit Übergewicht und der vernichtenden Diagnose von Typ-2-Diabetes. Erst als Marta sah, welche Erfolge sie mit dem Fasten erzielen konnte, erkannte sie, dass alle ihre Krankheiten miteinander verbunden waren – und dass Fasten ein Mittel war, mit dem sie diese Probleme überwinden konnte.

Aber was ist mit gefährlicheren Krankheiten wie Krebs oder Alzheimer, die Marta möglicherweise entwickelt hätte, wenn sie ihre ungesunde Lebensweise beibehalten hätte? Es gibt mittlerweile überzeugende verlässliche wissenschaftliche Studien, die zeigen, dass die biochemischen Prozesse, die durch das Fasten ausgelöst werden, nicht nur für Adipositas, Diabetes und die Regulierung des Blutzuckers relevant sind. Fasten ist ein Lebensstil, der eine Reihe chronischer Krankheiten *verhindern* kann, die scheinbar nichts mit unseren Essgewohnheiten zu tun haben. Fasten kann erhebliche Vorteile für das Gehirn, die psychische Verfassung, das Krebsrisiko usw. bieten.

Fasten und Ihr Gehirn

Das Gehirn ist ein bemerkenswertes, komplexes und widerstandsfähiges Organ, dessen Funktion durch Fasten in keiner Weise beeinträchtigt wird. Wenn Sie also befürchten, durch das Fasten geistig träge, langsam oder benommen zu werden, kann ich Sie beruhigen.

Fasten kann Ihrem Gehirn vielleicht sogar *helfen*. Ich sage »vielleicht«, weil es leider noch keine aussagekräftigen Studien über die Auswirkung des Fastens auf das Gehirn gibt. Es gibt aber zwei Humanstudien, in denen die Gehirnaktivität nach 24 bzw. 48 Stunden Fasten gemessen wurde. Diese Studien belegen, dass Reaktionszeit, Gedächtnisleistung, emotionale Verfassung und allgemeine Gehirnfunktion durch Fasten nicht beeinträchtigt wurden. Und eine Studie an fastenden Ratten zeigte, dass sich die motorische Koordination, Kognition, Lern- und Gedächtnisleistung der Säugetiere durch Fasten verbesserten. Außerdem zeigten sie eine gestiegene Gehirnkonnektivität und das Wachstum neuer Neuronen. Ich weiß, dass Ratten keine Menschen sind, aber diese Ergebnisse spiegeln das wider, was so viele meiner Klienten sagen: dass Fasten ihre geistige Klarheit verbessert.

Die Evolution liefert auch einige Hinweise darauf, wie das Fasten dem Gehirn helfen kann. Um das Überleben zu sichern, schrumpfen bei einer massiven Kalorienrestriktion (etwa während einer Hungersnot) die Organe viele Säugetiere. Es gibt allerdings zwei Ausnahmen: das Gehirn und die männlichen Hoden. Die Hoden behalten ihre Größe, damit die männlichen Exemplare der Spezies weiterhin versuchen können, sich fortzupflanzen; aber was ist mit dem Gehirn? Denken Sie einmal darüber nach, wie Sie sich fühlen würden, wenn Sie am Verhungern wären. Sie würden geistig klar und konzentriert sein wollen, damit Sie nach etwas Essbarem suchen können, oder? Das passiert bei den meisten Säugetieren. Umgekehrt gilt das Gleiche: Wenn wir zu viel essen, können wir geistig benebelt sein – ein Phänomen, das oft als »Nudelkoma« bezeichnet wird. Überlegen Sie sich, wie Sie sich normalerweise nach einem großen Festmahl fühlen: lethargisch, träge und ausschließlich von dem Wunsch beseelt, ein kleines Nickerchen zu halten.

Besonders hoffnungsvoll stimmen die Tierstudien, die zeigen, dass fastende Ratten weniger Symptome in Modellen der Alzheimer-, Huntington- und Parkinson-Krankheit zeigten. Fasten löst Autophagie aus – ein Zellvorgang, der dem Körper hilft, alte oder beschädigte Zellbestandteile zu entfernen. In den Studien konnte an den fastenden Ratten eine Abnahme der akkumulierten Proteine festgestellt werden, die ein charakteristisches Merkmal der Alzheimer-Krankheit sind. Was würde passieren, wenn diese degenerativen neurologischen Zustände durch Fasten verhindert, behandelt oder sogar rückgängig gemacht werden könnten? Viele Menschenleben könnten gerettet und unsägliches Leid könnte gelindert werden, und wir würden darüber hinaus noch zig Milliarden Dollar an Gesundheitskosten sparen.

Fasten und Krebs

Krebs ist die zweithäufigste Todesursache weltweit und kostet jedes Jahr etwa 10 Millionen Menschen das Leben. Jeder Sechste wird daran sterben. Viele Krebsformen entwickeln sich aufgrund von genetischen Faktoren, einem unbeabsichtigten Kontakt mit Giftstoffen, Viren oder anderen, oft unbekannten Ursachen. Diese beklagenswerten Fälle lassen sich in der Regel nur schwer verhindern. Aber es gibt vielversprechende Studien, die zeigen, dass sich manche Krebsformen, die zuvor als unvermeidbar galten, durch Fasten vielleicht verhindern lassen.

So wie bei Typ-2-Diabetes und Adipositas spielt auch bei Krebs Insulin eine Schlüsselrolle. Wenn man Brustkrebszellen aus dem Körpergewebe entfernt, kann man sie relativ einfach im Labor züchten. Gibt man Glukose, epidermalen Wachstumsfaktor und Insulin hinzu, vermehren sich die Zellen rasch. Wenn man das Insulin dann entfernt, sterben sie. Ich wiederhole: Brustkrebszellen wuchern bei einem hohen Insulinspiegel und sterben ohne Insulin. Was senkt den Insulinspiegel? Fasten.

Adipositas ist der zweite reversible Risikofaktor für Krebs. Eine Studie aus dem Jahr 2003, die von der Amerikanische Krebsgesellschaft in Auftrag gegeben wurde, ging auf die Erkenntnisse ein, die aus der Untersuchung von insgesamt 900 000 US-amerikanischen Männern und Frauen gewonnen wurden. Von 1982 bis 1998 wurden diese Personen regelmäßig im Abstand einiger Jahre untersucht, um festzustellen, wer auf welche Weise gestorben war. Dabei wurde auch jedes Mal der BMI festgehalten. Obwohl am Anfang der Studie alle Personen krebsfrei gewesen waren, waren nach

16 Jahren etwas mehr als 57 000 Studienteilnehmer an Krebs gestorben. Dabei wurde die erschreckende Feststellung gemacht, dass Personen mit einem BMI über 40 wesentlich häufiger dem Krebs erlagen – bei Männern stieg die Sterberate um 52 Prozent, bei Frauen um 62 Prozent. Es konnte ein Zusammenhang zwischen dem BMI und dem Tod durch verschiedene Krebsarten hergestellt werden (Speiseröhren-, Dickdarm-, Enddarm-, Leber-, Gallenblasen-, Bauchspeicheldrüsen-, Nieren-, Knochenmark-, Brust-, Magen-, Prostata, Zervikal-, Gebärmutter- und Eierstockkrebs sowie Non-Hodgkin-Lymphom). Forscher kamen zu der Schlussfolgerung, dass moderates oder hohes Übergewicht bei Männern für 14 Prozent und bei Frauen für 21 Prozent aller Krebstode verantwortlich ist. Die Beweislage war eindeutig: Adipositas ist ein großer Risikofaktor für Krebs. Was hilft, wenn man abnehmen will oder muss? Fasten.

Schließlich hat sich gezeigt, dass die Autophagie das Wachstum von Krebszellen verlangsamen oder möglicherweise sogar die Entstehung von Krebs verhindern kann – eine Entdeckung, die Wissenschaftler überraschte, die zuvor angenommen hatten, dass Autophagie das Krebswachstum begünstigt. Eine Studie aus dem Jahr 2019, die in der Fachzeitschrift *Nature* veröffentlicht wurde, kam zu der Schlussfolgerung, dass die Autophagie eine wichtige Rolle für das Absterben bestimmter Zellen spielt, die mit Krebs in Verbindung stehen. Wenn die Autophagie angehalten wird, können sich die schädlichen Zellen vermehren, und der Krebs wächst. Was bewirkt Autophagie? Die Antwort lautet wieder: Fasten.

Fasten und das Metabolische Syndrom

Das metabolische Syndrom, auch Syndrom X genannt, besteht aus einer Reihe von Krankheitszuständen, die drei der folgenden fünf Kriterien erfüllen: abdominale Adipositas (gemessen als Taillenumfang), Hyperglykämie (Typ-2-Diabetes), hoher Triglyzeridspiegel, niedriger HDL-Cholesterinspiegel und Hypertonie (Bluthochdruck).

Diese Merkmale haben einen gemeinsamen Nenner: Sie werden alle durch zu viel Insulin ausgelöst. Wenn der Insulinspiegel zu lange zu hoch ist, speichert der Körper mehr Körperfett als nötig. Die Zellen werden von Glukose regelrecht überschwemmt und insulinresistent. Die Glukose im

Blut kann nicht mehr in die Zellen eindringen, und der Blutzuckerspiegel bleibt erhöht. Diese Krankheit wird als Typ-2-Diabetes bezeichnet. Wenn die Leber mit Glukose überfrachtet wird, wird der überschüssige Zucker als Fett gespeichert, und es entwickelt sich eine Fettleber. Weil die Leber versucht, all dieses Extrafett loszuwerden, transportiert sie die Glukose ins Blut, was dazu führt, dass der Triglyzeridspiegel steigt und der HDL-Cholesterinspiegel fällt. Kurzum, zu viel Insulin verursacht eine Reihe von Problemen, die bewirken, dass die Gesundheit wie ein Kartenhaus einstürzt.

Weil das metabolische Syndrom eine Krankheit ist, die durch zu viel Insulin hervorgerufen wird, muss man den Insulinspiegel senken, um sie rückgängig zu machen. Raffinierte Kohlenhydrate verursachen den größten Insulinanstieg, weshalb es am besten ist, sich so zu ernähren, dass man wenig raffinierte Kohlenhydrate und Zucker zu sich nimmt. Weil alle Nahrungsmittel aus Protein, Kohlenhydraten und Fett bestehen, bewirken auch gesunde Nahrungsmittel einen Anstieg des Insulinspiegels. Deswegen ist das Fasten für die Behandlung des metabolischen Syndroms so wichtig: Wenn man vollständig auf Essen verzichtet, sinkt der Insulinspiegel und bleibt auf diesem niedrigeren Niveau.

Fasten hilft also eindeutig, den Blutzucker zu stabilisieren. Aber ein stabiler Blutzuckerspiegel ist nur einer von vielen Vorteilen, wenn man regelmäßig fastet. Fasten kann nicht nur für den Körper wahre Wunder vollbringen, sondern auch für den Geist.

KAPITEL 2
Jenseits der Wissenschaft

Die Vorteile des Fastens für Geist und Gefühle

Megan Ramos

Es ist logisch anzunehmen, dass man glücklicher ist, wenn man nicht dick, krank, übermedikamentiert und erschöpft ist – Zustände, die durch Fasten gelindert und rückgängig gemacht werden können. Das ist bei Tausenden von Klienten der Fall, die ich im Laufe der Jahre betreut habe. Sobald sie abnehmen, ihre Medikamentendosis senken und weniger schmerzhafte Symptome vorweisen, verbessert sich ihre psychische Verfassung. Sie sind nicht mehr so depressiv. Sie streiten sich nicht mehr so oft mit ihrem Partner oder ihrer Partnerin. Sie fangen an, Dinge zu tun, die ihnen Freude bereiten.

Selbst wenn Sie nur 2, 5 oder 10 Kilogramm abnehmen wollen oder Ihre gesundheitlichen Probleme überschaubar sind, kann das Fasten immer noch Ihr Leben verändern. Ich denke da an Paul, einen 67-jährigen Klienten, mit dem ich einmal zu tun hatte. Paul fing an zu fasten, um seine Frau zu unterstützen, die extrem übergewichtig war und kurz zuvor die Diagnose Typ-2-Diabetes erhalten hatte. Im Gegensatz zu seiner Frau war

Paul nicht krank, und er nahm an, dass die knapp 10 Kilogramm Übergewicht, die er mit sich herumtrug, dem normalen Alterungsprozess geschuldet waren. Aber aus Solidarität verzichtete Paul auf Snacks und ließ unter der Woche die eine oder andere Mahlzeit ausfallen, und binnen einiger Monate nahm er sein *gesamtes* Übergewicht ab. Mehr noch, er fühlte sich körperlich *und* emotional blendend.

Die stimmungsstabilisierenden Eigenschaften des Fastens lassen sich natürlich nicht nur in subjektiven Anekdoten nachweisen. Eine Studie, die 2016 in der Fachzeitschrift *Frontiers in Nutrition* veröffentlicht wurde, untersuchte die Wirkungen von 18 Stunden Fasten auf 52 weibliche Testpersonen mit einem Altersdurchschnitt von 25 Jahren. Die Studie wollte herausfinden, wie sich das Fasten auf Stimmung, Reizbarkeit, Erfolgsempfinden, Genugtuung, Stolz und Selbstdisziplin der Frauen auswirkte. Die Studie kam zu dem Schluss, dass die Frauen nach den 18 Stunden zwar reizbarer waren als vor dem Fasten, aber insgesamt ein deutlich stärkeres Gefühl von Genugtuung, Erfolgsempfinden und Stolz hatten.

Diese Erkenntnisse decken sich mit den klinischen Beobachtungen, die ich im Laufe der Jahre gemacht habe. Manche Leute, die gerade mit dem Fasten anfangen, haben Angstzustände, die auf das Hormon Noradrenalin zurückgeführt werden können, das während des Fastens ausgeschüttet wird. Noradrenalin sorgt dafür, dass der Blutdruck steigt, das Herz schneller schlägt und das Nervensystem in Alarmbereitschaft versetzt wird. Zusammengenommen können diese Wirkungen als Angstzustände wahrgenommen werden. Normalerweise hält dieser Zustand maximal zwei Wochen an; in dieser Zeit passt sich der Körper an den gestiegenen Noradrenalinspiegel an.

Die meisten meiner Klientinnen – aller Altersklassen – geben aber nicht an, in kurzen Fastenphasen (also dreimal wöchentlich intermittierendes Fasten mit einer Dauer von maximal 24 Stunden) gereizt zu sein. Ich habe vielmehr bemerkt, dass sie erst ab einer Fastendauer von fünf Tagen oder länger emotionaler oder reizbarer werden – und auch nur dann, wenn sie gerade erst mit dem Fasten angefangen haben. Diese Frauen können emotional werden, weil man beim erweiterten Fasten anfängt, viel Bauchfett zu verlieren. Überschüssige Fettzellen produzieren überschüssiges Östrogen, und der Abbau dieser Zellen gibt das Östrogen aus den Depots ins Blut ab. Der Körper wird also kurzzeitig von Hormonen überflutet, und diese Überflutung ist das, was sich auf die emotionale Befindlichkeit auswirkt.

Ich habe festgestellt, dass die meisten Menschen, die besonders viel Körperwasser verlieren – eine Ansammlung von Flüssigkeit im Bindegewebe und in den Hohlräumen des Körpers, die oft zu Blähungen führen – besonders häufig unter Stimmungsschwankungen und Reizbarkeit leiden. Wir glauben, dass dies auf den Elektrolytverlust zurückzuführen ist, der eintritt, wenn das Körperwasser abnimmt. Das ist aber nur ein kurzfristiges Problem, und die Stimmung stabilisiert sich in der Regel, wenn der Körper aufhört, überschüssiges Gewicht auszuleiten.

Jason Fung

Übergewicht wirkt sich auf weit mehr aus als auf die körperliche Gesundheit – es wirkt sich auch auf die geistige und emotionale Befindlichkeit aus. Ich bin zwar fest davon überzeugt, dass man immer zu sich selbst stehen sollte, ganz gleich wie viel man wiegt, doch als Gesellschaft haben wir diesbezüglich noch viel zu lernen. Fakt ist, dass es in nahezu jedem Bereich unserer Gesellschaft viele fehlgeleitete Meinungen zum Thema Körpergewicht gibt.

Diese Überzeugungen erzeugen unbewusste Vorurteile, die zu Diskriminierung führen. *Sehr viel Diskriminierung.* Übergewichtige werden oft für faul, unersättlich und willensschwach gehalten. Das ist die direkte Folge des Kalorienbilanzkonzepts, an das sich die meisten Ärzte und Forscher nach wie vor klammern. Sie sind davon überzeugt, dass man bei einer negativen Kalorienbilanz abnimmt – wenn also die Kalorienzufuhr also niedriger ist als der Kalorienverbrauch. Gleichzeitig denken sie, dass das Abnehmen so einfach ist, dass jeder über das Wissen und Können verfügt, wenn er sich nur ernsthaft bemühen würde. Man muss einfach nur mehr Energie verbrauchen, als man sich zuführt. Wenn man zunimmt, liegt das demzufolge daran, dass man zu willensschwach ist, um sich vom Sofa zu erheben, Messer und Gabel wegzulegen oder seinen Körper zu bewegen. Man hat einen charakterlichen Makel, und es scheint keine Rolle zu spielen, dass 99 Prozent der Menschen, die eine Form von kalorienreduzierter Diät machen, nicht in der Lage sind, langfristig abzunehmen. Oder dass jede Studie mit dem Ansatz »weniger Essen, mehr Bewegung« gescheitert ist. *Jede einzelne Studie.*

Menschen, die an die Kalorienrestriktion glauben, irren sich meiner Meinung nach. Das Problem sind nicht die 70 Prozent der erwachsenen US-Bevölkerung, die übergewichtig oder adipös sind, sondern vielmehr die Ernährungsempfehlungen, die man ihnen gegeben hat. Seit der Einführung der *Ernährungsrichtlinien für Amerikaner* 1977 zeigen die Verbrauchsdaten des US-amerikanischen Landwirtschaftsministeriums, dass sich die Bevölkerung an die Empfehlungen gehalten hat. Amerikaner haben weniger Fleisch und Milchprodukte konsumiert und tierische Fette durch Pflanzenöle ersetzt. Sie essen seither mehr Getreide, Obst und Gemüse. Und was ist geschehen? Eine Adipositas-Welle überrollte uns, wie sie die Welt noch nie gesehen hat. In Deutschland hat sich in den vergangenen Jahrzehnten eine ähnliche Entwicklung gezeigt.

Wegen der vorherrschenden Ansicht, dass Übergewicht eine persönliche Verfehlung ist, haben Untersuchungen immer wieder belegt, dass Menschen mit Übergewicht in einem beruflichen Umfeld als weniger wünschenswerte Angestellte, Kollegen und Vorgesetzte betrachtet werden. Sie werden eher als unsympathisch, emotional instabil, faul und willensschwach eingeschätzt. Das hat mich immer verwundert. Willensschwäche ist eine der unzutreffendsten Beschreibungen der meisten übergewichtigen Patienten, die in meine Praxis kommen und die schon sehr viel unternommen haben, um abzunehmen. Dabei werden Frauen oft negativer beurteilt als Männer. Ganze 60 Prozent der Frauen mit Übergewicht wurden wegen ihres Gewichts bereits diskriminiert, während es bei Männern nur 40 Prozent sind.

Das Problem bei den meisten Befürwortern der Kalorienbilanz ist, dass sie ein sehr vereinfachtes Verständnis davon haben, wie der menschliche Körper funktioniert. Sie glauben, dass Übergewicht ein einfaches Logikproblem ist, das sich ebenso einfach lösen lässt. Aber werfen wir einmal einen genaueren Blick auf die Kalorienbilanz, speziell auf die Kalorienzufuhr. Die meisten »Ernährungsexperten« sagen, dass sie durch die Nahrungsmittel bestimmt wird, die man sich zuführt. Das stimmt. Aber das ist eine sehr vereinfachte Denkweise. Was veranlasst Sie dazu, etwas zu essen? Hierzu gibt es viele Antworten. Hunger. Gefühle. Stress. Medikamente. Sie müssen die Wurzel des Problems behandeln, und nicht die oberflächliche Ursache.

Wie sieht es mit dem Kalorienverbrauch als zweite Waagschale der Kalorienbilanz aus? Die meisten »Experten« glauben, dass sie durch die körperliche Aktivität oder Anzahl der Schritte bestimmt wird, die man im Laufe eines Tages macht. Diese beiden Punkte machen jedoch nur einen geringen Teil des täglichen Kalorienverbrauchs aus. Der überwältigende Großteil der Kalorien wird für den Stoffwechsel verwendet, also die Energie, die Sie für Gehirn, Herz, Lunge, Nieren, Leber und andere Organe und Körpersysteme benötigen.

In Bezug auf die Krankheit Adipositas stellt sich die Frage: Was bewirkt, dass die Kalorienzufuhr den Kalorienverbrauch übersteigt und zu einer Fettakkumulation führt? Eine naive Person würde sagen: »Es kommt darauf an, wie viel man isst und wie viel man sich bewegt.« Wenn man die menschliche Physiologie differenzierter betrachtet, erkennt man, dass das Hauptproblem der Hunger und der Stoffwechsel ist. Ja, Sie können entscheiden, was Sie essen, aber nein, Sie können nicht beschließen, weniger hungrig zu sein. Ja, Sie können sich entschließen, sich mehr zu bewegen, aber nein, Sie können nicht steuern, ob Ihre Leber ab sofort mehr Energie verbraucht. Da Sie also keine bewusste Entscheidung über den Hunger und den Stoffwechsel treffen können – die Hauptursachen für eine Gewichtszunahme –, ist Adipositas kein persönliches Versagen. Es liegt nicht daran, dass man willensschwach wäre. Es liegt daran, dass man nicht über das richtige Wissen verfügt.

Kehren wir zu den Vorurteilen zurück, denen viele Übergewichtige ausgesetzt sind. Das Körpergewicht wirkt sich erheblich auf die Verdienstmöglichkeiten und das Gehalt aus, aber das Ergebnis hat für Männer und Frauen unterschiedliche Konsequenzen. Je schlanker eine Frau ist, umso mehr Geld verdient sie, selbst wenn sie 30 Kilogramm unter dem Durchschnittsgewicht liegt. Frauen werden für *jede noch so kleine* Gewichtszunahme bestraft, und sehr dünne Frauen verdienen pro Jahr circa 22 000 Dollar mehr als Frauen mit Normalgewicht. Sehr schwere Frauen verdienen etwa 19 000 Dollar weniger als der Durchschnitt.

Das Gegenteil gilt für Männer, die mit zunehmendem Gewicht mehr verdienen – das ändert sich erst, wenn sie zu den Besten ihrer Branche gehören. Sowohl Männer als auch Frauen stoßen an die sprichwörtliche Glasdecke, wenn ihr BMI über 30 liegt, sie also adipös sind. Laut einer Studie von 2009 waren nur 4 Prozent der erfolgreichsten männlichen Geschäftsführer adipös (im Vergleich zu 36 Prozent der männlichen Bevölkerung). Aber 61 Prozent der erfolgreichsten männlichen Geschäftsführer waren übergewichtig (das bedeutet, sie hatten einen BMI zwischen 25 und 29,9), was für eine gewisse Toleranz all jenen gegenüber spricht, die nur ein wenig schwerer sind als der Durchschnitt. Die Unterschiede bei Frauen waren hingegen deutlicher. Bei den erfolgreichsten Geschäftsführerinnen hatten nur 3 bzw. 22 Prozent Adipositas bzw. Übergewicht; im Vergleich dazu sind 38 bzw. 29 Prozent der allgemeinen weiblichen Bevölkerung adipös bzw. übergewichtig.

Diese Statistiken sind erschütternd und erklären, warum ich einen Beitrag leisten will, um Vorurteile über Übergewichtige abzubauen und jedem zu helfen, ein möglichst gesundes Leben zu führen.

Wie sich Fasten von anderen Abnehmplänen unterscheidet

1. Es ist langfristig umsetzbar. Es handelt sich nicht um einen kurzfristigen Ernährungsplan, bei dem man einige Wochen lang eine Lebensmittelgruppe weglässt, bis man seine überflüssigen Pfunde losgeworden ist. Es ist eine langfristige, gut umsetzbare Alltagsgewohnheit.
2. Es kostet nichts. Man muss keine besonderen Lebensmittel oder Geräte kaufen. Mit Fasten spart man sogar Geld.
3. Es ist flexibel. Lassen Sie einige Snacks weg, lassen Sie eine Mahlzeit ausfallen oder fasten Sie einen ganzen Tag. Sie können das Fasten ganz auf Ihre individuellen Bedürfnisse zuschneiden.

KAPITEL 3
Hormone und der Hungerrüpel

Eve Mayer

Früher glaubte ich, dass Hunger ein Rowdy war – ein Rüpel, der es auf mich abgesehen hatte. Er war größer, stärker und gemeiner als ich, und er suchte mich zu Hause, auf der Arbeit, bei meinen Eltern, auf der Straße heim. *Nirgends war ich vor ihm sicher.* Aber im Gegensatz zu den Schulhofrüpeln meiner Kindheit konnte ich nicht einfach vor ihm davonlaufen oder meine Lehrer ins Vertrauen ziehen. Ich glaubte, dass es nur eine Möglichkeit gab, damit er mich in Ruhe ließ.

Ich musste ihn füttern!

Der Hungerrüpel bestand darauf, dass ich Unmengen ungesunder Lebensmittel in mich hineinstopfte, bis er zufrieden war. Über die Jahre aß ich so viel, dass es immer länger dauerte, bis ich mich satt fühlte. Ich ließ meinen Magen wie gesagt sogar operativ verkleinern – dreimal! –, und selbst das verschaffte mir keine dauerhafte Linderung. Der Hungerrüpel schien in den ungelegensten Augenblicken aufzutauchen, wenn ich meine Aufmerksamkeit auf das hätte richten sollen, was gerade in meinem Leben geschah – statt mich damit zu befassen, ob gerade etwas da war, das ich in meinen Mund stecken konnte. Mein Magen knurrte laut bei der Highschool-Abschlussfeier meines Cousins, der Kindergartenaufführung meiner Tochter und einem wichtigen Kundentermin, bei dem viel Geld auf dem Spiel stand.

Der Hungerrüpel klopfte jeden Tag Hunderte Male an mein Gehirn, und deshalb aß ich ständig, in der Regel sechs- bis zehnmal täglich, um ihn zum Schweigen zu bringen. Manchmal schrie er nach Zucker, und dann aß ich so viele Süßigkeiten, dass ich einen Zuckerflash hatte und der Hungerrüpel Ruhe gab. Dieser Zuckerflash verkürzte sich im Laufe der Jahre, und deshalb stopfte ich immer mehr Süßigkeiten in mich hinein. Bald wurde der Zuckerflash durch den Schmerz ersetzt, den ich von zu viel Essen und einem tiefen komatösen Schlaf bekam, der mich dankenswerterweise zumindest kurzzeitig von meinen Gefühlen abschnitt.

Ich hatte *nicht von Anfang an* den Gedanken, dass Hunger ein Rüpel ist. In jungen Jahren betrachtete ich ihn als natürlichen Bestandteil des Lebens. Aber als ich als Erwachsene immer dicker und hungriger wurde, nahm ich einfach hin, dass ich schlechter mit Hunger umgehen konnte als die meisten anderen. Ich glaubte, dass ich keine Willensstärke besaß und mein Körper und Geist irgendwie schadhaft waren. Das erschien mir seltsam, weil ich in allen anderen Lebensbereichen fleißiger und ehrgeiziger war als die meisten anderen. Warum war ich also so machtlos, wenn es um mein Gewicht und meine Gesundheit ging? Das ergab einfach keinen Sinn.

Meine Tochter Luna war diejenige, durch die ich schließlich die Antwort erhielt. Als Luna in der Grundschule war, wurde sie von anderen Kindern gemobbt. Vor allem ein Kind wurde zum Dauerproblem, und seine Drangsalierungen wurden so schlimm, dass die Schulleitung eingreifen musste. Nichts änderte sich, und das Verhalten des Rüpels verschlimmerte sich. Die Schule versuchte einen neuen Ansatz, und wir beschlossen zu Hause dasselbe. Ich fing an, gemeinsam mit Luna zu überlegen, welche Verhaltensweisen *sie* ändern konnte, um die Wahrscheinlichkeit zu verringern, in Zukunft schikaniert zu werden.

Als ich mich mit Luna unterhielt und mir Gedanken darüber machte, was für eine Art Kind sie war, erkannte ich, dass sie von dem Wunsch getrieben war, dazuzugehören und es allen recht zu machen – und sie war bereit, alles dafür zu tun, was in ihrer Macht stand. Ihr Bedürfnis, von den anderen akzeptiert zu werden, hatte dazu geführt, dass sie sich die Beleidigungen und Schmähungen des Rüpels sehr zu Herzen nahm. Sie steigerte sich in seine Bemerkungen hinein und kam zu dem Schluss, dass alles, was er über sie sagte, stimmen musste. Doch statt ihm Paroli zu bieten, wurde sie in seiner Gegenwart machtlos. Sie dachte, ihr Leid nähme ein Ende, wenn sie den Rüpel einfach gewähren ließ. Das war natürlich nicht der Fall. Das Ziel eines Rüpels ist es, sein Opfer unter Druck zu setzen, um sich groß und stark zu fühlen.

Als Luna und ich ihre Motivationen und Reaktionen auf den Rüpel besprachen, erkannte ich, dass auch ich diese Lektion lernen musste. Hunger war mein Rüpel, und nur mein Tun und meine Reaktionen konnten ihm Macht verleihen. Meine Überzeugung, dass mein Hunger nur dann verschwand, wenn ich ihm genug zu essen gab, war lächerlich; er würde von mir ablassen, wenn ich ihm keine Beachtung schenkte, so wie es die meisten Rüpel tun.

Ich versichere Ihnen: Hunger vergeht. Er wird nicht immer verschwinden, wenn Sie ihm genug zu essen geben. Als ich meine Essgewohnheiten veränderte und der Hungerrüpel nur vier- oder fünfmal am Tag erschien, fing ich an, ihn einfach nur zur Kenntnis zu nehmen, statt ihn zu fürchten. Sie müssen ihm nicht nachgeben; es reicht völlig aus, wenn Sie erkennen, dass der ständige Hunger von langjährigen ungesunden Gewohnheiten herrührt und man durch das Fasten einen aktiven Beitrag leistet, diesen Zustand zu verändern.

Wenn ich heute faste, stelle ich mir bildlich vor, wie mein Körper die Entscheidung trifft, das gespeicherte Fett als Energie zu verbrennen. Ich gehe sogar so weit und bringe ein Wundpflaster an einer Körperstelle an, an der ich gerne abnehmen würde (zum Beispiel an meinem Oberschenkel), um mich daran zu erinnern, dass ich während des Fastens über genügend Reserven verfüge. Selbst wenn ich Hunger bekomme, werde ich nicht daran sterben. Ich ernähre mich einfach von dem Fett, das sich auf der Innenseite meines rechten Oberschenkels befindet und das ich mir für diesen Tag aufgehoben habe! Sie können dasselbe tun. Wenn Sie überschüssiges Körperfett haben, besitzen Sie bereits die Energie, die Sie für einen Tag, drei Tage, eine ganze Woche oder mehr brauchen! Sie müssen nichts nachlegen, und es ist der Hungerrüpel, der Sie vom Gegenteil zu überzeugen versucht.

Sieben Dinge, die ich über den Hungerrüpel erfahren habe:

1. Hunger ist eine Gewohnheit: Der Hunger stellt sich oft zu den Zeiten ein, an denen man normalerweise isst. Wenn man die Anzahl der Essanlässe und (Zwischen-)Mahlzeiten verringert, vergeht der Hunger bald wieder.
2. Hunger ist flexibel: Wenn man anfängt, bessere Entscheidungen zu treffen, was man isst, wird der Hunger mit der Zeit abnehmen.

3. Der Hunger wird vergehen: Wenn Sie nichts essen, sobald Sie Hunger empfinden, wird er früher oder später vergehen.
4. Hunger zu haben bedeutet nicht, zu verhungern: Sie können und werden auf die umfangreichen Fettreserven in Ihrem Körper zurückgreifen, die Sie während des Fastens mit Energie versorgen werden.
5. Hunger hat andere Ursachen: Er kann eine Botschaft sein, die Sie von Ihrem Gehirn und/oder Ihrem Körper erhalten.
6. Man muss dem Hunger nicht immer nachgegeben: Sie müssen den Hungerrüpel nicht immer mit Essen ruhigstellen. Wenn Sie ihn bemerken, können Sie ihm Wasser oder etwas anderes zu trinken geben oder ihn auch völlig ignorieren.
7. Hunger muss keine Priorität sein: Mit soliden mentalen Praktiken und neuen Gewohnheiten können Sie den Hungerrüpel einfach in Hunger verwandeln.

Jason Fung

Die vermutlich größte Sorge, die die meisten Menschen vor Beginn eines Fastenprogramms wie dem intermittierenden Fasten haben, bezieht sich darauf, ob sie hungrig werden. Die Antwort ist ja, aber es wird nicht so schlimm wie die meisten von ihnen glauben. Hunger ist kein Problem, wenn Sie ihn anders steuern, behandeln und betrachten als früher. Sie müssen den Hunger nicht fürchten. Wenn man die körperlichen und geistigen Prozesse begreift, die den Hunger auslösen, kann dies der erste Schritt sein, um ihn zu überwinden.

Hunger und Hormone

Warum essen wir? Weil wir hungrig sind. Was stillt den Hunger? Es gibt bestimmte Hormone, die ein Sättigungsgefühl bewirken. Diese werden Sättigungshormone genannt, und sie sind sehr mächtig. Außerdem besitzt der Magen Dehnrezeptoren. Wenn er über ein bestimmtes Maß hinaus gedehnt wird, signalisiert er Sättigung und sagt dem Gehirn, dass wir aufhören sollen zu essen.

Viele von uns denken, dass wir nur deshalb essen, weil das Essen vor unserer Nase steht, als wären wir geistlose Futtermaschinen. Das ist alles andere als wahr. Stellen Sie sich vor, dass Sie gerade ein gewaltiges 500-Gramm-Steak gegessen haben. Es war so lecker, dass Sie nichts übrig gelassen haben, obwohl Sie anfangs dachten, dass Sie es nicht schaffen würden. Jetzt sind Sie mehr als satt, und allein bei dem Gedanken an Essen wird Ihnen schlecht. Wenn man Ihnen jetzt ein zweites Steak vorsetzen und kostenlos anbieten würde, könnten Sie es dann essen? Wohl kaum.

Unser Körper schüttet Sättigungshormone aus, die uns sagen, wann wir mit dem Essen aufhören sollen. Und sobald ihre Wirkung eintritt, ist es extrem schwer, noch etwas herunterzubekommen. Deswegen gibt es in den USA so viele Restaurants, die für die Kosten eines bestellten Gerichts aufkommen, wenn man es schafft, dass XXL-Steak innerhalb eines bestimmten Zeitfensters aufzuessen. Glauben Sie mir, solche Lokale verschenken nicht viele Mahlzeiten.

Die beiden wichtigsten Sättigungshormone sind Peptid YY, das hauptsächlich auf Proteine reagiert, und Cholecystokinin, das hauptsächlich auf Ernährungsfette reagiert. Das letzte mit Hunger in Verbindung stehende Hormon ist Ghrelin, das treffenderweise auch als »Hungerhormon« bezeichnet wird. Ich werde gleich noch auf Ghrelin zu sprechen kommen.

Viele Menschen haben nur deshalb ständig Hunger, weil ihnen die Überzeugung eingeimpft wurde, dass sie nur dann abnehmen, wenn ihre Kalorienzufuhr niedriger ist als ihr Kalorienverbrauch. Regierungen in der ganzen westlichen Welt haben eine kohlenhydratreiche Kost befürwortet – die aber den Hunger schürt. Denken Sie darüber nach. Stellen Sie sich vor, dass Sie ein kohlenhydratbasiertes, kalorienreduziertes Frühstück verzehren, das aus zwei Scheiben Weißbrot mit Marmelade besteht. Wie wirkt sich diese Mahlzeit auf die Sättigung aus? Natürlich erfüllt sie das Kriterium der reduzierten Kalorienzufuhr, aber dämpft sie den Hunger? Nein. Es fehlt das Protein, um das Peptid YY zu aktivieren. Es fehlt das Fett, um Cholecystokinin freizusetzen. Es fehlt das Volumen, um die Dehnrezeptoren des Magens zu aktivieren. Die in dieser Mahlzeit enthaltene Stärke (also die Zuckermolekülketten, die direkt ins Blut gelangen) lassen das Insulin steigen. Wir bleiben hungrig, weil wir dem Körper kein Signal gegeben haben, *nicht* hungrig zu sein. Um 10:30 Uhr genehmigen wir uns einen fettreduzierten Muffin, das dazu führt, dass wir bis zum Mittag einen Bärenhunger entwickeln. In der Mittagspause machen wir uns über einen großen Teller Pasta mit Soße her – und führen uns damit wieder kein Fett zu. Wir haben schon jetzt, in der ersten Tageshälfte, drei Mahlzeiten gegessen, und es ist sehr wahrscheinlich, dass wir im weiteren Tagesverlauf noch drei oder vier weitere kleinere Mahlzeiten zu uns nehmen werden. Gegen 14:30 Uhr haben wir wieder Hunger, und deshalb greifen wir zu einem fettarmen Müsliriegel, abends essen wir einen Teller Reis, und nachts suchen wir im Kühlschrank nach einem kleinen Snack, weil wir immer noch hungrig sind.

Aber wenn Sie Eier mit Speck zum Frühstück essen – eine Mahlzeit, die reich an Nahrungsfetten und Protein ist – werden Sie dann um 10:30 Uhr wieder etwas essen wollen? Nein. Das Problem verschärft sich, wenn wir – so wie die meisten Menschen – verarbeitete und raffinierte Kohlenhydrate konsumieren. Diese führen dazu, dass der Blutzuckerspiegel in die Höhe schießt, der der Bauchspeicheldrüse sagt, dass sie einen Insulinschub produzieren soll. Insulin hat die Aufgabe, dem Körper mitzuteilen, dass er Nahrungsenergie als Zucker (Glykogen in der Leber) oder als Körperfett speichern soll. Dieser gewaltige Insulinausstoß verteilt sofort einen Großteil der eingehenden Nahrungsenergie (Kalorien) auf die Reserven (Körperfett). Das führt dazu, dass relativ wenig Nahrungsenergie für den Stoffwechsel zur Verfügung steht. Ihre Muskeln, Ihre Leber und Ihr Gehirn lechzen immer noch nach Glukose als Energiequelle, und Sie werden hungrig werden, obwohl Sie gerade etwas gegessen haben. Es ist der schlimmste Dominoeffekt, den man sich vorstellen kann, wenn Sie danach streben, Ihr Gewicht zu halten oder abzunehmen.

Außerdem wurden bei diesen verarbeiteten Nahrungsmitteln die Ballaststoffe vollständig oder weitestgehend entfernt, was dazu führt, dass sie nicht viel Platz einnehmen, wenn sie in Ihrem Bauch landen. Deswegen aktivieren sie nicht die Dehnrezeptoren des Magens. Wenn Sie zwischendurch etwas naschen, wurde ein Großteil der Kalorien aus der Nahrungsenergie bereits in Ihre Fettzellen deponiert, weshalb es kein Wunder ist, dass Sie so schnell wieder hungrig werden!

Hunger, Fasten und Ghrelin

Was passiert mit dem Hunger, wenn man fastet? Viele Menschen nehmen an, dass der Hunger stetig zunimmt, bis er unerträglich wird. Die Wahrheit versetzt daher immer in Erstaunen. Der Hunger neigt dazu, beim Fasten *abzunehmen*. Warum? Es gibt zwei Gründe, und der erste hat etwas mit den beiden Wegen zu tun, über die der Körper die Nahrungsenergie bezieht.

Beim Fasten greift der Körper auf andere Energiequellen zurück. Statt sich auf die Blutglukose (aus der Nahrung) zu verlassen, um Energie zu gewinnen, fängt der Körper an, Körperfett (also gespeicherte Nahrungsenergie) zu verbrennen. Durch diesen Wechsel tritt Ihr Körper in den Zustand der Ketose. Sobald die Ketose einsetzt, hat Ihr Körper Zugang zu Abertausenden von Kalorien, die im Fett gespeichert sind. Sie nähren Ihren Körper und geben ihm alles, was er braucht – warum sollte er dann also hungrig sein?

Ghrelin ist das sogenannte Hungerhormon und regt den Appetit an – im Gegensatz zu Peptid YY und Cholecystokinin. Wenn Sie also langfristig abnehmen wollen, müssen Sie das Ghrelin drosseln. Wie schaffen Sie das? In einer Studie fasteten die Testpersonen 33 Stunden, und ihr Ghrelinspiegel wurde regelmäßig im Abstand von zwanzig Minuten gemessen.

Der Ghrelinspiegel ist gegen 9:00 Uhr morgens am niedrigsten, also zu jener Zeit, in der das Hungergefühl Studien über den zirkadianen Rhythmus zufolge am schwächsten ist. Das ist auch allgemein das Ende der längsten Phase des Tages, in der man nichts isst. Das verstärkt die Tatsache, dass Hunger nicht einfach davon herrührt, dass man »eine Weile nichts gegessen hat«. Um 9:00 Uhr hat man seit etwa 14 Stunden nichts gegessen, und man hat trotzdem wenig bis gar keinen Hunger. Die Ausschüttung der gegenregulatorischen Hormone, die vor dem Aufwachen erfolgt, hilft auch dabei, den Appetit zu zügeln.

Wenn Hunger also nicht einfach eine Funktion eines leeren Magens und vielmehr ein Produkt unserer Hormone ist, wird Essen nicht zwangsläufig dazu führen, dass man weniger Hunger hat.

Es gibt drei prägnante Ghrelinspitzen, die sich mit dem Mittagessen, Abendessen und Frühstück des Folgetages decken und darauf hinweisen, dass Hunger eine erlernte Reaktion ist. Wir sind drei Mahlzeiten am Tag gewohnt; das heißt, wir bekommen einfach nur deshalb Hunger, weil es

Zeit zum Essen ist. Aber wenn man nicht darauf reagiert und nichts isst, nimmt das Ghrelin *nicht kontinuierlich zu*. Nach dem anfänglichen Hungergefühl flaut der Ghrelinspiegel zunächst ab, und nach etwa zwei Stunden ohne Essen sinkt er noch mehr. Studien legen also nahe, dass der Hunger schwinden wird, wenn man ihn ignoriert.

Wenn Sie einmal darüber nachdenken, werden Sie feststellen, dass Sie diese verringerte Ghrelinreaktion bereits kennen. Denken Sie an eine Zeit, in der Sie beruflich so eingespannt sind, dass Ihre Mittagspause ausfällt. Vielleicht kommt gegen 13 Uhr Hunger auf, aber Sie trinken einfach nur einen Tee, arbeiten weiter, und stellen um 15 Uhr überrascht fest, dass der Hunger verflogen ist. In diesen zwei Stunden »aßen« Sie eine Mahlzeit, die aus Ihren Fettreserven bestand. Ihr Körper verlässt sich auf seine Energiespeicher, um diese ausgefallene Mahlzeit zu kompensieren. Und das ist völlig natürlich. Das ist genau der Grund, warum es das Körperfett überhaupt gibt. Sie ritten auf einer Hungerwelle, die abflaute, weil sich Ihr Körper um sich selbst kümmerte.

Der Ghrelinspiegel nimmt im Laufe eines Fastentages ab; man hat also *weniger* Hunger, je länger man nichts isst. Das gilt auch für erweitertes Fasten. Eine Studie zeigte vor Kurzem, dass nach drei Tagen Fasten das Ghrelin und der Hunger allmählich abnahmen. Sie haben richtig gelesen. Die Testsubjekte hatten deutlich *weniger* Hunger, wenn sie drei Tage nichts aßen. Das deckt sich vollkommen mit unserer klinischen Erfahrung mit Patienten, die sich für ein erweitertes Fasten entschieden.

Abschließend möchte ich darauf hinweisen, dass es in Bezug auf das Ghrelin einen erheblichen Unterschied zwischen Männern und Frauen gibt. Wenn Männer fasten, fällt das Hungerhormon nur ein wenig ab, während sich bei Frauen ein gewaltiger Ghrelinabfall bemerkbar macht. Weil bei Frauen der Hunger stärker abfällt, ist anzunehmen, dass sie deutlich mehr vom Fasten profitieren als Männer. Ich habe festgestellt, dass dies tatsächlich der Fall ist; viele Frauen haben mir erzählt, dass ihr Heißhunger und ihre Gelüste auf Essen mit der Dauer des Fastens abnahmen.

Zusammenfassend kann man sagen, dass die meisten Menschen, die mit dem Fasten anfangen, schockiert sind, dass ihr Hunger nicht nur steuerbar ist, sondern sogar abnimmt. Sie sagen normalerweise etwas wie »Ich glaube, mein Magen ist geschrumpft« oder »Ich kann einfach nicht mehr so viel essen wie früher«. Das ist perfekt. Denn wenn Sie keinen Hunger mehr haben, arbeiten Sie mit Ihrem Körper zusammen, um Gewicht zu verlieren, statt ständig gegen ihn anzukämpfen. Intermittierendes und erweitertes Fasten helfen im Gegensatz zu einer kalorienreduzierten Diät, das Hauptproblem der Gewichtszunahme zu beheben: Hunger. Ghrelin, die hauptsächliche hormonelle Ursache für Hunger, nimmt beim Fasten ab, wodurch Hunger zu einem kontrollierbaren Problem wird. Vielleicht hört er sogar auf, ein Problem zu sein. Machen Sie sich also bereit und seien Sie unbesorgt; auch *Sie* werden lernen, dem Hungerrüpel die Stirn zu bieten, sobald Sie anfangen zu fasten. Und es wird viel, viel einfacher sein, als Sie denken.

Megan Ramos

Haben Sie jemals einige Scheiben Knoblauchbrot, einen Teller Nudeln und einen Becher Eis gegessen und waren dann immer noch hungrig? Sind Sie jemals nach einem abendlichen Restaurantbesuch nach Hause gekommen, nur um noch heimlich eine Tüte Popcorn zu essen, bevor Sie ins Bett gegangen sind? Sie sind nicht allein. Ich höre diese Geschichten ständig, und auch ich habe so einige unrühmliche Erfahrungen gemacht. Ihr Gehirn sagt Ihnen, dass Sie satt sind, weil Ihr Gürtel plötzlich spannt, aber Ihr Magen beschwert sich und will Nachschub. Menschen, denen es so geht, fühlen sich hilflos, fremdbestimmt und stopfen sich mit Essen voll, obwohl sie ganz genau wissen, dass sie dadurch nicht satt werden.

Dann gibt es Zeitgenossen, die das genaue Gegenteil sind. Das sind jene Leute, die zum Mittagessen ein halbes Sandwich oder einen kleinen Salat essen und sagen, dass sie satt sind. Und sie verstellen sich nicht einmal! Sie sind *wirklich* satt, und sie können nicht mehr essen, weil sie sich dann unwohl fühlen würden.

Viele meiner Klienten haben sich ihren Magen operativ verkleinern lassen. Ihr Appetit war so außer Kontrolle geraten, dass sie bereit waren, sich unters Messer zu legen, um wieder Herr ihres eigenen Körpers zu werden. Obwohl Ärzte ihren Patienten oft versprechen, dass diese Operation ihnen helfen wird, abzunehmen und ihre Gesundheit zu verbessern, scheitert sie fast immer. Am Anfang nehmen die meisten Patienten zwar ab, aber nach einigen Monaten nehmen sie wieder zu. Schlimmer noch, sie haben das

Gefühl, dass ihr Appetit noch stärker außer Kontrolle ist als zuvor. »Wie kann das sein?«, fragen sie sich verzweifelt. »Ich habe meinen Magen doch mit Klammern verkleinern lassen!«

Das ist ein Beispiel dafür, wie falsch unsere Vorstellung vom Hunger ist. Man hat nicht das Gefühl, kurz vor dem Verhungern zu stehen, weil der Magen so groß geworden ist, dass man ihn nicht mehr füllen kann. Beim Hunger geht es auch nicht um Selbstbeherrschung. Sie können sich nicht mit der Kraft Ihrer Gedanken dazu *zwingen*, keinen Hunger mehr zu haben. Sie können nicht *beschließen*, weniger hungrig zu sein. Ihr Appetit wird durch Hormone gesteuert, und deswegen brauchen Sie auch Hormone, um dieses Problem zu beheben. Keine chirurgische Veränderung Ihres Magen-Darm-Trakts. Kein Kalorienzählen. Wenn Sie Ihren Appetit nicht auf hormoneller Ebene regulieren, werden Sie niemals die Kontrolle über ihn erlangen, ganz gleich, wie klein Ihr Magen ist. Beim Abnehmen geht es einzig und allein um die Kontrolle des Hungers und nicht ums Kalorienzählen.

Hunger ist eine Gewohnheit

Ich wusste, dass ich ein Problem mit Hunger habe, als ich beinahe über meine Sitznachbarin im Flugzeug herfiel, weil sie doch tatsächlich die Unverfrorenheit besaß, sich die Tüte mit Minibrezeln aufzuteilen, die ihr die Stewardess gerade gereicht hatte. Ich hatte meine eigene Portion innerhalb von sechzig Sekunden verschlungen und konnte einfach nicht verstehen, wie diese Frau nur zwei Brezeln nehmen und die Tüte wieder weglegen konnte. Der restliche Flug war von Verwirrung, Wut, Frustration – und vor allem Hunger – geprägt, die meinen Körper durchfluteten, und als das Flugzeug landete und ich ausstieg, brach ich in Tränen aus. Ich fühlte mich erbärmlich. Aber das war nicht alles. Der klinische, logische Teil meines Gehirns arbeitete auf Hochtouren.

Was passierte da? Ich war eine erfolgreiche Forscherin, die sich mit komplexen medizinischen Fragestellungen befasste, und ärgerte mich maßlos wegen einer Tüte Gratisbrezeln. Ich war in allen anderen Lebensbereichen hoch diszipliniert, und es gab keinen Grund, warum es beim Essen anders sein sollte. Etwas musste völlig aus dem Ruder gelaufen sein, und es war nicht meine mangelnde Willensstärke oder Disziplin. Es war kein charakterlicher Makel. Mein Hunger war eine konditionierte Reaktion. Einfach ausgedrückt: Er war eine schlechte Gewohnheit.

Wenn wir jeden Morgen um 7 Uhr frühstücken, um 12 Uhr zu Mittag und um 18 Uhr zu Abend essen, lernen wir, zu diesen Uhrzeiten hungrig zu sein. Selbst wenn wir auch Stunden nach einem üppigen Mittagessen eigentlich gar keinen Hunger haben, können wir trotzdem hungrig sein, einfach weil es 18 Uhr und damit Zeit fürs Abendessen ist. Kleine Kinder, die diese Gewohnheiten noch nicht entwickelt haben, verweigern Mahlzeiten oft, während ältere Kinder diese Gewohnheiten lernen und auch dann etwas essen, obwohl sie eigentlich gar keinen Hunger haben.

Heutzutage sind wir nicht nur konditioniert, dreimal am Tag zu essen. Die meisten von uns naschen zwischendurch und führen sich auf diese Weise insgesamt sechs Mal oder mehr am Tag etwas zu. Bei einer Konferenz, die ich kürzlich besucht habe, gab es für die Teilnehmer ein üppiges Frühstück. Um 10:30 Uhr folgte eine Kaffeepause mit Häppchen, und der Großteil der Konferenzteilnehmer, die Ärzte waren, griffen beherzt zu. In vielen Unternehmen bringen Mitarbeiter Muffins oder Bagels zu ihren Vormittags- oder Nachmittagsbesprechungen mit oder es werden dort Kekse gereicht. Denken wir einmal darüber nach. Wir haben doch gerade etwas gegessen. Warum sollten wir schon wieder etwas essen? Es gibt überhaupt keinen Grund dafür. Wir eignen uns die Gewohnheit an, ständig zu essen, obwohl wir unmöglich hungrig sein können.

Außerdem ist Hunger ein Zustand, der sich sehr leicht beeinflussen oder erzeugen lässt. Das heißt also, dass wir in einer Sekunde vielleicht nicht hungrig sind, aber wenn der Duft einer dampfenden, leckeren, vor Käse triefenden Pizza in unsere Nase dringt, während wir durch die Einkaufspassage flanieren, können wir Appetit auf Pizza bekommen. Das ist ein natürlicher Stimulus. Für mich war das Rascheln der Tüte mit den Minibrezeln wie das Läuten einer Essensglocke. Ich hatte keinen Hunger, aber sobald ich ans Essen dachte, konnte ich diesen Gedanken nicht mehr ausschalten. Er war ein Reflex, der nichts mit Disziplin oder Charakterfestigkeit zu tun hatte.

Die Frage ist also: Wie kämpft man dagegen an? Fasten bietet eine einzigartige Lösung. Das Weglassen von Mahlzeiten und die Veränderung der Zeitfenster, in denen man Nahrung zu sich nimmt, trägt dazu bei, unsere

Gewohnheit zu durchbrechen, drei- bis sechsmal am Tag etwas zu essen. Statt hungrig zu sein, weil es Zeit zum Essen ist, werden wir nur dann hungrig, wenn wir es auch wirklich sind und etwas brauchen. Indem wir nicht mehr über den ganzen Tag verteilt essen, können wir außerdem die eingefahrenen Assoziationen zwischen Essen und einem bestimmten Auslöser durchbrechen – Fernsehen, ins Kino gehen, eine lange Autofahrt unternehmen, beim Fußballtraining der Tochter oder des Sohns zusehen usw. Für mich war das Sitzen im Flugzeug ein Stimulus – der Gedanke an die kleinen Brezeltüten weckte meinen Hunger. Als die Stewardess kam, um mich zu bedienen, lief mir bereits das Wasser im Mund zusammen.

Mit Fasten kann man diese konditionierten Reaktionen durchbrechen. Wenn Sie es nicht gewohnt sind, im Zwei-Stunden-Takt zu essen, werden Sie auch nicht anfangen, wie ein Pawlow'scher Hund im Zwei-Stunden-Takt Speichel abzusondern. Wenn wir die Gewohnheit entwickeln, im Zwei-Stunden-Takt zu essen, ist es kein Wunder, dass es uns immer schwerer fällt, den vielen Imbissbuden zu widerstehen, wenn wir durch die Stadt gehen. Wir werden täglich mit Bildern von und Hinweisen aufs Essen bombardiert, überall gibt es Supermärkte mit einem reichhaltigen Nahrungsangebot. Die Kombination aus Bequemlichkeit, leichter Verfügbarkeit von Nahrung und unsere tiefsitzende Pawlow'sche Reaktion sind für unsere Gesundheit fatal.

Aber ein kalter Entzug ist nicht die erfolgreichste Methode, um alte Gewohnheiten abzulegen. Die Forschung und meine eigenen klinischen Erfahrungen legen nahe, dass es effektivere Strategien gibt, um eine ungesunde Gewohnheit durch eine weniger schädliche zu ersetzen. Nehmen wir zum Beispiel an, dass Sie die Gewohnheit haben, beim Fernsehen Chips oder Popcorn zu essen. Wenn Sie ab sofort das Knabbern unterlassen, werden Sie bald das Gefühl haben, dass Ihnen etwas fehlt. Stattdessen sollten Sie den alten Dickmacher durch etwas Neues ersetzen, zum Beispiel eine Tasse Kräutertee oder grünen Tee. Ja, Sie werden diese Umstellung am Anfang als unbefriedigend empfinden, aber Sie werden wesentlich weniger das Gefühl haben, dass Ihnen etwas »entgeht«. Ich stellte im Laufe der Zeit fest, dass mir grüner Jasmintee wirklich schmeckt, und ich nutzte dieses Wissen, um mein Bedürfnis zu befriedigen, etwas zu konsumieren. Das ist derselbe Grund, warum Raucher, die ihre Sucht ablegen wollen, oft Kaugummi kauen. Statt vollständig auf das Mittagessen (oder Frühstück) zu verzichten, sollten Sie beim Fasten lieber eine Tasse Kaffee trinken. Versuchen Sie lieber, das Abendessen durch einen Teller hausgemachte Knochenbrühe zu ersetzen. Auf lange Sicht ist das Ersetzen einer ungesunden durch eine gesunde Gewohnheit einfacher als ein kalter Entzug.

Soziale Einflüsse spielen für unsere Essgewohnheiten ebenfalls eine große Rolle. Wenn wir uns mit Freunden treffen, verabreden wir uns oft zum Essen, zu Kaffee und Kuchen oder zu einem Cocktail. Das ist normal, völlig natürlich und überall auf der Welt ein fester Bestandteil der menschlichen Kultur. Es ist daher keine kluge Strategie, dagegen anzukämpfen. Es ist auch nicht gesund, soziale Situationen und gesellige Anlässe vollständig zu vermeiden. Was sollten Sie also tun? Kämpfen Sie nicht dagegen an. Wie ich Ihnen in Kapitel 20 zeigen werde, können Sie das Fasten terminlich koordinieren und an Ihre individuellen Bedürfnisse anpassen.

Der Augenblick, an dem ich erkannte, dass ich hormonell von meinem Hunger geheilt war, hatte nichts mit meinen Blutwerten, einer Körperfettanalyse oder einer kleineren Konfektionsgröße zu tun. Meine beste Freundin – die wie eine Schwester für mich war – starb beinahe bei der Geburt ihres Sohnes. Als der Kleine auf der Intensivstation im Brutkasten lag und sich die junge Mutter von den Strapazen erholte, besuchte ich sie. Im Krankenhaus hatte ich ein großes Bedürfnis nach grünem Jasmintee, weshalb ich in die Cafeteria ging.

Als ich meinen Tee trank, fiel mir auf, dass ich von meinen alten Lieblingssnacks umgeben war. Es gab dort Brezeln, Kartoffelchips, Bagels und Pommes. Aber alles, was ich wollte, war mein Tee. Die anderen Sachen waren mir egal, und es war mir auch egal, dass die Leute am Nebentisch diese Dinge aßen. Es war ein sehr langer, harter Kampf gewesen, aber ich hatte ihn gewonnen. Ich hatte eine destruktive Gewohnheit (Junkfood essen) in eine ungefährliche verwandelt (grünen Tee trinken).

Durch Fasten hatte ich die Kontrolle über meinen Körper wiedererlangt. Ich kann nicht in Worte fassen, wie sehr mir das Mut macht. Ein Teil von mir ist gelegentlich noch traurig, dass ich überhaupt erst in diese Situation geraten bin. Ein anderer Teil von mir ist wütend auf die Welt, die die gesamte Lebensmittelindustrie hervorgebracht hat. Aber ich finde es beruhigend zu wissen, dass ich alldem nicht hilflos ausgeliefert bin und dass ich auch anderen diese Strategien beibringen kann, um alte Gewohnheiten abzulegen.

Ein junger Arzt, den ich kenne, hat viele Jahre lang gegen sein Übergewicht gekämpft und schließlich mit einer Low-Carb-Diät ein wenig abgenommen. Er hatte zwar immer noch nicht sein Idealgewicht, aber er freute sich darüber, zumindest einen kleinen Sieg errungen zu haben. Leider fällt es ihm immer noch schwer, ungesundes Essen zu meiden.

Als wir eine Woche zusammenarbeiteten und er sah, wie das Fasten meinen Klienten geholfen hatte, wollte er sieben Tage fasten, also eine ganze Woche nichts essen. Er begann das Fasten ohne große Schwierigkeiten, war aber nervös, weil er befürchtete, dass der Hunger ihm einen Strich durch die Rechnung machen würde. »Keine Sorge«, sagte ich. »Warten Sie ab.« Als wir uns nach den sieben Tagen zur Abschlussbesprechung trafen, sagte er lächelnd: »Zum ersten Mal in meinem Leben habe ich Essen abgelehnt, weil mir einfach nicht danach war. Ich lehnte es nicht ab, weil ich fastete. Ich hatte einfach keinen Hunger. Mein Appetit hat abgenommen. Megan, ich habe noch nie zuvor auf diese Weise Essen abgelehnt.«

Ich habe tagtäglich mit solchen Klienten zu tun. Sie kommen in mein Büro und brechen in Tränen aus, weil sie zum ersten Mal seit Jahren das Gefühl haben, ihren Körper wieder unter Kontrolle zu haben. Ich kann sehen, wie sich ihre Körperwahrnehmung verändert. Sie stehen aufrechter, ihre Brust ist stolz nach vorne gerichtet. Sie gehen erhobenen Hauptes. Selbst ihre Augen scheinen stärker zu leuchten. Solche Veränderungen zu erleben, ist für mich das Highlight des Tages.

Wie man die Gewohnheit durchbricht, Hunger zu haben

Hunger ist oft an eine Uhrzeit, einen Ort oder einen Anlass gekoppelt, die die Auslöser dafür sind, dass man etwas isst. Hier sind einige einfache Tipps, wie man eine konditionierte Reaktion auf Hunger unterbricht.

1. Essen Sie nur am Esstisch. Essen sie nicht an Ihrem Schreibtisch. Essen Sie nicht im Auto. Essen Sie nicht auf dem Sofa. Essen Sie nicht im Bett. Essen Sie nicht während eines Vortrags. Essen Sie nicht im Kino oder bei einer Sportveranstaltung.
2. Wenn Sie versucht sind, zu einer bestimmten Uhrzeit wie 15:30 Uhr zu essen, weil Sie um 15:30 Uhr immer etwas essen, stellen Sie Ihren Wecker auf

diese Uhrzeit. Wenn er läutet, trinken Sie ein Glas Wasser oder eine Tasse Tee, statt etwas zu essen. Die Wahrscheinlichkeit ist relativ hoch, dass ein Gefühl der Sättigung eintreten wird.

3. Für Flugreisen gilt: Setzen Sie sich Kopfhörer auf, wenn eine Stewardess an Ihnen vorbeigeht, und lehnen Sie angebotene Snacks ab.

KAPITEL 4
Schluss mit Kalorienrestriktion

Eve Mayer

Ich kann ihnen gar nicht sagen, wie oft ich schon jemanden eine Variante des folgenden Satzes habe wiederholen hören: »Leg die Gabel weg, Liebling, und die Pfunde werden purzeln!«

Wenn es Ihnen so geht wie mir, haben Sie schon Tausende von Malen versucht, weniger zu essen, und sind jedes Mal gescheitert. Ich habe mich seit meinem achten Lebensjahr – als ich anfing, mir Sorgen darüber zu machen, pummelig zu werden – in der Kunst des Diäthaltens versucht, und so ziemlich alle diese Anstrengungen bestanden daraus, die Kalorienzufuhr zu senken.

> ***Synonyme für »Kalorienrestriktion«:***
>
> - Die Kalorienzufuhr muss kleiner sein als der Kalorienverbrauch.
> - weniger essen oder häufiger kleinere Portionen essen
> - Energiebilanz
> - Portionskontrolle
> - wissenschaftlich gesprochen: das Gesetz der Thermodynamik

Meine erste echte Diät war die vermutlich lächerlichste Version der Kalorienrestriktion, die man sich vorstellen kann. Als ich 13 oder 14 Jahre alt war, hatte ich etwa 7 Kilogramm zugenommen. Ich überlegte mir genau, was mich satt machte, und dachte mir stolz eine eigene Diät aus, in der dieses Lebensmittel im Mittelpunkt stand. Meine Damen und Herren, meine Erfindung war die »Schokoriegel-Diät«.

Ich ließ mein Frühstück und Mittagessen ausfallen, und beim Abendessen machte ich meiner Mutter etwas vor, indem ich das Essen auf meinem Teller hin und her schob und den einen oder anderen Bissen aß, wenn ich gerade nichts sagte. Nachmittags in der Schule, wenn mein Magen so richtig laut knurrte, schlich ich mich ins Treppenhaus, wo der Snackautomat stand, und kaufte mir heimlich einen Schokoriegel. Ich öffnete die Verpackung und ließ mir für meine köstliche »Mahlzeit« zwanzig Minuten Zeit, indem ich zuerst die äußere Schokoladenschicht abknabberte und dann jede Waffelschicht einzeln ablöste und auf der Zunge zergehen ließ. Ich wusste, dass ich abnehmen würde, wenn ich jeden Tag 1000 Kalorien aß. Mein Schokoriegel enthielt nur 218 Kalorien, und deshalb war für mich klar, dass ich im Nullkommanichts gertenschlank sein würde!

Die Schokoriegel-Diät dauerte eine Woche, und ich nahm tatsächlich fast 3 Kilogramm ab. Nach dieser einen Woche, in der ich mich grottenschlecht fühlte und ständig hungrig war, gab ich offiziell auf und aß anschließend wie gewohnt weiter. In den folgenden zwei Wochen nahm ich 4 Kilogramm zu.

Mein Vorsatz, Diät zu halten, fing immer gleich an. Ich sah mir meine Speckröllchen am Bauch an oder spürte, wie meine Oberschenkel aneinanderrieben, und nahm mir vor, mein Leben von Grund auf umzukrempeln. In den nächsten ein oder zwei Tagen entwarf ich einen Schlachtplan und legte mit wehenden Fahnen los. Im Laufe der Jahre probierte ich Slimfast, Nutrisystem, Weight Watchers, die Kohlsuppendiät und jede Form von Detox-Saftkuren aus. Ich stieß in Zeitschriften auf Diätpläne, in denen Hochglanzfotos von Tellern mit kleinen Mahlzeiten abgebildet waren, entdeckte Diäten, die von Gesundheitsorganisationen und -zentren entwickelt worden waren, und befolgte ein Diätprogramm, das mein Arzt individuell für mich erstellt hatte. Ich habe mindestens fünfzig Diäten ausprobiert, in denen stets vorgegeben war, wie viele Kalorien ich essen durfte, und ich habe Fett, Salz, Wasser, Makros und fast jeden anderen Nährstoff gezählt, den es gibt. Ich habe 200, 600, 800, 1200 oder 1800 Kalorien am Tag gegessen und nahm am Anfang immer ab. Trotzdem war ich stets schlecht gelaunt, müde, gereizt, frustriert, unkonzentriert und unzufrieden.

Je weniger ich aß, umso hungriger war ich, und je öfter ich beim Abnehmen scheiterte, umso mehr hielt ich mich für eine Versagerin. Weil ich mich so schlecht fühlte, aß ich alles, wonach mir der Sinn stand, wenn ich gerade nicht auf Diät war, und ich nahm die abgenommenen Pfunde nicht nur wieder zu, sondern legte immer noch eine Schippe drauf. Ich nenne dies meinen »dicken fetten Teufelskreis der Verzweiflung«, weil diese Abwärtsspirale eine gefährliche Talfahrt ist, die ich niemals unbeschadet überstehe, und die einzige Zeit, in der ich mich glücklich fühlte, waren die ein, zwei Tage vor einer neuen Diät.

Vor einigen Jahren, als ich noch nicht fastete, wusste ich es noch nicht, aber die Kalorienrestriktion ist eine Lüge. In all den zermürbenden Tagen meiner vielen gescheiterten Diäten hatte ich ständig Hunger und war nicht in der Lage, mein Übergewicht loszuwerden, und ich wusste nicht, woran das lag. Mehr als einmal fragte ich mich: Warum?

Megan Ramos

Warum? Weil die Vorstellung von Kalorien extrem vereinfacht ist und weil die Theorie hinter der Kalorienrestriktion völlig falsch ist. Das möchte ich gerne ausführlicher erklären.

Kalorien und Stoffwechsel

Die berühmte Hypothese »Kalorienzufuhr = Kalorienverbrauch« – auch bekannt unter der Bezeichnung Energie- oder Kalorienbilanz – läuft auf eine einfache Formel hinaus: Fettakkumulation = Kalorienzufuhr – Kalorienverbrauch. Wir haben einen Großteil unserer Zeit damit verbracht, uns mit der Kalorienzufuhr zu befassen, ohne viel über den Kalorienverbrauch nachzudenken, den wir meist mit körperlicher Aktivität gleichsetzen. Die meisten Menschen haben keine differenziertere Vorstellung vom Kalorienverbrauch, weil es schwer ist, das Konzept des Grundumsatzes zu begreifen. Wie wir zuvor besprochen haben, ist der Grundumsatz die Menge an Energie (Kalorien), die der Körper verbrennt, um am Leben zu bleiben. Der Grundumsatz schließt keine körperliche Aktivität ein; es handelt sich dabei ausschließlich um die Energie, die Ihre Organe benötigen, damit sie ihren Dienst verrichten können. Der Grundumsatz ist schwer messbar, deswegen nehmen die meisten »Experten« an, dass er sich nicht verändert. Doch das stimmt nicht. Je nach Kalorienzufuhr und anderen Faktoren wie Atmung und Gesamtenergieverbrauch kann der Grundumsatz um 30 bis 40 Prozent steigen oder fallen.

Deswegen funktionieren Diäten nicht, die auf einer Kalorienrestriktion beruhen. Wenn Sie Ihren Tagesbedarf an Kalorien verringern, fängt Ihr Grundumsatz an, langsamer zu werden. Sie haben Ihre Kalorienzufuhr zwar verringert, aber Ihr Körper reagiert darauf, indem er seinen Kalorienverbrauch anpasst und ebenfalls verringert. Ihre Organsysteme fangen an, quer durch die Bank Energieeinsparungen vorzunehmen – sie nehmen ein wenig von Ihrem Fortpflanzungssystem, ein wenig von Ihrem respiratorischen System, ein wenig von Ihrer kognitiven Leistung – und bald verbrauchen Sie weniger Kalorien. Wenn Sie zum Beispiel 500 Kalorien weniger essen, Ihr Körper aber 500 Kalorien weniger verbrennt, werden Sie kein Körperfett verlieren. Das ist das schmutzige kleine Geheimnis von Diäten, die auf einer Kalorienrestriktion beruhen.

Ich kenne niemanden, der nicht eine oder mehrere solcher Diäten versucht hat, und die meisten – wenn nicht alle – haben am Anfang abgenommen, bevor die Gewichtsabnahme stagnierte und schließlich zum Erliegen kam. Wie Eve haben die Betroffenen von Tag zu Tag mehr Hunger, und weil ihr Körper weniger Kalorien verbrennt, frieren sie und fühlen sich müde und abgeschlagen. Wenn ihre Stoffwechselrate im Keller ist, verdoppeln diese Leute ihre Anstrengungen, was aber nicht lange gut geht. Dann geben sie auf, sind davon überzeugt, dass ihr Körper irreparabel beschädigt ist, und kehren zu ihren alten Essgewohnheiten zurück. Einige Monate oder ein Jahr später probieren sie eine andere Diät, die aber nur eine andere Version der Kalorienrestriktion ist – und die wieder das Konzept des Grundumsatzes vollständig ignoriert. Kommt Ihnen das bekannt vor?

Ich möchte Ihnen eine bessere Methode zeigen, wie man Kalorien betrachten kann.

Kalorien unterscheiden sich

Wenn ich neue Klienten kennenlerne, fange ich das Gespräch mit folgender Frage an: *Welche fünf Lebensmittel, die kein Junkfood sind, sollten Sie aus Ihrem Speiseplan streichen, um abzunehmen?* Sie nennen normalerweise Dinge wie Brot, Reis, Nudeln, Kartoffeln und Mais. Ich erkläre ihnen dann, dass diese Lebensmittel nicht nur dick machen, sondern auch extrem fett- und kalorienarm sind. Sie haben richtig gelesen: Die Lebensmittel, die zu einer Gewichtszunahme führen können, sind *zugleich* kalorienarm.

Die meisten meiner Klienten wirken zunächst verblüfft, aber ich erkläre ihnen meine Logik nicht gleich. Ich sage ihnen vielmehr, dass ein Großteil der Dinge, die sie schon seit Jahren über Essen hören, völlig falsch ist. Dann stelle ich ihnen zwei weitere Fragen:

Was führt mit größerer Wahrscheinlichkeit zu einer Gewichtszunahme: eine Dose Limonade oder eine Handvoll roher Mandeln?

Meine Klienten werden dann immer hellhörig, weil sie das Gefühl haben, die richtige Antwort zu kennen. Natürlich sagen sie »Limonade«. Dann frage ich:

Ist für jemanden, der abnehmen will, eine Handvoll roher Mandeln gut oder schlecht?

Fast jeder antwortet mit »gut«.

Dann schlage ich zu!

Eine Dose Limonade hat 160 Kalorien und führt mit großer Wahrscheinlichkeit zu einer Gewichtszunahme. Aber eine Handvoll roher Mandeln hat *ebenfalls* 160 Kalorien und führt mit großer Wahrscheinlichkeit zu einer Gewichtsabnahme. Wie kann dieselbe Kalorienmenge zwei völlig unterschiedliche Dinge bewirken? Wenn Kalorien so unterschiedlich sind, wie wirken sie sich auf eine Gewichtszunahme oder -abnahme aus? Und wenn es wirklich keine Rolle spielt, was man isst, heißt das dann, dass man ausschließlich von Limonade – oder so wie Eve von Schokoriegeln – leben und *trotzdem* noch abnehmen kann?

Natürlich nicht. Die Art und Weise, wie unser Körper Nahrung verarbeitet, ist wesentlich komplexer.

Die hormonelle Reaktion unseres Körpers auf zwei Lebensmittel mit der gleichen Kalorienmenge fällt je nach ihrer Beschaffenheit sehr unterschiedlich aus. Der Zucker in einer Dose Limonade wird Ihren Blutzucker nach oben schnellen lassen und Ihre Bauchspeicheldrüse veranlassen, viel Insulin zu produzieren. Die Nährstoffe in den Mandeln – die unter anderem aus Protein und Fett bestehen – tun das nicht. Sobald die Mandeln im Magen sind, steigt der Blutzuckerspiegel in Ihrem Körper nur leicht an.

Deswegen kann man sagen, dass eine Kalorie zwar eine Kalorie ist, so wie ein Hund ein Hund ist, aber es gibt nun einmal viele verschiedene Hunderassen. Ihr Körper reagiert hormonell und metabolisch völlig unterschiedlich auf die Limonade und die Mandeln, und deswegen haben diese Nahrungsmittel eine mehr oder weniger dick machende Wirkung. Außerdem wird jede Körperfunktion – von der Steuerung des Blutzuckers bis zur Körpertemperatur – durch ein Netzwerk hormoneller Systeme reguliert. Die Hypothese, dass man abnimmt, wenn die Kalorienzufuhr geringer ist als der Kalorienverbrauch, geht davon aus, dass Fettzellen nicht reguliert werden. Warum sollten unsere Hormone alles in unserem Körper regulieren bis auf die Fettzellen? Dieser Gedanke ergibt keinen Sinn.

Wenn die Kalorien also keine Rolle spielen, warum nehmen wir dann zu? Die Antwort auf diese Frage sollte keinen Arzt verwundern, der jemals einem Typ-2-Diabetiker Insulin verschrieben hat. Sobald die Person anfängt, Insulin zu nehmen, nimmt sie zu, und mit jeder Dosissteigerung steigt auch das Gewicht. Es spielt keine Rolle, ob sie weniger isst oder sich mehr bewegt, sie nimmt auf jeden Fall zu.

Deswegen ist Insulin die Antwort auf die Frage, wie der Körper sein Gewicht reguliert.

Fasten ist anders

Die gängige Ernährungsempfehlung, Fett zu meiden und kleinere Mahlzeiten zu essen, um den Stoffwechsel anzuregen, hat Ihnen nicht geholfen, Ihren Hunger zu bändigen. Seit Jahren bekommen Sie zu hören, dass Sie willensschwach und für Ihr Übergewicht selbst verantwortlich sind. Nichts könnte von der Wahrheit weiter entfernt sein. Diäten, die auf einer *Kalorienrestriktion* beruhen, sind dafür verantwortlich, dass Ihr Stoffwechsel so langsam geworden ist.

Fasten bewirkt das Gegenteil. Das Hormon Noradrenalin, das während des Fastens produziert wird, kurbelt den Stoffwechsel an. Je mehr und je regelmäßiger Sie fasten, umso mehr steigt die Stoffwechselrate, und umso mehr nehmen Sie ab.

Wir haben einst zum Beispiel mit einer 47-jährigen Frau gearbeitet, die jede bekannte Diät in den USA ausprobiert und am Schluss einen Grundumsatz von 487 Kalorien/Tag[1] hatte. Das ist *extrem* wenig. Eine 47-jährige Frau mit einem Körpergewicht von 61 Kilogramm und einer Körpergröße von 165 Zentimetern sollte einen Grundumsatz von etwa 1200 Kalorien haben. Nach sechs Monaten, in denen sie intermittierend fastete und eine kohlenhydratarme, fettreiche Kost zu sich nahm, war diese Klientin in der Lage, ihren Grundumsatz auf etwa 800 Kalorien zu erhöhen. Ein Jahr später war er auf etwa 1200 Kalorien gestiegen. Sie fing erst nach etwa sechs Monaten an abzunehmen, aber sie verstand die wissenschaftlichen Hintergründe und wusste, dass sie mit Fasten und ihrer neuen Ernährungsweise ans Ziel kam. Sie war geduldig, und dafür bin ich sehr dankbar! Nach acht bis zwölf Monaten fing sie an, richtig viel abzunehmen, und bis heute hat sie etwa 27 Kilogramm verloren. Sie hätte das niemals mit einer kalorienreduzierten Diät geschafft!

Jason Fung

Wie ich schon in meinem Buch *Die Schlankformel* schrieb, ist die starke Fokussierung auf Kalorien falsch. Denken wir einmal darüber nach. Bis in die 1970er-Jahre gab es kaum Übergewicht, obwohl die Menschen praktisch keine Vorstellung davon hatten, wie viele Kalorien sie aßen. Sie achteten auch nicht darauf, wie viele Kalorien sie verbrannten. Man trieb nicht zum Spaß Sport, und trotzdem waren die Menschen weltweit deutlich gesünder und schlanker als heute. Wenn man es damals schaffte, normalgewichtig zu bleiben, ohne Kalorien zu zählen, warum ist das Zählen von Kalorien heu-

1 Die Messung des Grundumsatzes erfolgt oft durch einen Arzt oder Leistungsdiagnostiker. Hierfür wird die Menge an Kohlendioxid und Sauerstoff gemessen, nachdem die Testperson zwölf Stunden gefastet und mindestens acht Stunden geschlafen hat. Ihr idealer Grundumsatz kann mithilfe dieser Formel ermittelt werden:
Männer: Grundumsatz = 10 × Gewicht (kg) + 6,25 × Körpergröße (cm) - 5 × Alter (Jahren) + 5
Frauen: Grundumsatz = 10 × Gewicht (kg) + 6,25 × Körpergröße (cm) - 5 × Alter (Jahren) -161

te so wichtig, um sein Gewicht zu halten? Unsere Gesellschaft war in den letzten 5000 Jahren nicht extrem übergewichtig; wie kann es sein, dass wir seit 1980 ohne das Kalorien- und Schrittzählen scheinbar nicht mehr leben können? Das ergibt keinen Sinn.

Seit den 1970er-Jahren hat es zwei große Veränderungen im Speiseplan des Durchschnittsamerikaners gegeben. Zuerst erhielten wir den Rat, weniger Fett und dafür mehr Kohlenhydraten zu essen. Die Empfehlung, mehr Brot und Nudeln zu essen, führte *nicht* dazu, dass wir abnahmen. Aber es gibt noch ein weiteres Problem, das weitgehend unerkannt geblieben ist: die Zunahme der Mahlzeitenfrequenz.

Unsere Kultur des Überkonsums

Vor den 1980er-Jahren aßen die Menschen normalerweise drei Mahlzeiten am Tag: Frühstück, Mittag- und Abendessen. Wenn man keinen Hunger hatte, war es völlig in Ordnung, eine Mahlzeit ausfallen zu lassen. 2004 war die Anzahl der Mahlzeiten auf beinahe sechs gestiegen – sie hatte sich also fast verdoppelt. Die Einnahme von Zwischenmahlzeiten war keine seltene Ausnahme mehr, sondern wurde als gesunde Verhaltensweise befürwortet. Das Auslassen von Mahlzeiten galt hingegen als verpönt. Was für eine seltsame Welt, in der man ständig essen musste, um abzunehmen!

Ärzte, Diätetiker und Zeitschriften sagen den Menschen, dass sie keine Mahlzeiten auslassen sollen, weil sonst schlimme Konsequenzen drohen könnten. Aber was sollte im schlimmsten Fall passieren? Sehen wir uns die Sache einmal genauer an. Wenn Sie nichts essen, verbrennt Ihr Körper das gespeicherte Körperfett, um an die Energie zu kommen, die er braucht. Das ist alles. Wir speichern Fett, damit wir es später nutzen können, und wenn wir nichts essen, greifen wir auf dieses vorhandene Körperfett zu.

Handel und Kultur – soziale, familiäre und berufliche Gepflogenheiten – sind angesichts dieses Überkonsums wie Pilze aus dem Boden geschossen. Heute gibt es jeden Tag Dutzende von Essanlässen, darunter das Frühstück, morgendliche berufliche Besprechungen, bei denen Muffins und Bagels gereicht werden, Mittagessen, die Kaffeepause am Nachmittag, Abendessen, alkoholische Getränke und Snacks nach dem Essen und dann die Zeit, in der man es sich abends vor dem Fernseher mit weiteren Snacks gemütlich macht.

Das ist ein relativ neues Phänomen und Produkt einer Kultur, in der billige, qualitativ minderwertige Nahrungsmittel in Massen produziert werden. Erscheint es Ihnen bei näherer Überlegung nicht seltsam, dass Konsum als Norm gilt und Nahrungsverzicht etwas ist, das Anstrengung kostet? Überlegen Sie sich, was Sie früher hätten tun müssen, um in den Genuss eines Donuts zu kommen. Wenn Sie im 19. Jahrhundert auf einer Farm in den USA gelebt hätten, hätten Sie Weizen anbauen, Milchkühe halten und beim Dorfkrämer etwas Zucker kaufen müssen. Sechs Monate später hätten Sie das Getreide geerntet, zu Mehl verarbeitet und mit Milch und Zucker zu einem Teig verrührt, bevor Sie dann einige weitere Stunden mit Backen zugebracht hätten, um Ihr süßes Teilchen verzehren zu können. Angesichts all der Arbeit, die damit verbunden gewesen wäre, hätten Sie sich die Mühe wahrscheinlich erspart, oder?

Heute nicht. Es gibt an jeder Autobahnausfahrt ein Café, das Kuchen und andere Süßigkeiten verkauft. Selbst in dem Krankenhaus, in dem ich arbeite, gibt es ein Café, in dem man Donuts kaufen kann.

Was ist mit den 1970er-Jahren, der Ära vor der Adipositas-Epidemie? Es war damals viel einfacher als im 19. Jahrhundert, an einen Donut zu kommen, aber der Verzehr von Snacks galt als sozial verpönt. Wenn Sie nach der Schule Ihre Mutter um etwas zu essen gebeten hätten, hätte sie wahrscheinlich etwas gesagt wie: »Nein, du verdirbst dir den Appetit aufs Abendessen.« Wenn Sie kurz vor dem Schlafengehen nach einem Snack gefragt hätten, hätte sie gesagt: »Nein, du hättest beim Abendessen mehr essen müssen.« Wenn Sie auf der Arbeit zu einer Besprechung am Nachmittag einen Muffin mitgebracht hätten, hätten Ihre Kollegen Sie für unhöflich oder schlicht verrückt gehalten. Wenn Sie als Kind zur Strafe ohne Abendessen ins Bett geschickt wurden, hätte sich niemand Sorgen gemacht, dass diese eine ausgefallene Mahlzeit Ihre Gesundheit irreparabel ruiniert hätte. Diätetiker, Ärzte und andere Ernährungsexperten sagten damals klipp und klar, dass wir drei Mahlzeiten am Tag essen sollten.

Aber das hat sich geändert.

Abgesehen davon wurden die Leute, die das Fasten verstanden und unterstützt haben, an den Rand der Gesellschaft gedrängt. Wenn man in der Vergangenheit fastete, tat man dies in der Regel in einer Gruppe mit Gleichgesinnten. Wenn man zum Beispiel ein Katholik war, besprach der Pfarrer die von Aschermittwoch bis Ostersonntag währende Fastenzeit, und man fastete im Kreis der Familie, Freunde und Kirchengemeinde. Es gab dann nicht in jedem Konferenzraum Teller mit Häppchen oder Snackautomaten im Flur, und niemand erwartete von Ihnen, dass Sie kochen, weil niemand etwas aß. Dasselbe gilt für Muslime, Juden, Buddhisten, Hindus und andere Religionsangehörige, die im Jahreskreis bestimmte Fastenzeiten einhalten.

Unter diesen Bedingungen fiel das Fasten nicht so schwer. Natürlich hatte man auch damals Hunger, aber es war beruhigend zu wissen, dass es allen anderen genauso ging. Es gab kein Essen, das einen zum »Mogeln« verleitete, und man verstand, dass das Fasten mit Verzicht und Entsagung verbunden war, weil das ja in gewisser Weise auch der Sinn des Fastens war. Es war etwas, dass man jedes Jahr zur selben Zeit automatisch tat. Manchmal gab es ein Fest und ein dazugehöriges Festmahl, und manchmal fastete man eben.

Werfen wir einen Blick auf heute. Zwischenmahlzeiten werden als gesunde Gewohnheit unterstützt, obwohl wir unter der Last der Adipositas-Epidemie stöhnen. Wenn wir unseren Kindern keine Snacks geben, betrachten das viele Leute schon als Form von Missbrauch. Es gilt als sozial akzeptiert, im Auto zu essen, am Schreibtisch, beim Gehen, Telefonieren, im Kino. Wir haben Getränkehalter in unseren Autos, die uns den Griff zur Dose oder zum Becher erleichtern. Ärzte, Ernährungsberater und Diätetiker werden Ihnen sagen, dass Sie im Laufe des Tages regelmäßig etwas essen müssen, weil das Auslassen von Mahlzeiten dazu führt, dass Sie in den »Hungerstoffwechsel« schalten und infolgedessen dick werden.

Wir denken oft, dass wir die Entscheidungen, die wir treffen, bewusst steuern, aber Verhaltenspsychologen sagen, dass die Motivation größtenteils auf soziale Einflüsse zurückgeführt werden kann. Die nobelpreisprämierte Arbeit von Daniel Kahneman und Richard Thaler in Verhaltensökonomie zeigte, dass Menschen, wie Dan Ariely es formuliert, »berechenbar irrational« sind.

Nehmen wir das Beispiel die Rate der Organspenden.

In Dänemark liegt die Rate bei etwa 4 Prozent. Im benachbarten Schweden liegt sie dagegen bei 89 Prozent. Die Dänen und Schweden sind sich in vielerlei Hinsicht sehr ähnlich, wie lässt sich also diese gewaltige Diskrepanz erklären? Die Ursache ist der Normzustand. In Dänemark muss man ein Feld ankreuzen, wenn man am Organspenderprogramm teilnehmen will. In Schweden muss man das Kreuz setzen, wenn man *nicht* am Organspenderprogramm teilnehmen will. Der Unterschied liegt also nicht an den Menschen oder ihren Werten.

Hier ein anderes Beispiel. Vor Kurzem meldete ich mich für einen kostenlosen Probemonat bei Amazon Prime an und nahm fortan automatisch diesen Service in Anspruch. Obwohl ich Prime schon lange nicht mehr nutze, bin ich immer noch als zahlendes Mitglied angemeldet. Dieses Phänomen ist natürlich bestens bekannt. Wenn ein Problem (in diesem Fall: die Abmeldung) zu komplex oder aufwendig ist, siegt die Trägheit. Wenn wir nicht wissen, was wir tun sollen, entscheiden wir uns für die Wahl, die für uns bereits getroffen wurde.

Warum nahmen die Leute in den 1970er-Jahren automatisch ab, während sie in den 2000ern automatisch zunahmen? Das Problem sind nicht die Menschen; es ist das System oder der Normzustand. Das größte Problem ist, dass wir Übergewicht nicht für ein systemisches, sondern für ein persönliches Problem halten. Betrachten wir zum Beispiel die Behauptung, dass die aktuelle Fettleibigkeitsepidemie ein Zeichen dafür ist, dass die Menschen heutzutage weniger Willenskraft haben als in den 1970er-Jahren. Ergibt das überhaupt Sinn? Eine solche Sicht führt zu einer öffentlichen Bloßstellung von Menschen mit Übergewicht.

Der Hauptunterschied zwischen den 1970er-Jahren und heute ist, dass der heutige Normzustand »essen« ist, während in den 1970er-Jahren die Norm »nicht essen« war. Das hat, so wie das Problem der Organspenden, weitreichende Konsequenzen. Zum Glück braucht man keine Willenskraft, um dieses Verhaltensmodell zu verändern. Es geht vielmehr darum, den Normzustand zu korrigieren. Sie müssen Ihre Umgebung verändern, was wesentlich einfacher ist, als sich selbst zu verändern. Wenn Ihr Normzustand »nicht essen« ist, dann müssten Sie Willenskraft aufwenden, um zu essen.

Nehmen wir das Beispiel einer Geschäftsbesprechung am Nachmittag. Sie langweilen sich und haben keinen besonderen Hunger, aber Sie fangen an, an einen leckeren Schokoladenkeks zu denken. Würden Sie unvermittelt aufstehen, die Besprechung verlassen, ins Auto steigen, zum nächsten Café fahren und einen Keks kaufen? Würden Sie dann zur Besprechung zurückkehren, mit Kekskrümeln auf dem Hemd, während Sie von Ihren Kollegen missbilligende Blicke ernten? Natürlich würden Sie das nicht tun. Aber was wäre, wenn der Abteilungsleiter für die Besprechung ein Tablett mit Kaffee und Keksen bereitstellen würde? Wahrscheinlich würden 90 Prozent von uns den so verführerisch aussehenden Keks essen. Wie unterscheiden sich beide Szenarien voneinander? So wie bei den Organspenderraten in Dänemark und Schweden ist der Normzustand ein anderer. Sie können jederzeit einen Snack essen – aber nur dann, wenn er während der Besprechung vor Ihrer Nase steht. Wenn Sie diesen Normzustand beheben, wird sich der Gewichtsverlust ganz von selbst einstellen. Beim intermittierenden Fasten ist der Normzustand zwangsläufig »nicht essen«, und das hilft beim Abnehmen. »Nicht essen« wird zur neuen Norm.

Ich glaube, dass es guttut, unsere Perspektive über die Menge und Art der Dinge, die wir essen, zu verändern – und wann und wie oft wir sie konsumieren. Wenn wir unsere Umgebung mit anderen Augen betrachten und erkennen, dass es *nicht* normal ist, ständig zu essen, baut das eine Menge Druck und Stress ab, weil wir nicht ständig Entscheidungen treffen müssen. Die Last, ständig etwas essen zu müssen, verschwindet. Die innere Unruhe, ständig einzukaufen und sich schnell einen Snack zu besorgen, fehlt. Hunger ist nicht mehr etwas, das uns auferlegt wird; er ist ein natürlicher Teil unserer Körperchemie. Zuerst fühlt sich das Fasten vielleicht wie eine Herausforderung an, aber in letzter Instanz befreit es Ihren Körper, Ihren Geist und Ihren Alltag.

KAPITEL 5
Ein Weg zur gesünderen Ernährung

Eve Mayer

Damit das Fasten gelingt, muss man eine klare Vorstellung davon haben, was man konsumieren will. Sie haben richtig gelesen. Beim Abnehmen durch Fasten geht es nicht nur darum, für eine gewisse Zeit auf Essen zu verzichten, sondern es spielt mindestens eine genauso wichtige Rolle, *was* man während der Essensfenster isst.

Dieser Gedanke scheint manchen Forschungsarbeiten interessanterweise zu entgehen. Es gibt zahlreiche medizinische Studien, die zeigen, dass das Fasten selbst dann funktioniert, wenn man seine Ernährungsgewohnheiten nicht verändert. Diese Forschung sagt, dass *Fasten an sich* helfen kann, den Blutzuckerspiegel zu senken und Gewicht zu verlieren – ganz gleich, was man isst. Ich habe einige Leute kennengelernt, die diese Theorie bestätigen, darunter Sally, eine Endzwanzigerin, die intermittierend fastet, um ihr Gewicht zu halten. Sie fastet nicht nur, sondern betreibt zusätzlich dreimal in der Woche Kraft- und Ausdauertraining. Sally ist in hervorragender körperlicher Verfassung und hat immer alles gegessen, was sie wollte, darunter Donuts, Kuchen, Süßkartoffeln, Steaks und frittierte Hühnerschenkel. Sie erklärte zwar, dass sie auf nichts verzichtet, was ihr schmeckt, dabei allerdings sehr strategisch vorgeht und oft nur ein- oder zweimal am Tag isst, und niemals nach 20 Uhr.

Ich unterhielt mich auch mit einem 64-jährigen Mann, der wiederholt versucht hat, seinen Zuckerkonsum einzuschränken – vor allem in Bezug auf Eiscreme und Kekse –, und dies für ein Ding der Unmöglichkeit hielt. Wenn Jack allerdings intermittierend fastet, kann er auf die meisten Süßigkeiten verzichten; es fällt ihm leichter, *vollständig* auf Snacks zu verzichten, als Süßigkeiten dankend abzulehnen, wenn sie ihm beim Essen angeboten werden. Jack fing an, das Frühstück wegzulassen und zweimal am Tag zu essen, um 12 und um 19 Uhr, und innerhalb von zwei Monaten nahm er 12 Kilogramm ab und konnte sein Blutdruckmedikament absetzen.

Wenn also erwiesen ist, dass das Fasten auch ohne Veränderung des Speiseplans zum Erfolg führen kann, warum ist es dann überhaupt nötig, Essen zu einem Thema zu machen? Weil die meisten Menschen, die mir begegnen, nicht wie Jack und Sally sind. Die meisten Leute, die mir begegnen, kämpfen schon ihr Leben lang mit schlechten Essgewohnheiten, und auch wenn das Fasten an sich einen *gewissen* Erfolg bringen kann, kann besseres Essen zu besserer Gesundheit führen. Die Kombination aus gesunder Ernährung und Fasten wird den meisten Menschen mit höherer Wahrscheinlichkeit zu einem *größeren, nachhaltigeren Erfolg verhelfen.*

Das war zumindest bei mir der Fall. Vorbei sind die Tage der üppigen Eintöpfe und frittierten Süßspeisen. In 90 Prozent aller Fälle verzichtete ich auf Kohlenhydrate und esse hauptsächlich Protein oder Fette in Form von Avocados, Käse, Fleisch und Meeresfrüchten sowie Blattgemüse und gelegentlich Beerenobst. In den restlichen 10 Prozent nehme ich mir die Freiheit, alles zu essen was ich will, einschließlich Kuchen, panierte oder frittierte Speisen, Schokolade, Obst und Getreide. Wenn ich mich zu 90 Prozent an eine kohlenhydratarme Kost mit gesunden Fetten halte, kann ich mich darauf verlassen, dass ich abnehme oder dass mein Gewicht stabil bleibt. Ich fühle mich fit und bekomme selten Kopfschmerzen oder Nebenhöhlenentzündungen, unter denen ich oft litt, als ich mich noch ungesund ernährte. Ich neige dazu, vier- oder fünfmal am Tag hungrig zu sein, was eine enorme Verbesserung ist, weil ich in den vergangenen Jahren nahezu jede Minute das Gefühl hatte, kurz vor dem Verhungern zu stehen. Die gesunden Fette, von denen ich jetzt mehr esse, helfen mir außerdem, länger satt zu bleiben.

Jetzt sind *Sie* an der Reihe zu entscheiden, welche Nahrungsmittel Sie satt machen, um die besten Voraussetzungen für Ihre körperliche Gesundheit zu schaffen. Megan wird Ihnen klare, leicht umsetzbare Ratschläge geben, wie eine kohlenhydratarme Ernährung mit gesunden Fetten Ihnen helfen kann, das Fasten langfristig und erfolgreich in Ihren Alltag zu integrieren. Sie werden diese Nahrungsmittel aber selbst auswählen und probieren und darauf achten müssen, was Sie am besten vertragen.

Megan Ramos

Die Wissenschaft spricht eine klare Sprache: Die Unfähigkeit, abzunehmen, und alle damit verbundenen gesundheitlichen Beschwerden – darunter Herzinsuffizienz, Typ-2-Diabetes, bestimmte Krebsarten, Schlaganfälle, metabolisches Syndrom, PCOS und mehr – sind Zeichen für eine hormonelle Instabilität. Die Lebensmittel, die Sie sich zuführen, können Ihren Blutzucker- und Insulinspiegel steigen lassen, die Fettverbrennung hemmen und das natürliche Sättigungsgefühl Ihres Körpers unterdrücken. Fasten wird Ihnen *auf jeden Fall* bei diesen Problemen helfen, aber wie Eve schon gesagt hat – was auf Ihren Teller kommt, ist oft genauso wichtig wie das Fasten selbst.

Wir werden Ihnen in diesem Kapitel keinen vorgefertigten Mahlzeitenplan oder eine Schritt-für-Schritt-Anleitung geben, aber Jason, Eve und ich – wie auch viele andere Ärzte und Forscher – sind der entschiedenen Meinung, dass eine kohlenhydratarme Kost, die reich an gesunden Fetten ist, Ihnen helfen wird, erfolgreich zu fasten. Sie entscheiden, wie oft Sie sich an diese Empfehlungen halten; jeder ist anders. Eve hält sich zu 90 Prozent an diese Kost. Andere Klienten, die ich kenne, können nicht einmal *in die Nähe* eines unverarbeiteten Kohlenhydrats kommen. Deshalb werden wir nur grobe Anhaltspunkte geben und Ihnen einen Überblick über die Vorteile einer kohlenhydratarmen Kost verschaffen, die reich an gesunden Fetten ist. Und wir werden Ihnen einige Kategorien an Nahrungsmitteln vorstellen, aus denen Sie wählen können.

Was bedeutet kohlenhydratarm oder »low-carb«?

Kohlenhydrate sind chemische Verbindungen, die aus Zucker, Stärke und Ballaststoffen bestehen. Sie kommen in allen möglichen Lebensmitteln vor – in Kartoffeln, Brot, Reis und Limonade – und können für den menschlichen Körper eine nahrhafte Energiequelle sein. Im Gegensatz zu dem, was die Lebensmittelpyramide sagt, sind sie jedoch keine *notwendige* Quelle. Wenn sie nicht vorhanden sind, wird der Körper Protein in Glukose umwandeln, die den Organen zur Verfügung gestellt wird, die sie vielleicht brauchen.

Es gibt zwei Arten von Kohlenhydraten: raffinierte und unraffinierte Kohlenhydrate. Raffinierte Kohlenhydrate bestehen aus zwei Zuckermolekülen, denen Kleie, Ballast- und Nährstoffe entzogen wurden. Hierzu zählen Pasta und weißer Zucker, die einen hohen Blutzuckeranstieg verursachen. Wenn sie in Ihren Magen gelangen, schüttet die Bauchspeicheldrüse Insulin aus, damit sie schnell in Glukose verwandelt werden können.

Unraffinierte Kohlenhydrate – die in Getreidekörnern, Bohnen, Kartoffeln und mehr vorkommen – bestehen aus längeren Zuckerketten. Der Körper verbrennt sie langsamer als raffinierte Kohlenhydrate, aber sie regen die Bauchspeicheldrüse trotzdem zur Ausschüttung eines Insulinausstoßes an. Sie bewirken also dennoch einen Anstieg des Blutzuckers.

Wie gereits erwähnt, kann ein anhaltend hoher Blutzuckerspiegel zu Typ-2-Diabetes wie auch zu einem erhöhten Risiko von Herzinfarkten, Schlaganfällen usw. führen. Weil Ihr Körper die Glukose aus den Kohlenhydraten schnell verbrennt, schwindet die Chance, in den Fettverbrennungsmodus zu schalten. Der durch die Kohlenhydrate verursachte, plötzliche Anstieg des Blutzuckers führt zu einem genauso schnellen Abfall, der sich als Hungergefühl äußert. Sie sind versucht, mehr zu essen. Sie essen auch mehr, und häufiger. Sie werden dick.

Aber was bedeutet »low-carb« eigentlich genau? Wie viele Kohlenhydrate sollte man pro Tag konsumieren? Obwohl es keine feste Definition gibt und jeder Ernährungsplan Ihnen etwas anderes sagen wird, würde eine sehr freizügige Auslegung der Low-Carb-Ernährung zwischen 50 und 100 Gramm Kohlenhydrate pro Tag zulassen. Bei einer moderat kohlenhydratarmen Ernährungsweise würde man zwischen 21 und 50 Gramm pro Tag essen, während eine strikt ketogene Ernährung nur maximal

20 Gramm am Tag erlaubt. In der westlichen Welt essen Männer normalerweise etwa 200 bis 330 Gramm Kohlenhydrate pro Tag, während Frauen täglich zwischen 180 und 230 Gramm zu sich nehmen. Diese Zahlen veranschaulichen, wie exzessiv der Kohlenhydratkonsum in unserer Kultur ist; sie zeigen zudem überdeutlich, dass die meisten Menschen ihren Kohlenhydratkonsum senken sollten.

Wir raten Ihnen nicht dazu, jedes Kohlenhydrat auf die Waage zu legen. Das ist nicht nur zeitaufwendig, sondern richtet Ihren Fokus mehr auf die Quantität als auf die Qualität Ihrer Nahrung. Eine kohlenhydratarme Kost sollte nicht aus drei Schokoriegeln pro Tag bestehen (etwa 40 Gramm Kohlenhydrate pro Riegel) und keine anderen Kohlenhydratquellen enthalten. Vermeiden Sie einfach die Lebensmittel, die auf der folgenden Liste stehen, und konzentrieren Sie sich auf Milchprodukte, Fisch und Meeresfrüchte, Geflügel, rotes Fleisch, über der Erde wachsendes Gemüse und Nüsse. Zusammengenommen werden Sie diese Lebensmittel mit einer ausreichenden Menge an Kohlenhydrate versorgen, ohne dass es gleich zu viel wird.

Vermeiden Sie die folgenden Kohlenhydrate!

Süßigkeiten: 70 Gramm Kohlenhydrate*
Donuts: 49 Gramm
Vermeiden Sie grundsätzlich *alle* Produkte, die raffinierten (weißen) Zucker enthalten. Hierzu zählen Sportgetränke, (kohlensäurehaltige) Erfrischungsgetränke, Kucken, Kekse, Eiscreme, Frühstückszerealien, Muffins und mehr.

Weißbrot: 46 Gramm
gekochte Pasta: 29 Gramm
Vermeiden Sie jede Form von Stärke. Hierzu zählen Brot, Brötchen, Pasta und alle anderen mehlhaltigen Speisen – auch Vollkornmehl. Es ist oft schwer zu bestimmen, welche stärkehaltigen Lebensmittel raffinierte oder unraffinierte Kohlenhydrate enthalten; deshalb sollten Sie es sich nicht unnötig schwermachen und einfach beides von Ihrem Speiseplan streichen. Auch »glutenfrei« bedeutet nicht »ohne Kohlenhydrate«, deshalb sollten Sie um diese Produkte ebenfalls einen großen Bogen machen.

gekochter Reis: 28 Gramm
Sie haben richtig gelesen. Reis ist reich an Kohlenhydraten, auch brauner Reis, der nicht geschält, verarbeitet und seiner Nährstoffe entzogen wurde. Vermeiden Sie im Rahmen einer kohlenhydratarmen Ernährung jede Form von Reis.

Kartoffeln: 15 Gramm
Hierzu zählen alle Arten von Kartoffeln, Kartoffelchips und Pommes frites.

Bohnen: Es mag viele Menschen erstaunen, aber Bohnen sind kohlenhydratreich, deshalb ist es am besten, sie im Rahmen einer kohlenhydratarmen Ernährung zu meiden, sofern man kein Vegetarier oder Veganer ist.

Obst: Es ist in Ordnung, einmal am Tag Obst wie Heidelbeeren, Himbeeren und Erdbeeren zu essen. Vermeiden Sie andere Obstsorten und Südfrüchte. Bananen, Mangos und Orangen sind vielleicht vitaminreich, aber sie enthalten auch viele Kohlenhydrate, die den Blutzucker steigen lassen.

*Alle Mengenangaben beziehen sich auf eine Portion von 100 Gramm.

Der glykämische Index und die glykämische Last

Um genau zu verstehen, welche Wirkung Kohlenhydrate auf den Blutzucker haben, müssen Sie zwei Begriffe aus der Ernährungswissenschaft kennen: den glykämischen Index und die glykämische Last.

Der glykämische Index (GI) zeigt an, wie schnell 50 Gramm eines kohlenhydrathaltigen Nahrungsmittels verdaut werden und anfangen, sich auf den Blutzuckerspiegel auszuwirken. Jedem Nahrungsmittel wird auf dem glykämischen Index ein Wert von 1 bis 100 zugeordnet; Nahrungsmittel, die keinen starken Anstieg des Blutzuckers verursachen, haben niedrigere Werte, während Nahrungsmittel, die einen hohen Anstieg des Blutzuckers verursachen, dagegen höhere Werte haben. (Wenn Sie den Wert eines Lebensmittels auf dem GI wissen möchten, werden Sie im Internet fündig; dort gibt es viele Tabellen. Der glykämische Wert ist selten auf dem Produktetikett abgedruckt.) Es ist nicht weiter verwunderlich, dass sich viele kohlenhydratreiche Nahrungsmittel weit oben auf dem GI befinden.

In Bezug auf den Blutzuckerspiegel ist aber nicht nur der glykämische Wert eines Lebensmittels wichtig, sondern auch die Menge. Bei manchen Nahrungsmitteln sind 50 Gramm deutlich mehr als eine Portion, während es bei anderen deutlich weniger ist. Zusammengenommen werden der GI-Wert und die Portion als glykämische Last (GL) bezeichnet, die anzeigt, wie hoch der Insulinspiegel steigt und wie lange er erhöht bleiben wird. Dieser Wert lässt sich wie folgt berechnen:

GL = (GI × Gramm Kohlenhydrate) ÷ 100

Ein Apfel hat zum Beispiel einen GI-Wert von 38 und enthält 13 Gramm Kohlenhydrate, deshalb ist seine GL = (38 × 13) ÷ 100 = 5. Ein Snickers hat einen GI-Wert von 55 und enthält 64 Gramm Kohlenhydrate, deshalb ist seine GL = (55 × 64) ÷ 100 = 35. Ich bin mir sicher, dass Ihnen auch ohne das Wissen um die glykämische Last klar war, dass ein Snickers zu einem höheren Anstieg und schnelleren Abfall des Blutzuckers führt als der Verzehr eines Apfels.

Die Einhaltung eines Speiseplans, der weitgehend aus Nahrungsmitteln mit einer niedrigen GL besteht, ist aber nicht nur fürs Abnehmen relevant. Kohlenhydrate wie Hafer und Gerste – deren GL unter 20 liegt – tragen dazu bei, das Risiko von Diabetes, Herzinsuffizienz und bestimmten Krebsarten zu verringern.

Lebensmittel mit einer niedrigen GL, die man während des Fastens genießen kann

Diese Nahrungsmittel haben eine glykämische Last von 10 oder weniger und lassen sich daher bestens in Ihre Mahlzeiten integrieren. Sie können sie natürlich auch einfach so essen!

- Karotten
- Nüsse
- Fleisch und Meeresfrüchte
- Beerenobst
- Naturjogurt
- Käse

Die Bedeutung von Fetten

In meiner Jugend wurde Nahrungsfett verteufelt. Die meisten Menschen glaubten, dass stark fetthaltige Speisen dick machten, und deshalb waren Butter, Käse, Öl, Eier, rotes Fleisch und alles Fettige verboten, wenn man sich gesundheitsbewusst ernähren wollte. Fette wurden zum Staatsfeind Nummer 1 erklärt, größtenteils weil man nicht wusste, welche Rolle Fett für die kardiovaskuläre Gesundheit spielt. Die Menschen glaubten – quer durch die Bank –, dass durch Fett der Cholesterinspiegel steigt. Cholesterin verstopft die Arterien. Verstopfte Arterien führen zu Herzinfarkten. Herzinfarkte führen zum Tod. Das war seit den 1960er-Jahren die vorherrschende Lehrmeinung, die schlichtweg falsch ist.

Es gibt zwei Arten von Fetten: gesättigte und ungesättigte. Gesättigte Fette, die bei Zimmertemperatur fest sind, kommen in Fleisch, Käse und Butter vor. Ungesättigte Fette sind bei Zimmertemperatur flüssig, und dazu zählen Öle wie Avocado-, Raps- und Olivenöl. Gesättigte Fette bewirken einen Anstieg des LDL-Cholesterins (Lipoprotein niedriger Dichte, das sogenannte schlechte Cholesterin), weshalb die Menschen früher Angst hatten, dass sie zu verstopften Arterien (Arteriosklerose) und letztlich zu Herzinsuffizienz führen. Aber eine Studie aus dem Jahr 2005, die 235 Frauen mit einer diagnostizierten Herzinsuffizienz über einen Zeitraum von drei Jahren verfolgte, stellte fest, dass kein Zusammenhang zwischen dem Konsum von Fett und der Zunahme von Arteriosklerose bestand. Bei den Frauen, die *besonders viele gesättigte Fette* aßen, konnte sogar ein Rückgang der Arteriosklerose festgestellt werden, der bei den Frauen, die sich fettärmer ernährten, nicht nachweisbar war.

Es gibt noch andere Studien, die zeigen, dass gesättigte Fette nicht schlecht sind. Eine japanische Studie von 2010 untersuchte 58 543 Männer und Frauen über einen Zeitraum von 14,1 Jahren und entdeckte, dass ein höherer Konsum von gesättigtem Fett half, die Testsubjekte vor Herzinfarkten und Schlaganfällen zu schützen. Uns werden schon seit Jahren die falschen Informationen zugespielt! Alle Arten von Fett – also auch gesättigte Fette – sind *gut* für Sie.

Wo kann man die besten Fettquellen finden? Ich empfehle, dass Sie aus den folgenden Kategorien ein möglichst großes Spektrum an Lebensmitteln auswählen:

- Fleisch: Rind, Schwein, Lamm, Wild oder Geflügel. Sie können auch den Fettrand beim Fleisch und die Hähnchenhaut essen. Versuchen Sie, das Fleisch von Weiderindern zu kaufen, weil es weniger Hormone enthält.
- Fisch und Meeresfrüchte: alle Sorten, vor allem Lachs, Makrele, Sardinen und Hering, weil sie reich an Omega-3-Fettsäuren sind
- Eier: Bereiten Sie sie nach Belieben zu.
- Fette zum Kochen: Kokosöl, Olivenöl, Butter, Ghee (geklärte Butter, die in der exotischen Küche Verwendung findet), Avocadoöl und Rindertalg sind gesunde Optionen.
- Milchprodukte: Milchprodukte mit hohem Fettanteil, Joghurt und unverarbeitete Käsesorten
- Nüsse: Macadamia, Pinienkerne, Paranüsse, Walnüsse und Mandeln. Meiden Sie Erdnüsse und Cashews.
- Obst: Oliven und Avocados. Essen Sie maximal einmal am Tag Beerenobst.

Ketose und Fasten

Ketose ist ein Zustand, in dem der Körper mit der Glukoseverbrennung aufhört und mit der Fettverbrennung anfängt. Sie ist ein völlig normaler Stoffwechselvorgang, der nach etwa 24 Stunden Fasten eintritt. Ketone können die Blut-Hirn-Schranke überwinden und das Gehirn mit einem Großteil der Energie versorgen, die es benötigt. Ketone werden von keinem anderen Körperorgan oder den Muskeln verwendet, sind für das Gehirn während des Fastens jedoch essenziell.

Es herrscht einige Verwirrung zwischen Ketose und Fettadaption, die ich nachfolgend gerne klären möchte. Fettadaption ist ein Vorgang, der nach mindestens vier Wochen Ketose eintritt. Sie stellt das Ende der Übergangsphase zu einer kohlenhydratarmen Ernährung dar. Während der Fettadaption hat sich Ihr Körper darauf eingestellt, nur Fett zu verbrennen. Sie haben keinen Heißhunger auf Kohlenhydrate mehr und neigen dazu, schneller satt zu sein und satt zu bleiben. Wenn Sie Kohlenhydrate essen, bewirken diese keinen so starken Anstieg des Blutzuckerspiegels mehr, der außerdem schneller auf ein normales Niveau zurückkehrt. Vielleicht merken Sie gar nicht einmal, dass Sie bereits fettadaptiert sind.

Andere Überlegungen zur Ernährung

Die Mahlzeiten, die man sich während des Fastens in den Essensfenstern zuführt, sollten ausgewogen sein. Man sollte sie nicht mit einer Extraportion Fett garnieren und glauben, dass diese Ergänzung keine Rolle spielt. Geben Sie auf Ihr Schweineschnitzel also keine zusätzliche Butter, weil Sie denken, dass Fett gesund ist. Ja, das Fett im Schweinefleisch ist gut, ebenso auch das Fett in der Butter, aber es ist *nicht nötig*, seinen Körper mit zusätzlichen Fettquellen zu versorgen. Ihr Körper wird nicht mehr Fett verbrennen, nur weil es da ist.

Gemüse sollte auch ein Bestandteil Ihrer Mahlzeiten sein. Essen Sie reichlich Gemüse, und achten Sie auf eine große Vielfalt. Gemüse, das über der Erde wächst, darunter Blumenkohl, Brokkoli, Blattkohl, Rosenkohl, Grünkohl, Pak Choi, Spinat, Spargel, Zucchini, Auberginen, Pilze, Gurken, Zwiebeln, Paprika und grünes Blattgemüse (einschließlich Salat) sind reich an Vitaminen und Mineralstoffen, die Ihr Körper braucht. Sie sind darüber hinaus sehr kohlenhydratarm. Essen Sie außerdem Avocados und Oliven – die reich an gesunden Fetten sind –, aber genehmigen Sie sich höchstens einmal täglich Beerenobst, wenn Sie Appetit darauf haben.

Halten Sie sich von verarbeitetem Zucker und verarbeiteten Nahrungsmitteln fern. Ich kann es nicht oft genug wiederholen: Süßigkeiten, Kekse, Chips oder Limonade sind tabu. Wenn Sie auf einem Produktetikett sehen, dass sich der Inhalt aus Dutzenden von Zutaten zusammensetzt, sollten Sie die Finger davon lassen. Verwenden Sie so oft wie möglich vollwertige, naturbelassene Nahrungsmittel, und trinken Sie viel Wasser, wenn Sie Durst haben. Wir verwechseln Hunger oft mit Durst, deshalb sollten Sie immer eine Flasche Wasser griffbereit haben; wenn Sie gut hydriert sind, werden Sie seltener von Heißhungeranfällen überrascht.

KAPITEL 6
Bereiten Sie sich darauf vor, Ihre Einstellung zum Essen zu verändern

Eve Mayer

Als ich auf die Pecanstücke biss, breitete sich der Geschmack warmer, karamellisierter Zuckerstücke wie eine wohlige Decke über meine Zunge aus. Ich verdrehte meine Augen vor Wonne, die nur durch viele Geschenke unter dem Weihnachtsbaum hätte übertroffen werden können.

Ich war sieben Jahre alt und ich leckte den Löffel aus dem Topf ab, in dem meine Mutter ihre Pralinen zubereitet hatte.

Es gibt eine Pralinensorte, die eine Spezialität aus Louisiana ist und aus Zucker, Kondensmilch, Butter, Pecannüssen und weiteren, geheimen Zutaten besteht. Man rührt diesen süßen Nektar der Cajun-Götter in einem gusseisernen Topf an, bis er eine bestimmte Temperatur erreicht und einen Duft verströmt, der die wildesten Fantasien übersteigt, die Sie vielleicht über Süßigkeiten hegen. Die Pralinen meiner Mutter waren so gut, dass sie sogar eine kleine Süßwarenmanufaktur gründete, und wenn meine Eltern abends nach der Arbeit nach Hause kamen und ich meine Hausaufgaben erledigt hatte, saßen wir gemeinsam am Esstisch, um die Pralinen für den Verkauf einzutüten, zu beschrifteten und versandfertig zu machen.

Diese gemeinsam verbrachten Abende – in denen ich die abgebrochenen Pralinenstücke naschte, die vom Tisch gefallen waren, waren für mich ein Sinnbild für Familie und Zusammenhalt. Essen diente für mich nicht dazu, meinen Körper mit Energie zu versorgen, sondern es war pures Vergnügen und kostbare Zeit, die ich mit den Menschen verbrachte, die mir alles auf der Welt bedeuteten. Für mich war Essen emotional besetzt; es war eine freudige Erinnerung an schöne Zeiten und ein bittersüßer Trost, als meine Mutter krank wurde – und diese tiefen Überzeugungen machten mich dick. Als ich mit dem Fasten anfing, musste ich mich von ihnen verabschieden, und deshalb beschloss ich, meine Einstellung zum Essen zu überdenken.

Nahrung ist eine Energiequelle

Wenn man seine Einstellung zum Essen verändern will, sollte man in einem ersten Schritt damit anfangen, Nahrung als potenzielle Energiequelle zu betrachten. Punkt. Essen kann (und sollte!) schmackhaft sein, und auch wenn es keinen Grund gab, warum Tante Rose ihre Köstlichkeiten – gefüllte Eier, libanesisches Kibbeh und Braten – *nicht* zu jedem Familienfest mitbringen sollte, half mir die Gleichsetzung von Essen mit Liebe nicht weiter. Jedes köstliche Pralinenstückchen machte eine Familienunterhaltung *nicht* besser, und jeder Bissen in meinem Mund war keine Respektsbekundung an die Köchin. Als ich mit dem Fasten anfing, musste ich ganz bewusst und aktiv damit anfangen, Essen als Energie zu betrachten und als nichts anderes, wodurch ich es von den Werten und Assoziationen trennte, mit denen ich es immer gleichgesetzt hatte.

Ich musste mir auch – immer wieder – sagen, dass ich schon viel Energie in Form von gespeichertem Fett hatte und dass mir das Fasten helfen würde, es zu verbrennen.

***

Was bedeutet Essen für Sie?

Für viele von uns ist Essen eine Form der Belohnung. In meiner Familie gab es bei positiven Ereignissen immer etwas zu essen – eine Eins in der Schulaufgabe, ein guter Lauf im Softballspiel, ein Solo in der Band, selbst schönes Wetter war ein Anlass. Essen war mein allgegenwärtiger, treuer Gefährte, der mir beim Feiern half und meine Freude steigerte, wenn das Leben gut lief.

Essen war kein sehr wählerischer Freund. Es war auch da, wenn ich Probleme hatte, zum Beispiel als mein Vater und ich im Nationalen Gesundheitsinstitut in Bethesda, Maryland, saßen und er mich schief anlächelte, umarmte und die Tränen wegblinzelte, als er erklärte, dass man gerade Tests mit meiner Mutter machte, um herauszufinden, warum sie so krank war. Wir aßen an jenem Tag in der Krankenhaus-Cafeteria zu Mittag, und ich aß einen sehr leckeren und saftigen Cheeseburger, der sehr üppig mit Provolone belegt war. Dieser Burger wischte alle Gefühle meines achtjährigen Ichs fort und schützte mich vor meiner größten Angst.

Für viele, denen es so geht wie mir, ist Essen in Zeiten der Langeweile oder Einsamkeit da, es ist ein Freund oder eine Ablenkung, der die vielen Löcher in meinem Herzen oder meinem Tagesablauf stopfte. Als ich fürs Studium aufs College ging, erkannte ich, dass ich nicht in jeder Arbeitsgruppe mitmachen wollte, so wie damals in der Highschool. Ich war es leid, mich immer an meine Grenzen zu treiben. Ich wollte einfach nur faul sein, und Essen war mein treuer Gefährte. Ich aß, um mich zu beschäftigen – damit ich körperlich und geistig etwas zu tun hatte – und ich aß entweder allein oder mit Studienfreunden. Innerhalb von zwei Semestern nahm ich knapp 23 Kilogramm zu. Mit 22 Jahren und über 100 Kilogramm Körpergewicht war es sehr schwer, einen Freund zu finden. Ich hatte ein schwaches Selbstbewusstsein, und weil ich glaubte, dass sich niemand sonst für mich interessieren würde, fing ich an, mit Männern auszugehen, die mir nicht guttaten. Wenn eine solche Beziehung schließlich in die Brüche ging, war das Essen zur Stelle, und es gab keinen Schmerz, der nicht durch einen Cupcake gestillt werden konnte. Als Erwachsene war ich dann schließlich bei Konfektionsgröße 52 und einem Körpergewicht von 135 Kilogramm gelandet.

Essen ist gewiss kein Feind, aber man sollte es auch nicht als besten Freund, Trost, Belohnung oder Ablenkung betrachten. Wie findet man heraus, welche Einstellung man wirklich zum Essen hat? Eine Möglichkeit ist, sich an eine Zeit zu erinnern, in der man extrem über die Stränge geschlagen hat. War es bei der Hochzeit Ihrer besten Freundin, als Sie so glücklich waren, dass sie drei Stücke Torte aßen? Oder nach der Beerdigung Ihrer geliebten Großmutter, als der Krabbendip am Büffet das Einzige war, das zwischen Ihnen und Ihrer Verzweiflung stand? Oder vielleicht sind die Anlässe viel alltäglicher, beispielsweise wenn Sie auf der Arbeit am Schreibtisch sitzen und sich ablenken wollen, weil Sie eine geistige Auszeit von einem Projekt brauchen, das Sie unter Stress setzt. Vielleicht geht es Ihnen auch wie mir und es gab es so viele Augenblicke, in denen Essen eine große emotionale Stütze war, dass Sie sich schon gar nicht mehr an alle erinnern können – oder vielleicht ist die Erinnerung einfach nur zu schmerzhaft. Ich erleichtere Ihnen diese Aufgabe:

Greifen Sie am nächsten Sonntag zu einem Notizbuch und markieren Sie sieben Seiten, auf die Sie jeweils die Wochentage (Montag bis Sonntag) schreiben. Am folgenden Tag – also Montag – halten Sie alles fest, was Sie an jenem Tag gegessen und getrunken haben, also Frühstück, Mittag und Abendessen sowie alle Zwischenmahlzeiten. Schreiben Sie *alles* auf. Schreiben Sie gleich nach jeder Mahlzeit oder jedem Snack auf, wie Sie sich beim Essen oder Trinken fühlten und was Sie dazu bewegte. Schreiben Sie Ihre Emotionen oder innere Verfassung auf – und ja, hierzu zählt auch die offensichtlichste Gefühlsregung: Hunger. Weil Sie Ihre Notizen unmittelbar nach dem Essen machen sollen, ist es ratsam, ein kleines Notizbuch zu verwenden, das problemlos in Ihre Tasche passt. Ihr Smartphone geht natürlich auch! Widerstehen Sie der Versuchung, sich am nächsten Tag den Vortag oder die letzten Tage anzusehen. Bleiben Sie ehrlich – verändern Sie nichts!

Am Ende der Woche tragen Sie alle Emotionen auf einer Liste ein. Redigieren Sie den Inhalt bei Bedarf, es kann also aus »Ich aß drei Schokokekse, weil ich unkonzentriert und unproduktiv war. War danach aufgedreht« zum Beispiel »Geistig träge. Antriebslos. Kurzer, aber schnell nachlassender Energieschub« werden. Wenn Sie mit dem Fasten anfangen, können Sie diese Gefühle identifizieren und überlegen, in welchem Bezug sie zum Essen stehen, damit der Akt der Nahrungsaufnahme nicht mehr emotional besetzt ist.

Was fühlt sich gut an?

Es ist zwar wichtig, die richtigen gesunden Nahrungsmittel zu wählen, die man während des Fastens isst, aber es ist auch entscheidend, auf die Signale zu hören, die Ihnen Ihr Körper sendet: Welche Nahrungsmittel führen zu einem angenehmen Sättigungsgefühl und mehr Energie, und welche Nahrungsmittel bewirken geistige Trägheit und verlangsamen Ihre Verdauung? Ich habe festgestellt, dass es mir hilft, auf meinem Smartphone Listen zu führen, die ich jederzeit ergänzen kann. Ich habe eine Liste mit Nahrungsmitteln, deren Verzehr mir guttut, und eine andere Liste mit Speisen und Zutaten, die das Gegenteil bewirken. Je mehr Sie diese Liste erweitern, umso schneller werden Sie wiederkehrende Muster erkennen, und Sie können Einkaufslisten erstellen, die nur Nahrungsmittel enthalten, die Sie gut vertragen.

Nachdem Sie diese beiden Listen etwa einen Monat geführt haben, sollten Sie einen Blick darauf werfen. Behalten Sie die Liste mit Nahrungsmitteln, die Ihnen nicht guttun, und geben Sie ihr eine neue Überschrift wie: »Lohnt es sich?« Sie können diese Dinge später wieder kosten, um zu sehen, ob sich etwas an Ihrem Appetit oder Ihrer körperlichen Reaktion verändert hat. Reis stand zum Beispiel auf meiner »Lohnt es sich?«-Liste, aber als ich vor Kurzem in Japan war, wollte ich unbedingt eine kleine Schale probieren, weil ich wissen wollte, ob der Reis in Japan wirklich so gut schmeckt, wie ich immer angenommen hatte. Ich beschloss, das Risiko einzugehen, mich danach nicht so gut zu fühlen. Zum Glück war der Reis sehr lecker, und er hatte keine negative Wirkung auf mich! Jetzt steht Reis hin und wieder auf meinem Speiseplan. Neulich aß ich aber Zuckerwatte, die früher zu meinen absoluten Leibspeisen zählte. Nachdem ich etwa ein Jahr lang keine Zuckerwatte (und insgesamt sehr wenig Zucker) gegessen hatte, erschrak ich, als ich feststellte, dass sie mir überhaupt nicht mehr schmeckte! Ich kann mich an Zeiten erinnern, als ich vier Portionen Zuckerwatte in einem Durchgang essen konnte, aber jetzt brachte ich nicht einmal mehr einen Bissen hinunter – weil ich es vollständig aus meinem Leben gestrichen hatte.

Meine Liste mit Nahrungsmitteln

Essen, das mir guttut:
Salat, Speck, Käse, Steak, Lachs, Avocado, Tomaten, Hackfleisch von Rindern aus Weidehaltung, Eier, Wurst, Huhn, Brokkoli, Himbeeren, Essiggurken, Thunfisch, Rippchen, Kohl, mit Stevia gesüßte dunkle Schokolade

Essen, das mir nicht guttut:
Eiscreme, Zuckerwatte, Kartoffeln, Brot, Bananen, Weizenmehl, Süßkartoffeln, Schlagsahne, Pfirsiche, mit Stevia gesüßter Key Lime Pie

Wenn auf Ihrer Liste nicht viele Nahrungsmittel stehen, die Sie wirklich gerne essen, ist es an der Zeit, Ihren kulinarischen Horizont zu erweitern. Sie sind nicht auf der Welt, um sich selbst zu kasteien. Essen sollte *immer* ein genussvolles Erlebnis sein.

Megan Ramos

Essen hat in allen Epochen und allen Kulturen eine wichtige Rolle bei feierlichen Anlässen gespielt. An Feiertagen findet das Festmahl zur Mittagszeit statt. An Geburtstagen feiert man mit Kuchen. Gartenpartys, Nachbarschaftsfeste … Essen unterstützt das Wir-Gefühl und den Zusammenhalt. Das ist auch völlig in Ordnung, und die gute Nachricht ist, dass Sie auf diese besonderen Gelegenheiten nicht verzichten müssen, wenn Sie fasten. Wenn wir aber nicht gelegentlich, sondern jeden Tag feiern oder Kuchen essen, bekommen wir ein Problem, weil wir in diesem Fall Essen nicht mehr einfach nur genießen, sondern süchtig danach werden.

Wenn aus Genuss Sucht wird

Der Grat zwischen Genuss und Sucht ist sehr schmal. Während die Menschen bereits in grauer Vorzeit Freude am Essen hatten, ist Esssucht ein beinahe vollständig modernes Problem.

Im Laufe der Evolution auf diesem Planeten entwickelten wir einen Geschmack für Nahrungsmittel, die nahrhaft sind, Energie spenden und uns sowohl kurzfristig als auch langfristig nähren. Wir haben auch gelernt, wie wir mit dem Essen *aufhören*. Wenn unsere steinzeitlichen Vorfahren zu dick geworden wären, hätten sie nicht überlebt. Sie wären nicht in der Lage gewesen, auf die Jagd zu gehen, und sie hätten nicht vor Raubtieren wie Löwen, Tigern und Bären fliehen können. Das Überleben unserer Spezies hing immer davon ab, dass wir genug und nicht zu viel aßen – dass wir nicht einfach nur deshalb etwas aßen, weil es verfügbar war.

Wenn es an der Zeit ist, mit dem Essen aufzuhören, aktiviert der menschliche Körper natürliche Sättigungsmechanismen. Gesunde, vollwertige Lebensmittel wie ein Rib-Eye-Steak sind schmackhaft und versorgen uns mit lang anhaltender Energie und vielen Nährstoffen für die Fettspeicherung. Aber könnten Sie ein 1,5-Kilo-Steak auf einmal essen? Ausgeschlossen! Wenn man satt ist, kann man nichts mehr essen. Das Protein und Fett in einem großen Steak aktivieren diese natürlichen Sättigungssignale, die uns davon abhalten, zu viel zu essen. Selbst natursüßes Obst löst im Körper Sättigungsmechanismen aus, die es uns erschweren, eine Sucht danach zu entwickeln. Wann haben Sie das letzte Mal gehört, dass jemand apfelsüchtig war? Oder von Karotten einfach nicht genug bekam? *Niemals.*

Heutzutage fliehen nur noch wenige von uns vor Raubtieren oder gehen auf die Jagd, um zu überleben. Stattdessen schieben wir im Supermarkt unseren Einkaufswagen durch die Tiefkühlabteilung, oder wir sitzen mit einer Tüte Chips vor dem Fernseher. Verarbeitete Lebensmittel wie Limonade, Süßigkeiten, Chips, Kakaomilch und Weißbrot sind *überall*, und sie sind das, wovon wir als moderne Gesellschaft abhängig geworden sind.

Wenn Lebensmittelprodukte in Industriebetrieben maschinell verarbeitet werden, werden ihnen viele natürliche Nährstoffe entzogen, unter anderem Protein, Fett und Ballaststoffe. Dadurch werden die natürlichen Sättigungsmechanismen des Körpers ausgehebelt. Ohne Fett und Protein erfolgt keine Aktivierung der Sättigungshormone Peptid YY und Cholecystokinin, und deshalb können sie uns auch nicht signalisieren, dass wir satt sind. Ohne das Volumen, das die Ballaststoffe liefern, wissen die Dehnrezeptoren im Magen nicht, wie sie reagieren sollen. Alles, was übrig bleibt, sind raffinierte Kohlenhydrate (Glukose) und Zucker, die die Bauchspeicheldrüse dazu veranlassen, viel Insulin auszuschütten und den Zucker als Fett zu speichern. Ihr Blutzucker fällt drastisch ab, und Ihr Körper schreit nach mehr Zucker. Die Spirale dreht sich weiter.

Damit ein Nahrungsmittel Suchtpotenzial entwickelt, reicht es nicht aus, dass die natürlichen Sättigungsmechanismen umgangen werden; es muss auch Glücksgefühle auslösen. Unser Gehirn registriert jede Form von Lust auf ähnliche Weise, ob es sich nun um psychoaktive Drogen, Geld, Sex oder eine sättigende Mahlzeit handelt. Lust hat ein sehr charakteristisches Merkmal: die Freisetzung des Neurotransmitters Dopamin im Nucleus accumbens, einem Cluster aus Nervenzellen im unteren Vorderhirn. Dieser Bereich wird oft als Lustzentrum des Gehirns bezeichnet.

Harte Drogen wie Heroin verursachen einen besonders hohen Dopaminanstieg im Gehirn. Zucker bewirkt genau dasselbe. Der Hippocampus, der Teil des Gehirns, der für die Bildung neuer Erinnerungen zuständig ist, speichert diese intensiven Lustgefühle und bewirkt, dass man von Süßigkeiten, Keksen und Limonade fantasiert.

Unsere moderne Sucht nach verarbeiteten Lebensmitteln ist nicht per Zufall entstanden. Die Lebensmittelindustrie investiert Milliarden von Dollar in Forschung und Entwicklung, um die richtige Kombination aus Salz, Zucker, Fett und künstlichen Aromen zu finden, die ein Produkt unwiderstehlich machen. Dann mischen sie es im Labor zusammen und befördern es auf Fließbänder, um es perfekt verpackt in einen Supermarkt in Ihrer Nähe zu liefern.

Meine Klienten gestehen oft unter Tränen, dass sie lieber alkohol- oder drogenabhängig wären als esssüchtig. Warum? Weil ihre Freunde und Familie mehr Verständnis und Empathie für sie aufbringen würden. Wenn ein ehemaliger Alkoholiker sein suchtfreies Leben feiert, spendiert man ihm kein Bier. Wenn ein Drogenabhängiger eine depressive Episode hat, käme niemand auf die Idee, ihm mit einem Schuss Heroin Trost zu spenden. Aber was wird Zuckersüchtigen geraten? Mit Zucker zu feiern. Essen ist Ihr bester Freund, weil Sie sich damit gut fühlen.

Andere Klienten berichten, dass ihre Esssucht schwerer zu überwinden ist als andere Süchte, weil Essen *allgegenwärtig* ist. Ich arbeitete einmal mit einer 62-jährigen Frau zusammen, einer ehemaligen Drogenabhängigen und Alkoholikerin. Als sie in ihren Zwanzigern war, ließ sie sich zweimal in eine Entzugsklinik einweisen und hatte auch mit einer ambulanten Therapie Erfolg. Sie sagt, dass es für sie am schwersten war, von ihrer Zuckersucht loszukommen. Der Grund ist, dass in Cafés kein Heroin angeboten wird, direkt neben der Kasse aber Muffins und süße Teilchen stehen. Wenn sie in die Kirche geht, gibt es beim anschließenden Empfang kein Kokain, aber eine große Auswahl an Kuchen und Keksen. Sie kann ihre Mutter besuchen, ohne von ihr bedrängt zu werden, ein Glas Wein zu trinken, kann ihr aber nicht begreiflich machen, dass sie an Thanksgiving lieber keinen Kürbiskuchen essen will, weil der für sie ein Tod auf Raten ist. Alles das hat dazu geführt, dass sie 70 Kilogramm zunahm und Typ-2-Diabetikerin wurde, die ein Insulinpräparat nehmen musste.

Wegen ihrer langen Vorgeschichte der Suchterkrankungen verstand und erkannte sie, dass sie zucker- und esssüchtig war, und sie war entschlossen, von dieser Sucht loszukommen – für ihre Gesundheit, ihr Wohlbefinden und ihre Familie. Sie veränderte ihre Ernährungsgewohnheiten, aber als sie nachlässig wurde und unzähligen Heißhungeranfällen erlag, erkannte sie, dass sie niemals auch nur einen einzigen Kartoffelchip oder ein Stück Kuchen mehr essen konnte. Heute führt sie ein Leben ohne diese Suchtauslöser, und sie hat es geschafft, ihren Diabetes rückgängig zu machen und ihre 70 Kilogramm Übergewicht zu verlieren.

Warum es so wichtig ist, eine Esssucht zu überwinden

Ich hatte es in meiner beruflichen Laufbahn bereits mit Tausenden von Klienten zu tun, die ihre Gesundheit verbessern und abnehmen wollen. Viele erzählten mir, dass es ihnen unter anderem deshalb so schwerfällt, bessere Ernährungsentscheidungen zu treffen, weil Familienangehörige, Freunde und Kollegen sie dazu drängen, die Dinge zu essen, die sie gerade zu vermeiden versuchen, vor allem zuckerhaltige Speisen. Dann sagt der Ehepartner an ihrem Geburtstag so etwas wie: »Ich finde es wirklich schade, dass du nicht einmal ein winziges, kleines Stück von dem Kuchen probieren willst, den ich extra für dich gebacken habe.« Und jeder kennt einen Freund oder Verwandten, der etwas sagt wie: »Ach komm schon, es ist schließlich Weihnachten, da kannst du doch ein, zwei Plätzchen essen.« Ich verstehe dieses Problem, weil auch ich den Druck kenne, Dinge zu essen, nur um anderen einen Gefallen zu tun. Meine Mutter denkt, dass jeder Besuch, den ich ihr abstatte, ein Grund ist, um Pasta, Brot, Brezeln und Popcorn aufzutischen – alles Dinge, die ich zu meinen Suchtzeiten gerne gegessen habe.

Die meisten Menschen verstehen nicht, wie gefährlich die Sucht nach Zucker sein kann. Die Forschung hat immer wieder nachgewiesen, dass Zuckerkonsum mit Adipositas, Herzinsuffizienz, Diabetes, Krebs und vielen anderen chronischen Krankheiten in Zusammenhang steht. Trotzdem hat sich unser Gehirn daran gewöhnt, verarbeitete Produkte mit sofortiger Lustbefriedigung, Glücksgefühlen und Gruppenzugehörigkeit in Verbindung zu setzen. Der Gedanke, auf diese Dinge zu verzichten – selbst wenn man nur kurzzeitig fastet – scheint unerträglich.

Der Verzicht auf Zucker sagt vielleicht mehr über Sie selbst und Ihre Beziehungen aus als zehn Jahre Psychotherapie. Ich begriff das erst, als mir meine eigene Transformation gelungen war. Wenn ich ehrlich bin, war meine gesamte Kindheit von meiner Vorstellung geprägt, dass Essen eine Lustreaktion im Gehirn bewirkt. Wenn mein Vater früher als sonst nach Hause kam, war sein Gesicht normalerweise knallrot, weil er einen anstrengenden Arbeitstag hinter sich hatte, und er wirkte gereizt. Er ging uns Kindern in der ersten Stunde aus dem Weg, weil er seinen Ärger nicht an uns auslassen wollte. Meine Mutter bereitete still ein Glas Kakaomilch, einen Teller Nudeln und eine Tüte Chips vor, die sie ihm vorsetzte. Er pflegt sich daraufhin zu setzen und wortlos zu essen.

Als mein Vater den Teller mit den Kohlenhydraten aufgegessen hatte, die ihn entspannten, wollte er von uns wissen, was wir an dem Tag erlebt hatten. Als kleines Kind begriff ich schnell: Leckereien machen Papa froh. Raffiniertes, stark verarbeitetes Essen war ein Freund meiner Familie.

Die Top Ten der süchtig machenden Lebensmittel

2015 setzte sich eine Gruppe von Forschern daran, die am stärksten süchtig machenden Nahrungsmittel zu identifizieren und in eine Reihenfolge zu bringen. Sie interviewten 500 Testpersonen aller Altersklassen und baten sie aufzulisten, welche Produkte suchtähnliche Körper- und Verhaltensreaktionen auslösten. Es ist nicht überraschend, dass neun von zehn Punkten fast ausschließlich aus verarbeiteten Zutaten bestehen!

1. Pizza
2. Schokolade
3. Kartoffelchips
4. Kekse
5. Eiscreme
6. Pommes frites
7. Cheeseburger
8. zuckerhaltige Limonade
9. Kuchen
10. Käse

***

Wie man Esssucht und ungesunde Gewohnheiten überwindet

Eine Gewohnheit entsteht durch drei Dinge: Reiz, Verhalten und Belohnung. Ein Auslöser wie Stress löst ein Verhalten aus, das zu einer Belohnung führt – einem Gefühl der Entspannung oder Freude. Hier ein Beispiel: Vielleicht besuchen Sie Ihre Schwiegereltern nur höchst ungern, und deshalb halten Sie sich bei jedem Besuch bevorzugt in der Küche auf und essen dort süße oder herzhafte Snacks. Diese hoch verarbeiteten Lebensmittel aktivieren das Lustzentrum im Gehirn, das von einem Gefühl der Freude durchflutet wird, das stärker ist als der Stress, sich in dem Haus aufzuhalten, aus dem Sie am liebsten flüchten wollen. Das Verhalten (in diesem Fall Essen) ist der entscheidende Mittler zwischen Reiz und Belohnung. Wenn Sie dieses routinierte Verhalten weglassen – oder durch etwas anderes ersetzen –, können Sie die wahrgenommene Belohnung vermeiden.

Es gibt alle möglichen Reize. Es gibt positive Reize wie eine bevorstehende Hochzeit, der ersehnte Urlaub oder die Zusage für den Traumjob. Es gibt auch negative Reize wie beruflichen Stress, Trauer, Einsamkeit und Krankheit. Aber ganz gleich, um welchen Reiz es sich handelt, das Verhalten bleibt immer gleich: hoch verarbeitete und raffinierte Kohlenhydrate. Feiern wir – mit Eiscreme! Ich bin traurig – besorgen wir uns Eiscreme! Um unsere Gewohnheiten zu ändern, müssen wir unser Verhalten ändern. Die Belohnung – sich gut fühlen – erfordert nicht den Konsum hochverarbeiteter Kohlenhydrate oder Süßigkeiten.

Ich verbringe einen Großteil meiner Arbeitszeit damit, meinen Klienten Alternativen aufzuzeigen, um Entspannung und Freude zu erfahren – also eine *echte* Belohnung zu spüren –, ohne auf Essen zurückzugreifen. Wir verwenden zwei Strategien, um diesen Teufelskreis zu durchbrechen. Immer wenn wir Appetit auf etwas bekommen, ersetzen wir in einem ersten Schritt Zucker durch Fett. Das Fett signalisiert unserem Gehirn, dass wir satt und zufrieden sind und er deshalb unseren Appetit ausschalten kann. Im zweiten Schritt fasten wir. Fasten hilft auf ähnliche Weise, unsere Hormone zu regulieren, damit wir unseren Appetit wieder unter Kontrolle bekommen, aber es gibt uns auch Freiheit. Und Freiheit ist der wichtigste Vorteil des Fastens, von dem mir meine Klienten immer wieder berichten.

Ich arbeitete einmal mit einem 52-jährigen Manager namens Peter zusammen. Peter war italienischer Herkunft und lebte während seiner Ausbildung überwiegend bei seinen Eltern. Wenn er einen schlechten Tag hatte, tröstete seine Mutter ihn meist mit seiner Lieblingslasagne und Kuchen. Wenn er einen guten Tag hatte, tat sie dasselbe, diesmal allerdings als Ausdruck der Freude. Diese Situation ist typisch für die meisten meiner Klienten – und ihre Familien. Peters Anhaftung an Essen war keine Sucht, sondern eine tief verwurzelte Gewohnheit. Wir erarbeiteten Strategien, wie er seine Erfolge feiern und Stressmomente ohne ungesundes Essen bewältigen konnte, und nach etwa drei Monaten mit vielen Irrungen und Wirrungen hatten wir einen guten Plan entwickelt. Statt mit Kuchen und Pasta belohnte er sich mit einem leckeren Rib-Eye-Steak oder mit Speck und Spiegeleiern, die er in dem ausgelassenen Speckfett gebraten hatte. Er probierte Golf, Boxen, Meditation und Tai-Chi aus, bis er einige Aktivitäten fand, die eine beruhigende Wirkung auf ihn hatten. Statt sich mit Essen vollzustopfen, belohnte er sich mit einem neuen Golfschläger, um einen Erfolg zu feiern, oder er nahm sich die Zeit für ein Telefonat mit seiner Tochter, um ihr von seinem Erfolgserlebnis zu berichten.

Wenn ich einen stressigen Arbeitstag habe und faste, muss ich nichts zu Mittag essen. Stattdessen mache ich in meiner Mittagspause einen Spaziergang. Die Bewegung hilft mir, Stress abzubauen, mich zu entspannen und Energie zu tanken. Durch die Sonne bekomme ich außerdem eine Dosis Vitamin D, die ich nicht bekommen hätte, wenn ich im Pausenraum geblieben wäre. Nach dem Mittagessen kehre ich mit einem klaren Kopf zu meiner Arbeit zurück und fühle mich ausgeruht und energiegeladen, weil ich mir etwas Gutes getan habe, das einen positiven Einfluss auf mein körperliches und seelisches Wohlbefinden hat. Fasten gibt mir die Freiheit, Dinge für mich selbst zu tun und mit meinen Mitmenschen in Kontakt zu treten.

Andere Verhaltensweisen, mit denen Sie sich belohnen können

- sich eine Massage gönnen
- ein wohltuendes Bad mit Lavendelöl nehmen
- Sport treiben
- zur Maniküre oder Pediküre gehen
- ins Kino gehen
- sich mit einer Freundin oder einem Freund zum Kaffee verabreden
- eine Freundin oder einen Freund anrufen
- einen neuen Podcast anhören
- ein Buch lesen
- spazieren gehen oder Fahrrad fahren
- eine unangenehme Aufgabe erledigen, die man schon lange aufschiebt
- meditieren
- Dinge aufschreiben, für die man dankbar ist

Sie müssen nichts essen, um sich Ihrem Partner oder Ihrer Familie nahe zu fühlen, und Sie müssen keine Snacks naschen, um sich einer unangenehmen Aufgabe zu stellen. Mein Mann und ich gehen zum Beispiel wandern, spielen ein Brettspiel oder legen ein Puzzle, statt zu essen, wenn wir Zeit miteinander verbringen wollen. Denken Sie sich Ihre eigenen Strategien aus, mit denen Sie das Essen von Junkfood ersetzen können.

Vorbereitung ist der Schlüssel zum Erfolg. Ich bitte meine Klienten darum, ihre Reize und erwünschten Belohnungen aufzuschreiben, und dann denken wir uns eine Liste mit alternativen Verhaltensweisen aus, die nichts mit Essen zu tun haben. Sagen wir zum Beispiel, jemand sagt, sein Schlüsselreiz ist die Ankunft zu Hause nach einem anstrengenden Arbeitstag und dass seine Wunschbelohnung Essen ist. Als Alternative schlage ich der Person vor, das Haus zu verlassen und einen Spaziergang zu machen. Diese neue Belohnung ist der erste Meilenstein auf dem Weg zum Erfolg. Erstellen Sie eine eigene Liste mit Verhaltensweisen und bewahren Sie sie in Ihrer Geldbörse, Hand- oder Aktentasche auf. Kleben Sie sie an den Kühlschrank. Wichtig ist: Erfolg ist kein Zufall. Sie können erfolgreich sein, wenn Sie einen *Plan* haben.

Da Sie jetzt die Wissenschaft hinter dem Fasten kennen, über das Wissen verfügen, welche Nahrungsmittel Sie essen bzw. meiden sollten, und wie Sie Ihre Beziehung zum Essen neu definieren, ist es nun an der Zeit, die Ärmel hochzukrempeln und einen Angriffsplan zu entwerfen. *Es ist an der Zeit, mit dem Fasten anzufangen, denn: Weniger ist mehr!*

TEIL II

Vorbereitung auf das Fasten

KAPITEL 7
Auf die Plätze, fertig, los!

Eve Mayer

Sie stehen kurz davor, eine spannende Reise zu unternehmen. Vielleicht freuen Sie sich und können es kaum abwarten, endlich loszulegen und sich der Herausforderung zu stellen. Aber wenn es Ihnen wie den meisten von uns geht, die schon seit Jahren mit Gewichts- und Gesundheitsproblemen zu kämpfen haben, sind Sie vielleicht ein wenig nervös angesichts der Dinge, die vor Ihnen liegen.

Verzweiflung und Selbstzweifel sind meine treuesten Begleiter. Sie sitzen neben mir, sind für den Rest der Welt unsichtbar und flüstern mir entmutigende Dinge zu. Sie erinnern mich daran, dass ich als Erwachsene meist bei dem Versuch gescheitert bin, mich besser zu ernähren und gesünder zu werden. Sie spotten über meine Hoffnung und lachen mich aus, weil ich denke, dass diesmal alles anders laufen könnte. Selbstzweifel nagen an mir und fragen mich: *Warum sollte ich glauben, dass ich fasten kann, wenn ich es jahrzehntelang nicht geschafft habe, mich davon abzuhalten, Unmengen an Essen in mich hineinzustopfen?*

Es ist an der Zeit, diese Gedanken zum Schweigen zu bringen. Ganz gleich, wie viele kalorienreduzierte Diäten Sie in der Vergangenheit probiert haben … Sie können es schaffen. Bedenken Sie: Sie sind nicht das Problem. Sie haben in all den Jahren nur die falschen Informationen erhalten. Doch mit dem richtigen Wissen kann sich Ihr Körper selbst heilen. Das geht vielleicht sogar leichter, als Sie glauben, weil es gut möglich ist, dass

Ihr Körper und Geist gar nicht so angeschlagen sind, wie Sie denken. So wie ich entdecken vielleicht auch Sie, dass Sie unter all den Extrapfunden gesünder sind, als Sie annehmen. Deswegen schaffen es unzählige fastende Menschen, ihren Typ-2-Diabetes und Bluthochdruck zu besiegen und ihre Medikamente erstaunlich schnell abzusetzen. Mein Vater ist ein Musterbeispiel dafür.

Als mein Vater den Erfolg sah, den mein Mann und ich durch das Fasten erzielten, beschloss er, es selbst einmal damit auszuprobieren. Er reduzierte seinen Zuckerkonsum (obwohl meine Mutter mir sagte, dass er immer noch mindestens einmal in der Woche Eiscreme oder Kekse aß) und reduzierte seinen Konsum an Brot, Nudeln und Kartoffeln. Er fastete, indem er an den meisten Tagen das Frühstück ausfallen ließ und die Snacks reduzierte, die er zwischendurch zu naschen pflegte; so verlor er im ersten Monat 7 Kilogramm.

Nach etwa drei Wochen wurde meinem Vater so schwindlig, dass er beim Autofahren am Straßenrand halten musste. Er ging zum Arzt, berichtete von dem Schwindel und sagte, dass er gefastet hatte. Er erklärte dem Arzt, dass er abgenommen hatte und sich sein Blutdruck zwar gebessert hätte, er aber weiterhin sein Medikament nahm.

Der Arzt riet ihm, sofort mit dem Fasten aufzuhören, aber weiterhin gesunde, kleinere Portionen zu essen. Er nahm außerdem an, dass mein Vater vielleicht am Schwindelsyndrom litt, weshalb er ein anderes Medikament verordnete und meinem Vater eine Überweisung an einen Facharzt gab.

Meine Mutter machte sich Sorgen, hatte aber Zweifel an der Diagnose des Arztes. Sie konnte sich nicht vorstellen, dass ihr Mann plötzlich zum ersten Mal in seinem Leben Schwindelanfälle bekam. Sie hatte die Vermutung, dass das Fasten und die Ernährungsumstellung etwas damit zu tun hatten. Wie sich herausstellte, hatte sie recht. Weil mein Vater fastete und kaum noch Kohlenhydrate aß, war sein Blutdruck in drei Wochen *rapide* gesunken. Das heißt, dass er zu jener Zeit eine unnötig hohe Medikamentendosis nahm und ihm deswegen schwindlig geworden war. Mein Vater reduzierte die Dosis seines Blutdruckmedikaments und setzte seine neuen Ernährungs- und Fastengewohnheiten fort. Im Laufe der nächsten Woche verschwand der Schwindel, und er beschloss, den Termin beim Facharzt abzusagen. Auch seine Tabletten gegen den Schwindel blieben ungeöffnet im Medikamentenschrank.

Einige Wochen später, nachdem er seinen Blutdruck dreimal täglich geprüft und einige weitere Kilogramm abgenommen hatte, konnte er nicht nur sein Blutdruckmedikament absetzen, er wog auch zum ersten Mal seit zwanzig Jahren weniger als 105 Kilogramm. Wie gelang ihm dieses großartige, lebensverändernde Meisterstück? Er hatte von Anfang an ein großes Ziel. Mein Vater fährt für sein Leben gerne Ski, war aber schon seit Jahren wegen seines Bluthochdrucks und Übergewichts nicht mehr auf Skiern gestanden. Er nahm sich vor, wieder damit anzufangen, wenn er unter die 100-Kilogramm-Marke kommt. Und jetzt plant er seinen Skiurlaub!

Lügen, die wir alle übers Fasten gehört haben

- Fasten macht krank. Genau das Gegenteil ist der Fall! Fasten kann das Risiko von Herzinsuffizienz, Krebs, Typ-2-Diabetes und Bluthochdruck senken.
- Fasten lässt den Blutzucker stark abfallen. Ihr Körper leistet hervorragende Arbeit, den Blutzucker zu regulieren, deshalb ist das Risiko verschwindend gering, dass Ihr Körper eine negative hypoglykämische Reaktion entwickelt.
- Fasten verlangsamt den Stoffwechsel. Es gibt keine Studien, die belegen, dass Fasten den Stoffwechsel verlangsamt – selbst wenn man drei Tage nichts isst.
- Man wird vor Hunger sterben. Das ist meine »Lieblingslüge«! Haben Sie jemals eine Mahlzeit ausgelassen? Was ist passiert? Sie sind nicht tot umgefallen. Sonst würden Sie dieses Buch nicht lesen.

Sie setzen die Ziele

Wenn Sie außer Übung sind und sich schon lange keine Ziele mehr gesetzt haben, ist es an der Zeit, wieder damit anzufangen.

Viele Menschen haben kein Problem damit, anderen in ihrem Leben zu helfen und sie dabei zu unterstützen, ihre Ziele zu verwirklichen. Sie machen es sich zum Ziel, dass ihr Kind in der sechsten Klasse zu den Klassenbesten zählt oder dass ihr Partner am Jahresende eine Gehaltserhöhung bekommt. Wann steigerten wir uns so sehr in die Aufgabe hinein, anderen zu helfen, dass wir vergaßen, uns einen Moment zu nehmen und uns zu überlegen, was *wir* eigentlich wollen?

Jetzt sind *Sie* an der Reihe. Sie lesen dieses Buch, um zu entdecken, wie sich Ihr Körper, Geist und Leben verändern, wenn Sie mit dem Fasten anfangen. Fangen Sie an und entscheiden Sie, was Sie durch das Fasten gewinnen wollen. Es gibt keine falschen Vorhaben.

Als ich auf diese Reise ging, hatte ich nur ein Ziel. Ich wollte wieder sexy sein!

Bevor ich mit Mitte vierzig mit dem Fasten anfing, fühlte ich mich zuletzt als 18-Jährige in meinem Körper wohl. Es war allerhöchste Zeit, wieder in einen Bikini zu schlüpfen. War ich eitel? Spielt das eine Rolle? Ich tat es für mich, und meine Eitelkeit motivierte mich. Nach einigen Monaten wog ich 88 Kilogramm (ich hatte 14 Kilogramm abgenommen) und trug wieder einen Bikini. Ich fühlte mich in meiner Haut wohler als in den letzten 20 Jahren.

Ihr Ziel ist individuell an Ihre eigenen Bedürfnisse angepasst und für Ihren Erfolg ausschlaggebend. Um Ihr Ziel zu erreichen, werden Sie fasten und ein gewisses Maß an Stress ertragen müssen. Aber nichts, wofür es sich zu kämpfen lohnt, fällt Ihnen einfach so in den Schoß. Stellen Sie sich Ihre Fastenfähigkeiten wie einen Muskel vor, den Sie anspannen, entspannen und wachsen lassen müssen. An manchen Tagen wird es Ihnen leichtfallen, diesen Muskel zu aktivieren. An anderen Tagen wird es eine Herausforderung sein. Genau an solchen Tagen ist es besonders wichtig, sich auf Ihr Ziel zu besinnen. Wenn Sie einige anstrengende Tage hinter sich haben und sich bei der Frage ertappen, ob sich der ganze Aufwand lohnt, ist es Ihr Ziel, das Sie daran erinnern wird, warum Sie auf dieser Reise sind und dass Sie *jede* Mühe wert sind.

Ziele verändern sich

Im Laufe meiner Reise änderten sich meine Ziele. Als mir das Fasten zunehmend leichter fiel, eignete ich mir neue Techniken an, nahm noch mehr ab und fing an zu erkennen, dass es nicht mehr so beschwerlich war, mit meinem Mann und meiner elfjährigen Tochter mitzuhalten. Ich hatte jahrelang Probleme mit Allergien und bekam deswegen oft Atemwegsinfektionen und Bronchitis, die durch das Fasten plötzlich von selbst verschwanden. Ich musste nicht mehr ständig Medikamente für meine Atembeschwerden nehmen. Die Kopfschmerzen, die ich jeden zweiten Tag hatte, waren mit einem Mal weg. Meine Zähne wurden auch gesünder – sehr zum Erstaunen meines Zahnarztes.

Es fühlte sich sehr ungewohnt an, sich dermaßen besser zu fühlen und eine Anzeige auf der Waage zu sehen, die man zuletzt als Teenager erblickt hatte – und dabei hatte ich deutlich weniger Aufwand ins Abnehmen gesteckt als bei all meinen früheren Versuchen. Aber ich erkannte, dass ich etwas Großem auf der Spur war, und setzte mir deshalb ein herausfordernderes Ziel. Weil ich wusste, dass die Körperkomposition (der Anteil des Körperfetts im Verhältnis zu Muskulatur) genauso wichtig für die Gesundheit war wie das Körpergewicht, beschloss ich, meinen Körperfettanteil um 5 Prozent zu senken.

Dieser Weg kann manchmal steinig sein, und deshalb wollte ich ein ganz konkretes Ziel setzen, das mir half, motiviert zu bleiben. Wenn Sie möchten, können Sie sich auch zwei Ziele setzen, aber nicht mehr. Ich bin sicher, dass Sie viele Dinge erreichen wollen, aber wenn Sie die wichtigsten Ziele im Blick behalten, werden Sie mit größerer Wahrscheinlichkeit auf Kurs bleiben und sich nicht so leicht überfordert fühlen. Das Erstaunliche ist, dass Sie – sobald Sie einige kleine Ziele erreichen – feststellen werden, dass noch andere Hoffnungen keimen. Vielleicht war es Ihr Ziel, Ihren A1c-Spiegel von 7 (Diabetes) auf 6 Prozent (Prädiabetes) zu senken. Eine unerwartete Nebenwirkung könnte sein, dass die Taubheitsgefühle in den Zehen, die Sie immer gestört haben, plötzlich verschwinden. Oder dass Sie plötzlich in der Lage sind, ein Stockwerk Treppen zu steigen, ohne außer Atem zu geraten.

Ihre Ziele sollten klar, spezifisch und konkret sein. Ein diffuses Ziel wäre zum Beispiel »Ich möchte aktiver sein« (in welcher Form und wann?), während »Ich möchte an einem 5-Kilometer-Lauf in der Geher-Kategorie teilnehmen« ein klares Ziel wäre.

Typische Ziele, die viele vor dem Fasten haben

- Antidiabetika absetzen
- ein neues Kleid zum Klassentreffen tragen
- an einem Triathlon teilnehmen
- den Körperfettanteil reduzieren
- eine Hose ohne elastische Einsätze kaufen
- schwanger werden
- seltener krank werden
- Medikamente gegen Bluthochdruck absetzen
- High Heels tragen, die nicht in einer breiten Größe sind
- mit dem Hund 2 Kilometer spazieren gehen
- keine Migräne mehr bekommen
- auf der Arbeit konzentrierter sein
- mit den Enkelkindern spielen
- eine gewisse Anzahl von Kilogramm abnehmen

Sobald Sie Ihre Ziele kennen, sollten Sie diese dreimal notieren. Sie können Ihre Ziele auf einem Blatt Papier im obersten Fach Ihres Büroschreibtisches aufbewahren, sie zu Hause an den Badspiegel kleben, sie in Ihr Handy eintippen oder als Bildschirmschoner verwenden. Immer wenn Sie Ihre Liste sehen, lesen Sie sie dreimal laut und beginnen jedes Ziel mit den Worten: »Ich werde …« Sie können diese Worte auch in Gedanken durchgehen. So oft vertagen wir das, was wir uns vornehmen, auf »den nächsten Tag«, doch aus dem nächsten Tag werden allzu oft Monate und Jahre. Wenn Sie Ihre Ziele ständig vor Augen haben und täglich daran erinnert werden, wird Ihnen das dabei helfen, sie zu verwirklichen.

Megan Ramos

Es reicht nicht einfach aus, seine Ziele zu kennen, man muss auch einen Plan entwerfen, wie man sie erreicht, und diesen Plan dann auch in die Tat umsetzen. Was treibt uns dazu, aufzustehen, aktiv zu werden und unsere

Träume zu verwirklichen? Motivation. Sie ist die Kraft, die uns dazu bringt, in die Gänge zu kommen und uns aus unserer Stagnation zu lösen. Als Gesundheitspädagogin möchte ich Ihnen nun erklären, wie das geht.

Was motiviert Sie?

Es gibt zwei Arten von Motivation: intrinsische und extrinsische. Intrinsische Motivation heißt, dass das, was eine Person antreibt, aus ihr selbst kommt, und dass sich ihr Wunsch, eine spezifische Aufgabe auszuführen, mit ihrem Glaubenssystem deckt. Eves Wunsch, »sexy zu werden« und »sich sexy zu fühlen«, ist ein Beispiel für intrinsische Motivation. Andere Beispiele wären: sich besser zu fühlen, mehr Energie zu haben und das Risiko von Typ-2-Diabetes zu senken.

Bei der extrinsischen Motivation kommt der Reiz von außen, obwohl die Person immer noch von den Ergebnissen profitieren wird. Ein klassisches Beispiel für extrinsische Motivation ist Geld. In diesem Fall würde das vielleicht bedeuten, die Gesundheitskosten zu senken oder auf der Arbeit konzentrierter und effizienter zu sein, um befördert zu werden. Ziele und die Motivationen, die dahinterstehen, sind so relativ und dynamisch wie die Menschen, die sie setzen; deshalb spielt es keine Rolle, ob Ihr Ziel extrinsisch oder intrinsisch ist. Was zählt ist, dass Ihnen das Ziel viel bedeutet.

Als Pädagogin gehört es zu meinen Hauptanliegen, herauszufinden, was jeden meiner Klienten motiviert. Ist die Person es leid, sich immer abgeschlagen und müde zu fühlen? Fällt es ihr schwer, für die Kosten ihrer Medikamente aufzukommen? Oder will sie sich in ihrer Haut einfach wohler fühlen? Ich nehme mir viel Zeit, meine Klienten kennenzulernen und herauszufinden, wie sie ticken. Sobald ich das weiß, benutze ich dieses Wissen, um ihnen zu helfen, die für sie richtigen Strategien zu entwickeln, damit ihre Reise erfolgreich verläuft.

Manchmal habe ich es mit Klienten zu tun, deren Motivation sich nicht mit ihrem Lebensstil deckt. Eine Frau sagte mir zum Beispiel einmal, dass sie abnehmen will, um mehr Dinge mit ihrer Familie zu unternehmen. Zugleich sagte sie, dass sich ihre Zeit mit der Familie auf die Mahlzeiten beschränkte – die sie weglassen wollte. Ich arbeitete mit ihr daran, andere Anlässe und Gelegenheiten zu finden, wie sie Zeit mit ihrer Familie verbringen konnte, und nach einigen Monaten hatte sie ihre neuen Fastengewohnheiten verinnerlicht.

Wie Sie schlechte Gewohnheiten und schwere Zeiten überwinden

Unsere Motivation, abzunehmen, kann oft durch schlechte Gewohnheiten oder unvorhersehbare Ereignisse auf die Probe gestellt werden. Wenn das Leben in geregelten Bahnen läuft, können wir erfolgreich fasten und auf unseren Zuckerkonsum achten. Wenn es dagegen chaotisch ist, neigen wir dazu, in alte Ernährungsgewohnheiten zu verfallen.

Deswegen ist es für mich so wichtig, zu verstehen, was einen Klienten motiviert, sich zu verändern. Wenn eine Klientin ihre Gesundheit verbessern will, damit sie ihren Enkelkindern beim Aufwachsen zusehen kann, kann ich diese Motivation hervorragend nutzen, um ihr zu helfen, auf Kurs zu bleiben oder wieder auf Kurs zu kommen. Wenn sie berichtet, energiegeladen zu sein, wenn sie auf ihre Enkelkinder aufpasst, erinnere ich sie an ihre Motivation und helfe ihr dadurch, eine positive Assoziation zwischen dem Fasten (Verhalten) und ihrem Ziel (Belohnung) herzustellen.

Ich benutze zwei Hilfsmittel, um mich selbst zu motivieren. Das erste Motivationsmittel ist ein Foto von mir im Alter von 21 Jahren im Bikini, als ich mit meinen Freunden am Strand von Miami war. Ich trage dieses Bild immer bei mir, weil ich, so wie Eve, gut aussehen will – auch wenn ich sage, dass es mein Ziel ist, glücklich und gesund zu sein. Schäme ich mich deswegen? Überhaupt nicht! Ein weiterer ständiger Begleiter ist ein Ausdruck meiner Blutwerte mit der Diagnose Typ-2-Diabetes. Dieses Blatt jagt mir wahnsinnige Angst ein, und ich habe es im Laufe der letzten neun Jahre Dutzende Male benutzt, um mich davon abzuhalten, nach einem schlechten Tag eine große Pizza zu essen.

Einfache Methoden, sich selbst zu motivieren

- Gehen Sie online und lesen Sie Berichte von Leuten, die mit Fasten ihre Abnehm- und Gesundheitsziele erreicht haben.
- Hören Sie relevante Podcasts an und heben Sie sich die motivierendsten für einen Augenblick auf, in dem Sie eine besondere Aufmunterung brauchen.
- Lesen Sie Fastenbücher und schreiben Sie die wichtigsten Zitate auf ein Blatt Papier, um sich auch in Zukunft davon inspirieren zu lassen.
- Führen Sie eine Notiz mit sich, auf der Ihr Grund für das Fasten steht, damit Sie ihn nachlesen können, wenn Sie in Versuchung geraten, an einem stressigen Tag verfrüht das Fasten zu brechen.
- Bewahren Sie Ausdrucke von alten Bluttests auf, die Sie inspirieren, auf Kurs zu bleiben.

Wenn Sie Ihre Ziele aus dem Blick verlieren

Vor Jahren wurde bei mir ein sehr, sehr frühes Stadium von Gebärmutterhalskrebs diagnostiziert. Es musste ein kleiner Eingriff vorgenommen werden, und drei Monate später war der Spuk vorbei. Aber damals war die Bedrohung sehr greifbar und beängstigend. Wenn ich an einen Punkt komme, an dem meine üblichen Ziele keine ausreichende Motivation mehr bieten, erinnere ich mich an die Gefühle, die ich in dieser düsteren Zeit hatte, und denke daran, wie viele Formen von Krebs durch Übergewicht begünstigt werden.

Als ich meinen Klienten von dieser Strategie erzählte, war ich überrascht, wie viele von ihnen ebenfalls durch Angst motiviert werden. Vielleicht haben sie keine Angst vor einer Krebsdiagnose, aber womöglich beunruhigt sie eine erbliche Vorbelastung, die Diagnose Prädiabetes oder eine Krankenhausuntersuchung wegen der leichten Brustschmerzen, die sie hin und wieder plagen. Eine Frau namens Rose kam einmal zu uns, nachdem ihre Hüfte ihr große Probleme bereitet hatte. Rose war 49 Jahre alt, 1,60 Meter groß und wog knapp 82 Kilogramm. Ihr musste eine künstliche Hüfte eingesetzt werden, und während der langen, schmerzhaften Genesung nahm sie zu, bis sie eine Höchstmarke von 100 Kilogramm erreichte. Vier Monate nach der Operation machte Rose gerade einige Dehnübungen, als ihr Hüftgelenk aus der Pfanne sprang. Ein Facharzt konnte den Schaden richten, warnte sie aber, dass ihr harte Zeiten bevorstünden. »Warum?«, fragte sie. Er antwortete kurz und bündig: »Na ja, wegen Ihrer Körpergröße. Aber auch wegen Ihres Gewichts.«

Rose will, dass ihre Hüfte *nie* wieder Probleme macht, deshalb macht sie jetzt eine Keto-Diät und fastet 36 Stunden, also anderthalb Tage, so oft sie kann. Sie wiegt jetzt nur noch 72 Kilogramm und will noch weitere 8 bis 12 Kilogramm abnehmen. Am besten ist aber, dass sie keine Hüftprobleme mehr hat und ihr Orthopäde mit ihr zufrieden ist!

Eine weitere Strategie, die meinen Klienten hilft, wenn sie ihr Ziel aus dem Blick verlieren, ist Visualisierung. Sie können positive Ereignisse visualisieren, etwa, wie das Erreichen Ihrer Ziele in Wirklichkeit aussehen würde (zum Beispiel wie Sie konkret Ihre Freizeit mit Ihrer Familie aktiver gestalten oder wie Sie im Bikini am Strand liegen). Sie können sich auch negative Folgen ausmalen, beispielsweise wie Ihr Arzt Ihnen mitteilt, dass Sie Typ-2-Diabetes haben. Ob Sie sich nun erfreuliche oder beunruhigende Dinge vorstellen – Visualisierung wirkt sich auf alle Ihre Sinne und Emotionen aus und kann Ihnen helfen, Ihre Ziele fest im Blick zu behalten.

Wenn ich mir heute meine alten Blutwerte ansehe, betrachte ich nicht einfach nur die Zahlen, um mich zu motivieren. Ich versuche, mich daran zu erinnern, wie es sich *anfühlte*, als ich mit diesen Werten konfrontiert wurde. Welchen Gesichtsausdruck hatte meine Ärztin, als sie mir die schlechte Nachricht überbrachte? Wie fühlte es sich an, die Enttäuschung in ihrer Stimme zu hören? Mein Körper erinnert sich immer noch daran, wie es mir eiskalt den Rücken herunterlief und ich gegen die aufsteigenden Tränen ankämpfte. Das reicht für mich aus, um durchzuhalten und weiterzufasten, wenn ich versucht bin, eine Tüte Brezeln aufzureißen und mich darüber herzumachen.

Setzen Sie Prioritäten

Eines der größten Probleme, die ich mit meinen Klienten habe, ist, dass sie sich oft zu viele Ziele setzen und deswegen sofort mit einem Fastenprogramm loslegen wollen, obwohl sie sich noch nicht ausreichend darauf vorbereitet haben. So wollen sie 70 Kilogramm abnehmen, ihre Medikamente absetzen, ihren Typ-2-Diabetes rückgängig machen *und* die Alzheimer-Erkrankung abwenden, der so viele ihrer Familienangehörigen erlegen sind. Das sind wundervolle Ziele, aber man kann sie nicht auf einmal erreichen, ganz gleich, wie sehr man sich bemüht.

Ich helfe meinen Klienten, ihre Ziele zu priorisieren, indem ich ihnen zwei Fragen stelle: »Was wird Sie zuerst umbringen?« und »Wie stark ist Ihr Fastenmuskel?« Die meisten wissen, dass sie abnehmen müssen, um ihren Typ-2-Diabetes rückgängig zu machen, was wiederum dazu führen wird, dass die Anzahl der Medikamente sinkt, die sie täglich nehmen müssen. Wenn sie diese Gefahren nicht abwenden, steigt ihr Risiko, an einem stoffwechselbedingten Krebs und Alzheimer zu erkranken. Diabetes ist also die Krankheit, die sie zuerst töten wird und auf die sie sich deshalb zuerst konzentrieren müssen.

Aber diese hoch motivierten Klienten können und sollten beim ersten Mal nicht gleich 24 Stunden fasten. Viele von ihnen haben bislang höchstens zwölf Stunden gefastet (in der Regel deshalb, weil sie am Morgen nüchtern zur Blutabnahme erscheinen mussten), weshalb es nicht einfach sein wird, auf Anhieb 24 Stunden zu fasten. Wenn man Prioritäten hat, kann man seine Aufmerksamkeit bündeln, und das kann einer ungeduldigen Person helfen, sich langsam an das Fasten zu gewöhnen. Sie könnten zum Beispiel an zwei nicht aufeinanderfolgenden Tagen das Frühstück weglassen und dann die Frequenz schrittweise erhöhen.

Wie Eve fordere auch ich Sie dazu auf, eine Liste mit Zielen anzufertigen und sie der Wichtigkeit nach zu sortieren. Die erfolgreichsten Menschen konzentrieren sich nur auf eine Sache, und sie wissen, dass sie ins Straucheln geraten, wenn sie versuchen, zu viel auf einmal zu erreichen. Sie sollten bei Ihrer Gesundheit keine Risiken eingehen, üben Sie sich also in Geduld und Beharrlichkeit. Dann werden Sie Ihre Ziele *mit Sicherheit* erreichen.

KAPITEL 8
Bringen Sie Ihr Haus auf Vordermann und holen Sie Ihre Familie ins Boot

Eve Mayer

Sie haben Ihr Ziel fest im Blick und wissen, welche Nahrungsmittel Ihnen Energie spenden und welche Ihnen schaden. Wie können Sie sich selbst die besten Erfolgschancen geben? Manche Antworten finden Sie in Ihren eigenen vier Wänden.

Hausputz

Es ist an der Zeit, die Bereiche, in denen Sie sich aufhalten, unter die Lupe zu nehmen und einer Grundreinigung zu unterziehen. Werfen Sie einen Blick in Ihren Kühlschrank, Ihre Küchenregale, Ihr Auto oder Ihren Büroschreibtisch – untersuchen Sie jeden Ort, an dem Sie mehr als eine Stunde in der Woche verbringen. Entledigen Sie sich aller zuckerhaltigen und verarbeiteten Produkte, die Sie *nicht* mehr regelmäßig essen wollen – jene verführerischen, heimtückischen kleinen Dinge, die so leicht zu essen sind, dass sie wie von Zauberhand in Ihrem Mund landen, bevor Sie es überhaupt merken.

Fangen Sie in der Küche an. Identifizieren Sie alle Nahrungsmittel, auf die Sie künftig verzichten wollen, und werden Sie sie in den nächsten

24 Stunden los. Spenden Sie einen Teil der noch brauchbaren Nahrungsmittel an gemeinnützige Organisationen, und verschenken Sie den Rest an Familienmitglieder oder Freunde. Vielleicht werden Sie das als Sakrileg empfinden, aber wenn Sie das Essen in den nächsten 24 Stunden nicht verschenken können, sollten Sie es wegwerfen. Warum? Je länger das Essen, das Sie als für sich schädlich identifiziert haben, in Ihrem Haus bleibt, umso größer ist die Wahrscheinlichkeit, dass es in Ihrem Mund landet, und Sie werden Ihre Ziele auf den nächsten Tag, die nächste Woche, den nächsten Monat verschieben.

Nachdem Sie in Ihrer Küche und Speisekammer aufgeräumt haben, müssen Sie den Vorgang in den anderen Räumen wiederholen. Sehen Sie die Schale mit den Süßigkeiten, die im Wohnzimmer steht? Weg damit. Ersetzen Sie sie durch Blumen oder einen Dekorationsartikel, der Ihnen Freude bereitet. Dann ist es an der Zeit, andere Bereiche in Augenschein zu nehmen: Ihren Geldbeutel, Ihren Rucksack, den Keller, Ihr Auto und Ihre Garage. Entsorgen Sie alles, was Sie sich für schlechte Zeiten aufgehoben haben. Sie denken sich vielleicht: *Ich verzichte zwar weitestgehend auf Eiscreme, aber ich habe trotzdem noch vor, hin und wieder ein Eis zu essen. Warum sollte ich die Packung wegwerfen, wenn sie ganz tief in meiner Gefriertruhe liegt?* Ihr Ziel ist es, das Essen, das Sie nur gelegentlich essen wollen, schwerer zugänglich zu machen. Es ist deutlich einfacher, fünf Minuten im Keller nach einem Eis zu suchen, als fünfzehn Minuten zur nächsten Eisdiele zu fahren, um sich eine Eistüte zu kaufen. Der Extraaufwand zwingt Sie dazu, in sich zu gehen und herauszufinden, ob Sie das Eis *wirklich* brauchen.

Mit anderen leben und arbeiten

Wenn Sie mit Personen zusammenleben, die andere Essgewohnheiten haben als Sie, werden Sie deren Essen wahrscheinlich nicht entsorgen können. Es gibt aber einige Methoden, wie Sie sich das Leben ein wenig leichter machen können. Trennen Sie Ihr Essen vom Essen der anderen – im Kühlschrank, im Vorratsschrank, an anderen Orten – damit klar ist, wem was gehört. Wenn Sie die Gelegenheit haben, das Essen der nicht fastenden Familienangehörigen oder Mitbewohner mit Folie abzudecken oder in Plastikdosen aufzubewahren – tun Sie das. Aus den Augen, aus dem Sinn!

Sorgen Sie dafür, dass Ihr Essen vorne und in der Mitte steht. Bewahren Sie das Gemüse im Kühlschrank in einer dekorativen Schale oder auf Tellern auf, die Sie optisch ansprechen. Organisieren Sie Ihre Nahrungsmittel in der Speisekammer oder im Vorratsschrank und bewahren Sie alle gesunden Dinge gut sichtbar in Glasbehältern auf. Beschriften Sie alle Dosen mit Ihrem Namen, und wenn Sie es sehr genau nehmen, können Sie ein Whiteboard in der Küche aufstellen oder Ihr Smartphone benutzen, um für die nächsten Tage oder die nächste Woche einen Mahlzeitenplan zu erstellen.

Werfen wir nun einen Blick auf Ihren Arbeitsplatz. Wenn Sie von zu Hause arbeiten, wissen Sie schon, was Sie zu tun haben: Öffnen Sie alle Schreibtischschubladen, und verschenken Sie Chips, Müsli- und Schokoriegel. Entfernen Sie jede Form von Essen aus Ihrem Arbeitszimmer. Wenn Sie einen externen Arbeitsplatz haben, sollten Sie dort im Pausenraum zum Kühlschrank gehen und alle Ihre alten Lebensmittel wegwerfen, die Sie noch nicht nach Hause gebracht haben. Wiederholen Sie dieses Vorgehen überall dort, wo Sie Essen für sich aufbewahren. Nehmen Sie sich immer eine Tüte Brezeln aus dem Pausenraum, wenn Sie auf dem Weg zur Toilette sind? Meiden Sie den Pausenraum, sofern es möglich ist; vielleicht gibt es noch einen anderen Weg zu den Toiletten. Im nächsten Abschnitt werde ich erklären, warum es so wichtig ist, keine Snacks mehr zu essen, und ich werde Ihnen auch erklären, wie das geht, aber im Augenblick ist es wichtig zu wissen, dass Sie nur dann erfolgreich fasten können, wenn Sie den Weg für neue Gewohnheiten frei machen.

Spannen Sie Ihre Familie ein

Wenn Sie Single sind oder allein leben und keine Rücksicht auf Mitbewohner, Kinder oder einen Partner nehmen müssen: Herzlichen Glückwunsch, Sie können diesen Schritt überspringen!

Ich erinnere mich noch an jene seligen Tage als ungebundene, kinderlose Frau, als ich mich in der Mitte meines Bettes breitmachen konnte, an den Wochenenden bis zehn Uhr ausschlafen konnte und die Fernsehfernbedienung mit niemandem teilen musste. Aber dann passierte so einiges. Ehe, die Geburt meiner Tochter, Scheidung, eine neue Liebe, eine zweite Ehe und zu guter Letzt ein Welpe. Viele von uns leben mit einem Ehepartner, Lebensgefährten, Elternteil, Kind bzw. Kindern oder einer Kombination von Mitbewohnern, mit denen wir unser Leben und unseren Alltag teilen.

Die Menschen, mit denen Sie Ihr Zuhause teilen, werden fast immer auf viele Ihrer Lebensbereiche Auswirkungen haben und können großen Einfluss auf Ihre Essgewohnheiten nehmen. Da Sie beschlossen haben, Ihre Ernährung umzustellen, ist es wichtig, diesen Leuten Ihren Plan zu kommunizieren, sie um Unterstützung zu bitten und ihnen in manchen Fällen sogar vorzuschlagen, Sie auf dieser Reise zu begleiten.

Es ist möglich, dass Ihr Partner schon einige Verhaltensweisen hat, die Sie gerne übernehmen würden. Vielleicht isst er gesunde Dinge, verzichtet auf Snacks oder praktiziert bereits intermittierendes Fasten. In diesem Fall werden Sie wahrscheinlich auf Wohlwollen stoßen, wenn Sie ankündigen, dass Sie Ihre Ernährungsgewohnheiten verändern wollen.

Manche Familien leben zwar unter einem Dach, essen aber selten zusammen, weil ihr beruflicher oder schulischer Alltag oder andere Termine gemeinsame Mahlzeiten nahezu unmöglich machen. Wenn es Ihnen so geht, besteht für Sie keine große Notwendigkeit, die anderen ins Boot zu holen. Aber wenn Sie mindestens eine Mahlzeit am Tag gemeinsam essen, müssen Sie die anderen darüber informieren. Auch wenn es Ihre Entscheidung ist, zu fasten – und Sie jedes Recht dazu haben –, können unterschiedliche Meinungen oder Unstimmigkeiten aufkommen, sodass es am besten ist, sich darauf vorzubereiten.

Die wichtigste Bezugsperson in einem Mehrpersonenhaushalt ist normalerweise der Partner bzw. die Partnerin, deshalb ist es wahrscheinlich am besten, Ihre neuen Essenspläne zuerst mit ihm oder ihr zu besprechen. Sie müssen hierfür keinen dramatischen Monolog halten. Am Anfang testen Sie das Fasten nur aus, deswegen müssen Sie nicht verkünden, ab sofort für den Rest Ihres Lebens an jedem zweiten Tag zu fasten. Tasten Sie sich lieber vorsichtig heran, so wie beim Fasten selbst. Sagen Sie Ihrem Partner, welches Ziel Sie verfolgen, wie Sie es erreichen wollen und welche Unterstützung Sie von ihm oder ihr erwarten. Hier zwei Beispiele:

Frank, ich möchte meinen Blutzuckerspiegel auf ein normales Niveau senken, und deswegen werde ich zwischen den Mahlzeiten weniger Snacks essen. Deshalb will ich weniger Snacks im Super-

markt kaufen. Sag mir bitte Bescheid, wenn ich dir bestimmte Sachen mitbringen soll.

Susi, ich versuche abzunehmen, deswegen werde ich jetzt unter der Woche nicht mehr frühstücken. Ich möchte trotzdem noch gerne morgens mit dir Kaffee trinken, aber ich werde mich danach gleich für die Arbeit bereit machen. Bitte nimm es mir nicht übel, wenn ich eine Weile unter der Woche aufs Frühstück verzichte.

Vielleicht wird sich Ihr Partner für Sie freuen und Ihnen Mut zusprechen. Vielleicht wird er seine Meinung äußern oder mehr wissen wollen. Hören Sie sich die Bedenken Ihres Partners an, nehmen Sie sie sehr ernst, und beantworten Sie sie so gut wie möglich. Wenn Ihr Partner eine Frage über das Essen oder Fasten stellt, die Sie nicht beantworten können, sollten Sie sagen, dass Sie sich im Moment nicht sicher sind, sich aber in Kürze um die Informationen bemühen werden. Gehen Sie dann der Frage nach, und teilen Sie Ihrem Partner mit, was Sie herausgefunden haben. Unsere Website www.FastingLane.com ist ein hilfreicher und informativer Ausgangspunkt mit Blogs, Artikeln und einem Podcast. Vielleicht werden Sie immer wieder Nachforschungen anstellen müssen! Ich faste jetzt schon seit beinahe zwei Jahren und lerne immer noch täglich neue Dinge hinzu.

Es ist verständlich, dass sich ein liebender Partner Sorgen macht. Ich kann mir nicht vorstellen, wie ich vor einigen Jahren reagiert hätte, wenn mir mein Partner gesagt hätte, dass er ab sofort Mahlzeiten ausfallen lassen will. Ich hätte mir über seinen Geisteszustand und seine Gesundheit Sorgen gemacht und ihn gewarnt, dass sein Stoffwechsel erlahmen wird (was nicht der Fall sein wird!). Wenn Ihr Partner Fragen stellt, nachhakt und selbst recherchiert, so wie ich es getan hätte, sollten Sie sich nicht ärgern. Hören Sie sich seine Fragen an, und freuen Sie sich, dass jemand aufrichtig um Sie besorgt ist. Benutzen Sie dies als Gelegenheit, um zu lernen und die Antworten zu finden, die Sie selbst noch nicht kennen.

Als Nächstes sollten Sie darüber nachdenken, wie sich diese Veränderungen auf Ihren Partner auswirken werden, und diese Bedenken ansprechen. Vielleicht sind Sie in der Familie fürs Kochen zuständig, wollen jetzt aber an einigen Abenden das Abendessen ausfallen lassen. Es ist normal, dass sich Ihr Partner Gedanken darüber macht, wie sich diese Neuerung auf den Rest der Familie auswirken wird. Versuchen Sie, diese Bedenken zu antizipieren, sprechen Sie sie an, bevor Sie gefragt werden, und erarbeiten Sie einige kreative Lösungen, die für alle Beteiligten hilfreich sind. Hier ein Beispiel:

> *Ich werde eine Zeit lang dienstags das Abendessen ausfallen lassen. Deshalb werde ich montags mehr kochen, damit für Dienstag genug da ist. Könntest du dienstags mit den Kindern bitte allein zu Abend essen, während ich in der Zeit mit dem Hund eine Runde joggen gehe?*

Ich vermute stark, dass Ihr Partner Fragen stellt, besorgt ist, mit einigen Ihrer Methoden vielleicht nicht einverstanden ist, neugierig ist und vielleicht sogar Kritik an den Veränderungen äußert, die Sie vorschlagen. Sie können natürlich auch Glück haben und Ihr Partner schließt sich Ihnen an. Das würde Ihnen Ihr Leben sicher erleichtern, aber wenn er kein Interesse daran hat, können Sie einen Anreiz schaffen, indem Sie ihn von Ihren neuen, gesünderen Mahlzeiten kosten lassen. Laden Sie ihn dazu ein, mit Ihnen ins Fitnessstudio zu gehen oder das Frühstück ausfallen zu lassen. Ihr Partner hat das Recht, Ihr Angebot abzulehnen, und es ist wichtig, diese Entscheidung zu respektieren. Ich verstehe, wie frustrierend das sein kann, wenn man mit jemandem zusammenlebt, der Übergewicht hat oder wegen seines Übergewichts krank ist. Sie denken sich vielleicht: *Die Lösung ist direkt vor deiner Nase!* Aber wir können niemandem, auch unserem Partner, keine Entscheidung aufzwingen, die er nicht selbst getroffen hat.

Sie verdienen auch Zuspruch von Ihrem Partner, wenn Sie die Veränderungen vornehmen. Es ist in Ordnung, dass er Ihnen Fragen stellt und Ihr Tun hinterfragt, aber es ist nicht in Ordnung, wenn er Ihrer Entwicklung im Weg steht. Wenn Ihr Partner Sie in diesem Prozess nicht unterstützt, empfehle ich Ihnen, Ihre Bedürfnisse sehr klar zu kommunizieren. Sie könnten etwas sagen wie: *Ich mache diese Veränderungen, um meine Gesundheit zu verbessern. Deine Liebe und dein Zuspruch wären eine große Hilfe.*

In der Übergangsphase ist es wichtig, Geduld mit den Menschen zu haben, die uns umgeben. Wir haben die Entscheidung getroffen, etwas zu verändern, nicht sie. Wir sind oft schnell dabei, unseren Partner zu kritisieren, und ich habe festgestellt, dass das oft daran liegt, weil wir uns selbst gewohnheitsmäßig kritisch betrachten. Die Versuchung ist groß, genauso streng mit unserem Partner umzugehen wie mit uns selbst. Gehen Sie also wohlwollend mit Ihren Lieben um, und Sie werden vielleicht sogar feststellen, dass es einfacher wird, sich selbst mit Wohlwollen zu begegnen.

Megan Ramos

Viele Paare beschließen, gemeinsam zu fasten, was vorteilhaft sein kann, wenn beide Parteien sich an ihren Plan halten, zwischendurch nicht zu naschen und sich gegenseitig eine moralische Stütze zu sein. Wenn Sie jedoch in einer Beziehung sind und tatsächlich beschließen, regelmäßig gemeinsam zu fasten, müssen Sie sie sich der Tatsache bewusst sein, dass sich das Muster, mit dem Sie abnehmen, vielleicht unterscheiden wird.

Geschlechtsspezifische Unterschiede beim Fasten

Die meisten Frauen, mit denen ich zusammenarbeite, haben schon alle möglichen Diäten ausprobiert. Ob Jenny Craig, Weight Watchers oder die x-te Detox-Saftkur – fast alle Abnehmpläne haben eine Gemeinsamkeit: Sie konzentrieren sich darauf, die Kalorienzufuhr zu verringern und den Kalorienverbrauch zu erhöhen. Diese Frauen werden nicht nur durch ihr ständiges Scheitern demoralisiert, sie haben auch einen sehr niedrigen Grundumsatz. Ständiges Diäthalten hat ihren Stoffwechsel zerstört.

Bei Männern, die zum ersten Mal zu mir kommen, ist so ziemlich das Gegenteil der Fall. Diese Männer haben vielleicht 10, 20 oder auch 30 Kilogramm Übergewicht, aber sie haben noch nicht viele Diäterfahrungen. Sie haben ihre Gewichtszunahme entweder ignoriert oder schöngeredet, deshalb haben sie sich im Gegensatz zu ihren Freundinnen oder Ehefrauen nicht besonders darum bemüht, die Extrapfunde loszuwerden, und ihr Stoffwechsel ist noch aktiv.

Frauen sind hormonell komplexer beschaffen als Männer, weshalb es etwas knifflig sein kann, den Hormonhaushalt ins Lot zu bekommen bzw. im Lot zu halten – ein Prozess, der durch das Fasten angeregt wird. Wenn man zum Hormonhaushalt noch die völlig andere Stoffwechselaktivität hinzuzählt, wird man feststellen, dass Männer und Frauen, die gemeinsam fasten, unterschiedlich schnell abnehmen.

Jason und ich haben bei Männern und Frauen, die mit dem Fasten anfangen, folgendes Muster beobachtet:

- Woche 1: In den ersten 36 Stunden Fasten können Männer damit rechnen, etwa 227 Gramm Körperfett zu verlieren. Frauen verlieren lediglich die Hälfte, also etwa 113 Gramm.
- Wochen 2–4: Männer verlieren an Tagen ohne Nahrungszufuhr (also bei einer Fastendauer von 36 Stunden) etwa 454 Gramm Körperfett.
- Wochen 4–6: Der Stoffwechsel der Frauen zieht mit dem der Männer gleich, und sie fangen an, ebenfalls etwa 454 Gramm Körperfett pro vollem Fastentag zu verlieren. Bei Männern flacht die Kurve ab, und sie verlieren bei einer Fastendauer von 36 Stunden etwa 227 Gramm Körperfett.
- Woche 7 und danach: Sowohl Männer als auch Frauen verlieren bei einer Fastendauer von 36 Stunden etwa 227 Gramm Körperfett.

Normalerweise verlieren Männer bei einer Fastendauer von 24 Stunden mehr Körpergewicht, während Frauen einen halben Tag länger fasten müssen (also 36 Stunden), um denselben Gewichtsverlust zu erzielen. Das kann für Frauen frustrierend sein, aber wenn Sie Ihre Erwartungen als Paar steuern und wissen, dass jeder von Ihnen das Ziel anders erreichen wird, können Sie negative Gefühle vermeiden. Obwohl Männer und Frauen in unterschiedlichem Tempo Gewicht verlieren, stellen Paare oft fest, dass es deutlich einfacher ist, gemeinsam abzunehmen und zu fasten, als Alleingänge zu unternehmen. Denken Sie nur daran, sich zu informieren und Ihre Bedürfnisse klar zu kommunizieren.

Jason Fung

Es gibt viele hormonelle Veränderungen, die während des Fastens auftreten, doch eine Veränderung wirkt sich in der Regel stärker auf Frauen aus als auf Männer. Ich meine damit den Anstieg von Somatropin, dem humanen Wachstumsfaktor.

In nüchternem Zustand erzeugt der Körper mehr Somatropin, Noradrenalin und Cortisol. Diese drei Hormone sind sogenannte gegenregulatorische Hormone, die den Blutzucker ansteigen lassen, wenn keine Glukose aus der Nahrung verfügbar ist. Das Hormon Somatropin, das in der Hypophyse gebildet und im Schlaf ausgeschüttet wird, ist in der Kindheit für ein gesundes Wachstum entscheidend, hilft aber auch Erwachsenen, Muskel- und Knochenmasse zu erhalten. Wenn ein Erwachsener nicht genug Somatropin hat, kann er mehr Körperfett entwickeln und Knochen- und Muskelmasse verlieren.

Beim Fasten nimmt die Somatropin-Ausschüttung *massiv* zu. Laut einer Studie aus dem Jahr 1988 kann eine zweitägige Fastenkur den Körper dazu anregen, die fünffache Menge an Somatropin auszuschütten! Das ist für Männer *und* Frauen sehr vorteilhaft, weil ein starker, schlanker und robuster Körper für die Gesundheit besser ist als eine schlanke Physis, die durch eine schwache Muskulatur und ein schwaches Skelett bedingt ist. Ein Kilogramm Muskeln ist dichter als ein Kilogramm Fett, deshalb sind viele Frauen entsetzt, wenn sie sich nach dem Fasten auf die Waage stellen und bemerken, dass die Hose zwar besser sitzt, sie aber kein Gramm abgenommen haben.

Ich habe festgestellt, dass sich Männer weniger Gedanken darüber machen. Sie steigen normalerweise nicht oft auf die Waage und denken nicht so viel über ihr Gewicht nach. Bei Frauen ist das anders; sie neigen eher dazu, enttäuscht zu sein, wenn die Waage nicht die Zahl anzeigt, die sie sich wünschen.

Deshalb sage ich allen Leserinnen dieses Buchs: Machen Sie sich keine Sorgen. Wie Megan erklärte, neigen Frauen dazu, mit der Zeit etwa in derselben Geschwindigkeit abzunehmen wie Männer. Dank Somatropin sind stärkere, robustere Muskeln und Knochenmasse das i-Tüpfelchen, das Ihnen nicht nur zu einem schlankeren, sondern auch zu einem gesünderen Körper verhilft.

KAPITEL 9
Sexualität, Schwangerschaft und Fasten

Megan Ramos

Wenn körperliche Grundfunktionen wie Verdauung, Gewichtszunahme, Fettspeicherung, Fettverbrennung, Muskelwachstum und Knochenmasse teilweise durch Hormone gesteuert werden, was ist dann mit *den anderen* Hormonen? Sie wissen schon, welche ich meine: die Hormone, die in Wallung geraten, wenn Sie mit jemandem zusammen sind, zu dem Sie sich hingezogen fühlen, und die Sie dazu bewegen, Kinder in die Welt zu setzen. Sollten Sie sich darauf einstellen, sich von Ihrem Sexualleben oder Ihrem Herzenswunsch, schwanger zu werden, zu verabschieden, wenn Sie mit dem Fasten anfangen? Ganz und gar nicht. Wenn überhaupt, sollten Sie sich auf eine gesteigerte Libido einstellen. Und auch wenn wir nicht empfehlen, während der Schwangerschaft zu fasten, kann es Ihnen helfen, schwanger zu werden.

***

Fasten und Sexualhormone

Manche Frauen machen sich Sorgen, dass sie durch das Fasten weniger Energie haben und ihr Sexualtrieb abnimmt. Oft ist aber genau das Gegenteil der Fall. Weil das Fasten dabei hilft, alle Hormone zu regulieren, stellen

Frauen oft einen gesteigerten Sexualtrieb fest. Fasten kann auch die Absonderung von Vaginalsekret *erhöhen*, was zu einem intensiveren und als besonders lustvoll empfundenen Geschlechtsverkehr beitragen kann.

Erwarten Sie aber nicht, dass diese Veränderungen über Nacht eintreten. Die positiven Nebenwirkungen auf die Sexualität treten normalerweise im Laufe der ersten drei Monate konsequenten Fastens ein – einerlei ob Sie nun jeden Tag das Frühstück ausfallen lassen oder zweimal in der Woche 36 Stunden fasten. Wichtig ist, dass Sie konsequent bleiben: Regelmäßiges Fasten hilft, den Hormonhaushalt zu stabilisieren, und wenn man inkonsequent ist, kann er durcheinandergeraten.

Es gibt einige Frauen, bei denen während des Fastens der Sexualtrieb nachlässt, aber das ist eher selten der Fall und kann normalerweise auf eine zu geringe Zufuhr an Nahrungsfetten (aus natürlichen Quellen wie Avocados, Olivenöl, Kokosöl und fettreichem Fisch) oder Salz an den Essenstagen zurückgeführt werden, was zu einem Nährstoffmangel führt. Normalerweise kehrt der Sexualtrieb wieder zurück oder steigt, sobald der Salzhaushalt wiederhergestellt ist; das kann aber – abhängig von der Compliance und individuellen Physiologie der Frau – vier bis sechs Wochen dauern.

Die Salzzufuhr ist für jede Person sehr individuell, deshalb empfehle ich Ihnen, die Mahlzeiten an den Essenstagen ganz nach Ihrem Geschmack zu salzen. An den Fastentagen können Sie zuckerfreien Gurkensaft trinken, Ihr Wasser leicht salzen oder eine Prise Salz auf die Zunge geben und mit Wasser nachspülen. Verwenden Sie die Methode, mit der Sie am besten zurechtkommen. Sie benötigen im Durchschnitt ein bis drei Teelöffel Salz pro Tag, aber wenn sie gesundheitliche Probleme und zum Beispiel Bluthochdruck haben, kann es sein, dass Sie vollständig auf Salz verzichten müssen. Sprechen Sie sich immer mit Ihrem Arzt ab. Wenn Sie merken, dass Ihre Salzzufuhr keine Auswirkung auf Ihre Libido hat, nehmen Sie offensichtlich die für Sie richtige Menge ein.

Jason Fung

Es gibt praktisch überhaupt keine Studien über die Beziehung von Sexualhormonen und Fasten, deshalb können Megan, Eve und ich nur aus eigenen persönlichen Erfahrungen und unserer langjährigen Arbeit mit Patienten und Klienten sprechen.

Ein schöner Nebeneffekt des Fastens kann eine Schwangerschaft sein, die zuvor wegen einer Krankheit wie PCOS unmöglich war. Ein hoher Insulinspiegel erhöht die Produktion von Testosteron in den Eierstöcken, was wiederum zu einem anormalen Wachstum multipler Zysten führt. Weil durch Fasten der Insulinspiegel sinkt, kann dieser Zustand unter Umständen rückgängig gemacht werden.

Jennifer – die an PCOS litt und die Sie in der Einleitung dieses Buches kennengelernt haben – bewies, dass Fasten helfen kann, PCOS zu lindern und schwanger zu werden. Wenn mich eine Patientin also fragt, ob sie fasten darf, obwohl sie schwanger werden will, ist meine Antwort immer ein klares Ja.

Weil Fasten beim Abnehmen hilft, kann es auch helfen, einige ungewollte Komplikationen zu verhindern, die in der Schwangerschaft auftreten können, zum Beispiel Schwangerschaftsdiabetes und Bluthochdruck. Doch abgesehen davon ist es für eine fastende Frau, die schwanger werden will, wichtig, ihren Zyklus im Auge zu behalten und mit dem Fasten aufzuhören, sobald sie weiß, dass sie tatsächlich schwanger ist. Schwangerschaft ist eine Zeit des Wachstums, und Fasten schränkt die Nährstoffzufuhr ein, die für dieses Wachstum so wichtig ist. Fasten kann sich auch negativ auf die Muttermilch auswirken, deswegen raten wir auch stillenden Müttern vom Fasten ab. Es ist aber völlig in Ordnung, in dieser Zeit ein bestimmtes Essensfenster einzuhalten, was bedeutet, dass man seine drei Hauptmahlzeiten innerhalb von acht Stunden zu sich nimmt und zwischendurch auf Snacks verzichtet.

Eve Mayer

Sie fragen sich vielleicht, was ein Kapitel über Sexualität in einem Buch übers Fasten verloren hat? Mir ist klar, dass dieses Thema nicht jeden Leser ansprechen wird, aber Fakt ist, dass Dr. Fung und Megan diese Frage oft gestellt wird, und auch meine Freundinnen, die sich fürs Fasten interessieren, fragen mich das oft. Sie wollen wissen, ob sie überhaupt genug Energie für Sex haben werden. Sie fragen sich, ob sie Kopfschmerzen bekämen, durch die sie das Interesse – oder einfach die Lust – an der schönsten Nebensache der Welt verlieren. Und sie wollen wissen, ob Fasten dazu führt, dass sie emotionaler werden oder häufiger mit ihrem Partner streiten.

Ich habe das große Glück, in einer festen Partnerschaft mit einem Mann zu sein, der auf mich eine sehr starke Anziehung ausübt. Ich dachte, dass ich durch das Fasten übellaunig, gereizt und nicht an Sex interessiert wäre. Da lag ich ganz schön falsch! Fasten verleiht mir mehr Energie. Als ich zum ersten Mal mehrere Tage am Stück fastete, hatte ich so viel Energie, dass ich oft gar nicht einschlafen konnte. Hmm, was macht man wohl, wenn man um ein Uhr nachts mit seinem Ehemann im Bett liegt? Lassen Sie Ihrer Fantasie freien Lauf.

Kinderwunsch, von Freundin zu Freundin

Wenn ich damals gewusst hätte, was ich jetzt weiß, hätte ich auf jeden Fall gefastet, als ich schwanger werden wollte. Vor 15 Jahren wog ich 135 Kilogramm, war prädiabetisch, bekam jeden Monat eine Erkältung und litt an PCOS. Ich wusste, dass ich meinen Körper in eine bessere Verfassung bringen musste, um eine gesunde Schwangerschaft zu haben, und deshalb ging ich zu Ärzten, um eine Lösung für mein Übergewicht zu finden. Ich hatte schon jede Diät, jedes Work-out und jede Psychotherapie ausprobiert – mit lausigen Ergebnissen. Ich wurde einfach nur dicker und kranker.

Weil ich ein Kind wollte, hörte ich auf die Empfehlung eines Arztes und entschloss mich zu einer operativen Magenverkleinerung. Ich entschied mich für ein Magenband, mit dem ich ziemlich viel abnahm. Aber trotz eines Gewichtsverlusts von über 30 Kilogramm war ich immer noch prädiabetisch, oft krank, und litt immer noch an PCOS, weshalb ich einen Reproduktionsmediziner aufsuchen musste, um schwanger zu werden.

Ich kann aus eigener Erfahrung mit absoluter Gewissheit sagen, dass ich mir das Magenband erspart und gleich mit dem Fasten angefangen hätte, wenn ich gewusst hätte, was in beiden Fällen passiert. Durch das Fasten habe ich jetzt im Alter von 45 Jahren weder Prädiabetes noch PCOS. Ich bin mit 45 wesentlich gesünder als damals mit 30, als ich noch neunmal am Tag aß.

Ich lese jede Woche im Internet Geschichten von Frauen, die durchs Fasten nicht nur ihre Gesundheit, sondern auch ihre Fruchtbarkeit verbesserten. Natürlich ist Fasten kein Allheilmittel, und Unfruchtbarkeit ist ein komplexes Thema, das bei jeder Frau andere Ursachen haben kann. Es ist eine Strategie, die nicht immer in Erwägung gezogen wird – aber schon vielen Frauen geholfen hat.

KAPITEL 10
Die Zusammenarbeit mit Ihrem Arzt

Eve Mayer

Vor über 24 Jahren folgte ich dem Rat der Ärzte, um meine Gewichtsprobleme endlich in den Griff zu bekommen. Sie sagten mir, was ich essen und was ich nicht essen soll. Ich versuchte, ihre Vorgaben möglichst genau einzuhalten, und probierte alles Mögliche: Hypnose, Psychotherapie, eine Reha für zwanghafte Esser, ärztlich überwachte Abnehmprogramme, kalorienreduzierte Diäten, tägliche Spaziergänge, Hormongaben, Diätpillen und drei Magenoperationen. Am Anfang nahm ich immer ab. Aber ich war ständig hungrig, gestresst und unzufrieden. Ich nahm das Gewicht immer wieder zu und legte oft sogar noch einige Pfunde darauf.

Jahrzehntelang litt ich an Atembeschwerden, die ich etwa jeden zweiten Monat bekam. Ich hatte oft Bronchitis und auch einige Male eine Lungenentzündung. Ich hatte Prädiabetes, das medikamentös behandelt werden musste. Ich hatte außerdem das Polyzystische Ovar-Syndrom und konnte ohne Magenverkleinerungen und die Hilfe eines Reproduktionsmediziners nicht schwanger werden. Ich nahm oft Antibiotika und Steroide. Ich hatte fast jeden zweiten Tag Kopfschmerzen. Mein Zahnarzt konnte nicht verstehen, warum meine Zähne scheinbar faulten, obwohl ich regelmäßig zu Kontrolluntersuchungen ging und meine Zähne gut pflegte. Deswegen nahm ich an, dass ich einfach krank war und ein schlechtes Immunsystem hatte.

Dann ging es mir besser. Und zwar genau ab dem Moment, in dem ich aufhörte, auf den Rat meiner Ärzte zu hören.

Halten wir einmal kurz inne und denken über das nach, was ich gerade geschrieben habe. Ich weiß, dass Sie die Hilfe anderer brauchen, wenn Sie Ihre Gesundheit verbessern wollen. Ihr Arzt kann eine Vertrauensperson sein, vor allem wenn Sie krank sind und regelmäßig Medikamente einnehmen oder zu Kontrolluntersuchungen gehen müssen. Es ist aber völlig in Ordnung, die Ernährungsempfehlungen Ihres Arztes zu hinterfragen. Und es ist noch *viel besser*, auf Ihr Bauchgefühl zu hören.

Tatsächlich ist es nämlich so, dass sich viele Ärzte nicht besonders gut mit dem Thema Ernährung auskennen. Während des Medizinstudiums und der anschließenden Arztausbildung haben sie nur wenig über Ernährung gelernt – was Ihnen Jason Fung bestätigen wird. Warum würden Sie Ihre Entscheidungen darüber, was Sie essen bzw. nicht essen, in die Hände einer Person legen, die nicht viel mehr darüber weiß als Sie?

Wenn man es sich genauer überlegt, ist es doch so: Sie haben Ihren Arzt nicht um Erlaubnis gefragt oder ihn um seine Meinung gebeten, als Sie schlechte Ernährungsentscheidungen trafen. Haben Sie Ihren Arzt angerufen, als Sie das zweite Kuchenstück essen wollten? Haben Sie Ihren Arzt um Erlaubnis gefragt, als Sie zwischen den Mahlzeiten einen Snack essen wollten, im Café eine heiße Schokolade mit Schlagsahne bestellten, auf der Arbeit einen zweiten Donut aßen, am Drive-in-Schalter Ihre Bestellung aufgaben, aus einem normalen ein großes Sparmenü machten oder an jenem Tag eine vierte Mahlzeit aßen?

Nein. Mit großer Wahrscheinlichkeit nicht.

Wenn Sie sich keine ärztliche Erlaubnis für eine zusätzliche Mahlzeit eingeholt haben, ist es nicht wirklich einleuchtend, warum Sie ihn jetzt fragen sollten, ob Sie eine Mahlzeit ausfallen lassen dürfen. Sofern Sie nicht die strikte medizinische Anweisung haben, nicht zu fasten, gibt es keinen Grund dafür.

Falls Sie doch beschließen sollten, mit Ihrem Arzt zu reden, sollten Sie sich darauf einstellen, dass er Ihnen sagen wird, dass Fasten gerade ein Modetrend ist, der schnell wieder vergehen wird. Meine Antwort darauf ist: Wenn Fasten ein Trend ist, dann hält er sich schon ziemlich lange, weil schon seit *Jahrtausenden* gefastet wird. Sie sollten damit rechnen, dass Ihr Arzt Ihnen dazu raten wird, mit dem Fasten aufzuhören und stattdessen Ihre Kalorienzufuhr zu reduzieren. Wie gut hat dieser Ansatz bisher funktioniert? Überhaupt nicht. Warum hören Sie also nicht zuerst damit auf, zwischen den drei Hauptmahlzeiten Snacks zu essen, und prüfen dann, wie es Ihnen geht? Lassen Sie anschließend eine Mahlzeit ausfallen, um zu sehen, wie Sie mit diesem Verzicht zurechtkommen und ob Sie ihn künftig regelmäßig üben könnten. Wenn es Ihnen wichtig ist und Sie unbedingt den Rat Ihres Arztes einholen wollen, sollten Sie einen Termin für ein Behandlungsgespräch vereinbaren. Aber ich empfehle Ihnen, nur dann zum Arzt zu gehen, wenn er Ihnen konkrete und wichtige Informationen geben kann, die sich direkt auf Ihre Gesundheit beziehen.

Wann sollte *ich also zum Arzt gehen?*

Es gibt einige gute Gründe, einen Arzt aufzusuchen, wenn Sie Ihre Ernährungsgewohnheiten verändern und regelmäßig fasten wollen. Hierzu zählen:

- Sie wollen eine medizinische Dokumentierung Ihres Gewichts und jemanden, der Sie in die Pflicht nimmt, damit Sie die Zügel nicht schleifen lassen.
- Sie haben Diabetes, Bluthochdruck oder eine andere Krankheit, die im Blick behalten werden muss, während Sie fasten.
- Sie nehmen Medikamente, die eingestellt werden müssen, weil Sie sie zu den Mahlzeiten einnehmen, oder Sie haben abgenommen und müssen Ihre Medikamentendosis an das neue, niedrigere Gewicht anpassen.

Bei Ihrem Termin sollten Sie genau wissen, warum Sie ihn ausgemacht haben, sagen, welche Maßnahmen Sie ergriffen haben, welche Ergebnisse Sie bisher erzielt haben und was Ihre Frage ist. Zum Beispiel:

> »Dr. Garzos, ich esse seit zwei Wochen drei statt fünf Mahlzeiten am Tag. Ich habe 2 Kilogramm abgenommen und mein Blutzuckerspiegel hat sich auch schon etwas gebessert. Woher weiß ich, wann ich meine Metformin-Dosis verringern soll?«
>
> Sehen Sie? Das war doch einfach!

Ich bin kein Arzt. Ich bin jemand, der 20 Jahre lang erfolglos versucht hat abzunehmen, bis ich endlich Erfolg hatte und meinem Leid ein Ende setzen konnte, nachdem ich meinem Bauchgefühl und meinem eigenen Ratschlag gefolgt bin. Ich kann nicht mit Sicherheit sagen, ob Fasten für Sie die Lösung ist, weil nur *Sie selbst* den für Sie richtigen Weg finden können. Ich glaube allerdings, dass ein sehr guter Grund besteht, dass Sie das Fasten ausprobieren sollten, wenn Ihre anderen Versuche bisher erfolglos waren. Und ich denke, dass eine sehr hohe Wahrscheinlichkeit besteht, dass Sie diesmal erfolgreich sein werden.

Jason Fung

Es gibt bestimmte Dinge, die Ärzte gut können. Medikamente verordnen? Ja. Operationen vornehmen? Ja. Ernährungsberatung und Abnehmen? So wie Eve schon gesagt hat, leider nein. Sie sind vielleicht ein wenig verblüfft, dieses Geständnis zu hören, noch dazu von einem Facharzt wie mir. Aber es hängt alles von der Ausbildung des Arztes und seinem Kompetenzkreis ab.

Die medizinische Ausbildung dauert über zehn Jahre, und leider wird dabei der Ernährung oder der genauso heiklen Frage, wie man abnimmt, kaum Aufmerksamkeit geschenkt. Im Medizinstudium gibt es zwar eine vorgeschriebene Anzahl von Stunden, in denen man sich mit dem Thema Ernährungswissenschaft befassen muss, aber der Umfang des Lernstoffs hängt von der Universität ab, an der man studiert. Nach der Vorklinik dauert das Medizinstudium in der Regel weitere vier Jahre, in denen man in zehn bis 20 Stunden etwas über das Abnehmen lernt, und dabei erfährt man in etwa so viel wie in der letzten Ausgabe der *Cosmopolitan*: Essen Sie weniger. Bewegen Sie sich mehr. Reduzieren Sie Ihre tägliche Energiezufuhr um 500 Kalorien, und Sie werden pro Woche ein halbes Kilogramm Fett verlieren. Das ist derselbe alte Ratschlag, der eben nicht funktioniert, wie Studien bewiesen haben.

Als ich an der University of Toronto und der University of California, Los Angeles, Medizin studierte, ging es in den ernährungswissenschaftlichen Vorlesungen um Dinge wie den Stoffwechsel, Vitamin K oder darum, dass Vitamin D über die Nieren und die Haut aufgenommen wird. Vielleicht denken Sie, dass man dabei viel über Ernährung erfährt, aber eigentlich geht es vielmehr um Biochemie. Wir lernten auch viel über Krankheiten wie Skorbut (Vitamin-C-Mangel, der vor einigen Jahrhunderten unter Matrosen weitverbreitet war) und Pellagra (Vitamin-B3-Mangel). Das Wissen über Skorbut half mir sicherlich in den Prüfungen, aber der letzte Patient, bei dem ich Skorbut feststellte, war ... äh ... also, der ist mir bis heute nicht unter die Augen gekommen. Das liegt vermutlich daran, dass ich ein Arzt bin, der im Hier und Jetzt lebt, und kein Freibeuter der Südsee.

Meine Patienten fragen mich meist Dinge wie: Sollte ich mehr Kohlenhydrate essen? Oder weniger? Mehr Fett? Oder weniger? Ist Zucker schlecht? Wie viele Mahlzeiten sollte ich am Tag essen? Wie nehme ich ab? Im Medizinstudium erfährt man oft weniger über diese sehr realen Ernährungsprobleme als in den meisten Fitnessclubs und -studios. Natürlich weiß jeder Medizinstudent, dass Übergewicht bei Stoffwechselerkrankungen wie Typ-2-Diabetes und das metabolische Syndrom eine wichtige Rolle spielt, die wiederum das Risiko von Herzinfarkten, Schlaganfällen, Krebs, Niereninsuffizienz, Erblindung und Amputationen erhöht. Aber es sind *Erkrankungen*, und Ärzte sind dazu ausgebildet, selbige mit Medikamenten und Operationen zu behandeln und keine Lösungen vorzuschlagen, wie man der Ursache dieser Krankheiten auf den Grund geht.

Ändert sich das nach dem Studium? Ja: Es wird schlimmer. Der Fachbereich eines Arztes, sein Praktikum und seine Facharztausbildung dauern nach dem Medizinstudium weitere fünf Jahre, und in dieser Zeit sieht der offizielle Lehrplan keine Ernährungserziehung vor. Das sind weitere fünf Jahre, in denen Ärzte lernen, dass Abnehmen nichts mit ihnen zu tun hat. Darum sollen sich die Weight Watchers, Jenny Craig und Zeitschriften kümmern. Das hat nichts mit »echter« Medizin zu tun.

Sollten Sie mit Ihrem Arzt also übers Abnehmen reden? Würden Sie sich von einem Klempner einen Weisheitszahn ziehen lassen? Würden Sie bei einem Barista einen Sehtest machen? Nein. Es *kann* durchaus sein, dass Ihr Arzt ein Experte für Ernährung und Abnehmen ist, aber das ist eher unwahrscheinlich. Sofern Sie nicht gerade wegen einer Erkrankung unter ärztlicher Betreuung stehen, sollten Sie sich bezüglich Ihrer Essensentscheidungen auf sich selbst und Ihren gesunden Menschenverstand verlassen. Schließlich geht es um *Ihre* Gesundheit.

KAPITEL 11
Wie man sich von der Scham befreit

Eve Mayer

Als ich meinen Körper zum ersten Mal in eine Spanx-Miederhose zwängte, war ich in Paris.

Paris ist ein seltsamer Ort für füllige Frauen. Ich sollte dort auf einer Konferenz einen Vortrag halten, und die Frauen im Publikum waren jung, gebildet und vor allem: gertenschlank. Diese attraktiven Geschöpfe sahen schön und gesund aus, und ich … nun ja, eher nicht. Mit meinem 110 Kilogramm schweren Körper, den ich in die Miederhose gezwängt hatte, kam ich mir vor wie eine Presswurst.

Ich hatte von Frauen überall auf der Welt Lobeshymnen auf die Spanx-Miederhose gehört, die Speckröllchen glätten und gleichzeitig ein negatives Körperbild verbessern soll. Ich bewunderte die Gründerin und Geschäftsführerin des Unternehmens, die den Mut hatte, eine Firma zu gründen, die Frauen half, gut auszusehen und sich gut zu fühlen. Aber weil ich mich zu sehr schämte, meine Spanx in der Umkleidekabine des Modegeschäfts anzuprobieren, zog ich sie zum ersten Mal in meinem Hotelzimmer vor meinem Vortrag an, und die Tortur dauerte ganze acht Minuten. Wie sich herausstellte, hatte ich eine zu kleine Größe gekauft.

Ich versuchte zu ignorieren, dass sich der Bund ständig einrollte, und als ich mein Kleid anzog, redete ich mir ein, dass ich atmen konnte (was nicht stimmte). Aber ich wusste, wie ich mich wirklich fühlte. Ich stand kurz davor, vor einer Gruppe attraktiver Französinnen zu stehen, die nie auch nur ein Gramm zuzunehmen schienen, ganz gleich, wie viele Baguettes, Käseplatten oder Macarons sie aßen – und obwohl ich eine erfolgreiche Autorin und Unternehmerin war, schämte ich mich zutiefst.

Das angeschlagene Selbstwertgefühl

Das Selbstwertgefühl ist eine heikle Sache. Einerseits kann man noch so erfolgreich und selbstbewusst sein – doch die Scham, Übergewicht zu haben, kann jeden Zentimeter des Egos zerstören. So ging es mir zumindest.

In meiner Kindheit und Jugend sagten mir meine Eltern täglich, dass ich wunderbar, besonders und begabt war und dass ich alles erreichen konnte, was ich mir vornahm. Ich genoss eine tolle Ausbildung, und in der Schule gewann ich Auszeichnungen für Rhetorik, Wissenschaftsprojekte, Aufsätze und Planspiele. Ich war der Tambourmajor des Schulorchesters, half im schuleigenen Radiosender mit und wurde im Abschlussjahr an der Highschool zur »größten Freidenkerin« gewählt.

Nach dem College hatte ich eine Reihe toller Jobs – und ich genoss es, meine Rechnungen bezahlen und noch etwas auf die hohe Kante legen zu können. Das Kleinstadtmädchen von einst reiste nach Los Angeles, Nashville, New York, Singapur und Japan. In jener Zeit gründete ich mehrere Unternehmen, schrieb drei Bücher, wurde von *Forbes* zur fünfteinflussreichsten Frau in den sozialen Medien gewählt und arbeitete mit Fortune-500-Managern zusammen. Ich brachte ein wunderbares Kind zur Welt, überstand eine Scheidung und lernte danach den Mann meiner Träume kennen. Ich bin jemand, den die meisten Menschen als erfolgreiche und glücksverwöhnte Frau betrachten würden, aber es gab da immer einen Makel, der dafür sorgte, dass die anderen mich nicht beneideten.

Ich war fast mein gesamtes Leben als Erwachsene dick und krank.

Vielen von Ihnen geht es wie mir. Ich verbrachte mehr als 20 Jahre damit, gegen meine Gewichtsprobleme und chronischen Krankheiten zu kämpfen, und in all dieser Zeit war da eine Stimme in meinem Hinterkopf, die mir sagte, dass ich mich einfach damit abfinden sollte, eine Versagerin zu sein. Die Kluft zwischen extremem Versagen und extremem Erfolg, die mein Leben in zwei Teile zu spalten schien, ergab für mich keinen Sinn. Ich war klug und ehrgeizig, konnte berufliche und private Hindernisse überwinden und erfolgreich sein – aber warum war ich immer noch eine der dicksten Personen im Raum? Ich konnte keine Antwort darauf finden, und das führte zu Selbstzweifeln, Heißhungeranfällen, Scham und Gefühlen der Selbstverachtung. Das raubte mir einen Teil meiner Lebensfreude und zwang mich dazu, eine Expertin im Verdrängen von Gefühlen zu werden. Irgendetwas *musste* doch nicht mit mir stimmen, oder?

Nein. Mit mir war alles in Ordnung – es waren vielmehr die Ernährungsempfehlungen, die falsch waren. Ich konnte nichts für mein Übergewicht. Wenn Sie sich aufmachen und ein neues Leben beginnen wollen – das für immer durch Fasten verändert wird –, ist es an der Zeit, sich von Ihrer Scham zu befreien.

Wie man die Scham überwindet

Man schafft es nicht über Nacht, seine Scham zu überwinden, und Ihre Gefühle und Erfahrungen können so tiefgreifend sein, dass Sie dafür sehr viel Energie investieren müssen. Aber es gibt einige tägliche Rituale, die Sie ausführen können und die Ihnen zu einem besseren Selbstbild verhelfen werden. Versuchen Sie, täglich einen oder alle Punkte der folgenden Liste umzusetzen.

1. Sagen Sie sich selbst, dass die Vergangenheit vorbei ist. Wiederholen Sie dieses Mantra immer, wenn Sie anfangen, sich wegen Ihrer ungesunden Gewohnheiten oder Verhaltensweisen zu kritisieren.
2. Schreiben Sie sich fünf positive Eigenschaften oder Merkmale auf, die Sie haben. Sie können alles nennen, von Ihrem schönen Haar über Ihren Sinn für Humor bis hin zu Ihrem Empathievermögen und Einfallsreichtum. Halten Sie diese Liste griffbereit, sehen Sie sie sich täglich an, und ergänzen Sie sie.
3. Sagen Sie sich jeden Morgen beim Aufstehen, dass Sie heute etwas Positives tun werden. Das könnte etwas so Einfaches sein wie das Erledigen Ihrer beruflichen To-do-Liste oder dass Sie sich heute gegenüber Ihrem Kind besonders viel Mühe geben wollen. Und tun Sie es dann auch.
4. Tun Sie einer Person oder der Welt jeden Tag etwas Gutes. Schauen Sie bei einer älteren Nachbarin vorbei, spendieren Sie der Person, die in der Warteschlange hinter ihnen steht, eine Tasse Kaffee, oder spenden Sie einer gemeinnützigen Organisation Ihrer Wahl einen gewissen Betrag.

5. Rufen Sie jeden Tag eine andere Person aus Ihrem Freundeskreis an. Das Gespräch muss nicht lange dauern, sagen Sie einfach nur Hallo und dass Sie die Freundschaft zu schätzen wissen.
6. Kritisieren Sie sich nicht, wenn Sie einen Fehler gemacht haben. Nehmen Sie ihn vielmehr augenzwinkernd zur Kenntnis.
7. Wenn Sie nachts ins Bett gehen, sagen Sie laut: »Ich bin dankbar für mich selbst.«

Jason Fung

Übergewicht ist eng mit Schamgefühlen verknüpft, weil Übergewicht oft als Ausdruck mangelnder Willensstärke und Charakterschwäche gedeutet wird. Übergewicht unterscheidet sich fast vollständig von jeder anderen Krankheit, weil immer der unausgesprochene Vorwurf im Raum steht, dass man sich selbst in diese Lage gebracht hat und man etwas dagegen hätte unternehmen können, wenn man nur nicht so willensschwach wäre. Viele Ärzte teilen diese Ansicht und denken, dass sie ihre Patienten damit zum Abnehmen motivieren. Mich hat diese Taktik immer verwundert – als wäre es nicht schon schlimm genug, dass die ganze Welt jeden Tag mehr oder weniger offen zeigt, dass man nicht in Ordnung ist. Das Letzte, was man als Übergewichtige braucht, ist die Bloßstellung durch einen Arzt, dem man eigentlich vertraut.

Wer ist dafür verantwortlich, dass Übergewicht so zugenommen hat? Ich habe es schon erwähnt, und wiederhole es an dieser Stelle: das Konzept der Kalorienbilanz, also wie viele Kalorien man aufnimmt bzw. verbraucht. Oberflächlich scheint dies eine logische Gleichung zu sein, aber die geheime Botschaft ist: »Du bist selbst schuld.«

Wenn Sie Brustkrebs bekämen, würde niemand insgeheim denken, dass Sie mehr hätten tun können, um den Ausbruch der Krankheit zu verhindern. Wenn Sie ein Schlaganfall erleiden, sagt Ihnen niemand von oben herab, dass Sie eben damit zurechtkommen müssen. Aufgrund der Theorie der Kalorienbilanz wurde Übergewicht zu einer einzigartigen Krankheit, weil nur sie mit Scham verbunden ist. Aber die Medizin, die Regierung und viele sogenannte Ernährungsexperten wollen sich damit eigentlich nur von der Verantwortung entbinden, seit Jahrzehnten unproduktive Ernährungsempfehlungen erteilt zu haben.

Die gängige Denkweise – dass wir die Kalorienzufuhr senken und die Essfrequenz erhöhen – hat dazu beigetragen, dass etwa 40 Prozent der erwachsenen Amerikaner heutzutage als adipös gelten (und einen BMI von über 39 haben). 70 Prozent werden als übergewichtig oder adipös angesehen (und haben einen BMI von mehr als 25). Für Deutschland sind die Zahlen nicht ganz so frappierend, doch auch hier gibt es immer mehr Menschen, die an Übergewicht und Adipositas leiden. Aber weil die Theorie der Kalorienbilanz unter Ärzten und einem Großteil der Gesellschaft das vorherrschende Paradigma ist, wird jetzt angenommen, dass die Adipositas-Krise eine Epidemie ist, die auf mangelnde Willenskraft zurückzuführen ist. Und so entsteht das starke Schamgefühl, unter dem dicke Menschen heute leiden.

Es ist an der Zeit, sich von dieser Denkweise zu verabschieden. Übergewicht oder Adipositas ist nicht Ihre Schuld. Sie haben jahrelang nur die falschen Informationen erhalten. Bald werden Sie jedoch eine neue Ernährungs-, Denk- und Lebensweise kennenlernen, die Ihr Leben von Grund auf verändern wird. Ich kann es *kaum abwarten*, Ihnen zu zeigen, wie das geht.

TEIL III

Ihr Fastenplan

KAPITEL 12
Fasten vereinfacht

Eve Mayer

Als ich mit dem Fasten anfing, machte ich alles falsch. Sicher, der Plan funktionierte. Aber das körperliche und seelische Leid, das ich durchmachte, war unnötig. Ich las so viel, dass ich von der Fülle an Informationen und Auswahlmöglichkeiten regelrecht erschlagen wurde, und ich wünschte mir oft, dass eine gute Fee käme und meine Probleme in Wohlgefallen auflösen würde. Natürlich geschah das nicht, und es dauerte ein Jahr, in dem ich viel las, forschte, ausprobierte und scheiterte, bevor ich schließlich herausfand, womit ich am besten zurechtkam.

Ich will ehrlich sein. Mir ist es am liebsten, wenn ich mit minimalem Arbeitsaufwand maximale Ergebnisse erziele. Ich hätte mir gewünscht, dass mir jemand mit einfachen Worten erklärt, wie man fastet. Und genau das mache ich jetzt. Ich bin keine gute Fee, aber Sie können mich als Ihre beste Freundin betrachten, die Ihnen offen und ehrlich sagt, wie Sie den Einstieg ins Fasten finden und in den Flow kommen.

Einfaches Fasten

Ich verstehe es ja. Sie wollen einfach nur wissen, ob Sie das Fasten ausprobieren sollen, und Sie möchten gerne möglichst wenig Geld, Zeit, Leid und Schmerz aufbringen, um die Gesundheit und den Körper zu bekommen, den Sie verdienen. Ich kann das gut nachvollziehen! Diese Wünsche und unser menschliches Bedürfnis, mit minimalem Aufwand maximale Ergebnisse zu erzielen, sind genau die Gründe, warum Fasten etwas ist, dass Sie in Betracht ziehen und versuchen sollten.

Warum?

Weil Fasten einfach eine Manipulation der Zeit ist. Dieser Aspekt scheint so unwichtig zu sein, dass es unmöglich die Antwort sein kann, nach der Sie all die Jahre gesucht haben. Aber ehrlich, Fasten ist genau das: wie groß die Zeitfenster zwischen den Mahlzeiten sein müssen, damit Sie so gesund werden, wie Sie es sein wollen.

Vielleicht müssen Sie 5 Kilogramm abnehmen, oder vielleicht müssen Sie 50 Kilogramm abnehmen. Ich bin immer noch davon überzeugt, dass die gezielte Steuerung Ihrer Essenszeiten ein hervorragender Ausgangspunkt ist. Deshalb sollten Sie jetzt ganz ohne Kosten- und Zeitaufwand den Plan fassen, herauszufinden, ob Ihnen die einfachste Form des Fastens helfen kann. Es ist okay, faul zu sein. Es ist nicht okay, seine eigenen Bedürfnisse, Wünsche und Träume zu ignorieren. Sie verdienen die Erfüllung Ihrer Sehnsüchte. Sie haben den Schlüssel, um diese Tür zu öffnen.

Die stressfreieste Art, mit dem Fasten anzufangen, ist ein Prozess, den ich »einfaches Fasten« nenne oder – weil er so wenig Aufwand erfordert – »Fasten für Faule«. Beim einfachen Fasten fängt man langsam an, mit einem überschaubaren Fastenplan, den man bei Bedarf erweitern kann. Aber wenn minimaler Aufwand für Sie am besten ist, weil Sie ihn beliebig lange fortsetzen können, ist das auch in Ordnung.

Mittlerweile sollten Sie Ihr Ziel definiert haben, das in diesem Prozess sehr wichtig ist. Falls nicht, sollten Sie sich jetzt die Zeit nehmen und beschließen, was Sie in und durch diesen Prozess wirklich erreichen wollen. Nur dann können Sie einen neuen Alltag etablieren, und einfaches Fasten wird Ihnen dabei helfen.

Viele Leute fühlen sich gestresst, weil sie den richtigen Fastenplan auswählen und die richtigen Entscheidungen darüber treffen müssen, welche Mahlzeiten sie weglassen und wann sie essen sollen. Sie wollen klare Regeln und genau wissen, was sie tun sollen. Vielleicht haben Sie schon einige Artikel und Blogposts gelesen, die unterschiedliche und teils widersprüchliche Fastenpläne empfehlen, und fühlen sich überfordert. *Mir ging es genau-*

so. Das habe ich hier überhaupt nicht vor. Stattdessen möchte ich Ihnen mit dem einfachen Fasten einen leichten Einstieg ermöglichen.

Auf einen einfachen Nenner gebracht, bedeutet Fasten, dass man seltener essen wird. Fasten lässt sich individuell anpassen, und jeder benötigt eine andere Lösung. Deswegen müssen Sie herausfinden, womit Sie am besten zurechtkommen. Als ich mit dem Fasten anfing, aß ich achtmal am Tag, aber vielleicht essen Sie wesentlich seltener als ich damals. Deswegen wird im nächsten Kapitel eine Reihe von Plänen vorgestellt, damit Sie die für sich richtige Strategie finden können.

Ich bin kein Fan von Fachchinesisch, das viele Leute benutzen, um verschiedene Fastenformen zu beschreiben, wie zum Beispiel 16:8 (das heißt, dass man seine Mahlzeiten in einem achtstündigen Zeitfenster zu sich nimmt und 16 Stunden am Tag fastet), 36 (man isst einen ganzen Tag nichts) oder EF (*extended fast* oder erweitertes Fasten, das eine Dauer von über 32 Stunden beschreibt). Ich bevorzuge kurze, einfache und leicht verständliche Worte, weil das Fachvokabular, das erfahrenere Leute benutzen, auf Anfänger abschreckend wirken kann – als würde man eine Fremdsprache hören. Erinnern Sie sich also an das, was Sie vor einem Augenblick gelesen haben. Fasten bedeutet einfach, dass man seltener isst. Und machen Sie sich keine Sorgen. Am Ende dieses Buches finden Sie eine Liste mit Fastenbegriffen, die Ihnen auf Ihrer Reise vielleicht begegnen werden.

Werde ich Einhörner sehen?

Manche Fastende nehmen Euphorie und tiefe innere Zufriedenheit wahr, bekommen Visionen und sehen Regenbogen und Einhörner. Wenn Sie zu diesen Leuten gehören, herzlichen Glückwunsch! Ich beneide Sie.

Doch im Ernst, viele Menschen stellen nur wenige Stunden nach Fastenbeginn fest, dass sie klarer denken, konzentrierter sind, besser schlafen und mehr Energie haben. Andere merken nichts – oder erst nach einigen Tagen oder Wochen. Jeder reagiert anders aufs Fasten, und deswegen kann Ihnen niemand sagen, welcher Plan für Sie ideal ist. Sie müssen den Prozess selbst durchlaufen und es selbst herausfinden. Wenn Sie mit einem der einfacheren Pläne in diesem Buch die Ziele erreichen, die Sie sich gesetzt haben, werden Sie vielleicht niemals eine anspruchsvollere Fastenvariante ausprobieren müssen.

Ich habe genug von dem Leid und all den Entbehrungen, die wir angeblich auf uns nehmen müssen, um abzunehmen. Das mache ich nicht mehr mit. Ich werde weniger oft essen und versuchen, meine Ziele mit minimalem Aufwand zu erreichen und zu erhalten. Punkt. Ich fordere Sie dazu auf, gut zu sich selbst zu sein, einfach anzufangen und die für Sie richtige Lösung zu finden, indem Sie in sich hineinhören und austesten, was für Sie funktioniert. Können Sie sich das vorstellen? Ich habe jetzt einen gesunden Körper und bin gut zu mir selbst. Ganz ehrlich, ich bin mein eigenes Einhorn!

Megan Ramos

Ich erinnere mich an die Zeit, als mein Mann und ich in Form kommen wollten; damals fand ich das perfekte Fitnessstudio, in dem wir Hanteln stemmen konnten. Als ich meinem Mann davon erzählte, antwortete er: »Megan, wir haben seit zwei Jahren nicht trainiert. Ich bin mir sicher, dass uns selbst eine einfache Rumpfbeuge Rückenschmerzen bereiten wird. Wir sollten lieber klein anfangen und uns morgen früh nach dem Aufstehen ein wenig dehnen.«

Er hatte recht; am nächsten Morgen dehnte ich mich, und ich hatte anschließend drei Tage Muskelkater. Aber indem wir kleine Schritte unternahmen – und zuerst zu Hause einfache Übungen ohne Zusatzgeräte machten, bevor wir uns einige Monate später im Fitnessstudio anmeldeten –, war ich schließlich bereit, die Schrauben anzuziehen und richtiges Krafttraining zu betreiben.

Ich empfehle Ihnen, beim Fasten einen ähnlichen Ansatz zu verfolgen. Es ist so, als würde man einen Muskel entwickeln, und manche Menschen haben von Natur aus stärkere Fastenmuskeln als andere. Manche Muskeln sind außer Übung, während andere schnell in Form kommen. Um Ihren Fastenmuskel zu trainieren, müssen Sie flexibel sein, und deswegen sind die Pläne in diesem Buch nach ihrem Schwierigkeitsgrad geordnet. Nehmen Sie das, was am besten für Sie ist, aber ich empfehle Ihnen, nicht gleich mehrere Tage am Stück zu fasten, sondern klein anzufangen.

Es gibt viele Faktoren, die Einfluss darauf nehmen, wie stark unser Fastenmuskel ist. Ein hoher Insulinspiegel kann ein permanentes Hungergefühl verursachen, das oft schwer zu ertragen ist, und manchmal können Medikamente und gesundheitliche Probleme (wie Diabetes) ein mehrtägiges Fasten verhindern. Unsere Gewohnheiten spielen ebenfalls eine Rolle. Manche von uns haben einen Terminplan, der so gestaltet ist, dass wir zu bestimmten Tageszeiten essen müssen (was die Fastendauer begrenzt), und andere haben geliebte Traditionen, die sie nicht aufgeben wollen. Das ist in Ordnung. Es gibt sicher einen Plan, der für Sie geeignet sein wird.

Sie können Ihren Fastenmuskel kräftigen, indem sie sich zwei Dinge vor Augen führen. Erstens: Fangen Sie mit einem einfachen Programm an, um sich langsam zu Ihrem Ziel vorzuarbeiten. Fangen Sie langsam an, und nehmen Sie jede Woche kleine Veränderungen vor. Dieser schrittweise Ansatz verringert potenzielle Nebenwirkungen. Zweitens: Bleiben Sie beim Fasten konsequent, weil Ihr Fastenmuskel nur dann stärker wird, wenn Sie ihn regelmäßig trainieren. Wenn Sie nur viermal im Jahr ins Fitnessstudio gehen, dürfen Sie sich nicht wundern, wenn Sie nicht viel Muskelmasse aufbauen.

Stress ist für unseren Körper gut und schlecht zugleich. Ein gewisses Maß an Stress kann helfen, unsere Muskeln zum Wachsen zu bringen, während zu viel Stress schädlich ist. Das ist derselbe Ansatz, den Eve und viele andere verfolgen, wenn es ums Fasten geht, vor allem, wenn sie sich Gedanken darüber machen, Fasten in ihren Alltag zu integrieren.

Viele Leute fangen mit dem Ziel an, dreimal in der Woche 36 Stunden zu fasten. Manche kommen gut damit zurecht, aber sie sind die Ausnahme. Die meisten müssen ganz von vorne beginnen und dürfen nur dreimal am Tag essen, ohne Snacks oder sonstige Zwischenmahlzeiten, so wie unsere Großeltern früher. Zuerst wird das eine große Herausforderung sein, weil wir es gewohnt sind, immer etwas zu knabbern oder zu naschen, und wir neigen heutzutage dazu, mehr Snacks zu essen als richtige Mahlzeiten. Aber mit der Zeit wird es Ihnen immer leichter fallen, sich an Ihre Mahlzeiten zu halten und zwischendurch nichts zu naschen. Ich hatte einen 26-jährigen Klienten, der mit dieser Fastenmethode alles schaffte, was er sich vorgenommen hatte. Er hatte während des Studiums 13 Kilogramm zugenommen, und auch wenn er keine Krankheiten entwickelt hatte, hasste er seine Extrapfunde. Er strich alle Snacks und Zwischenmahlzeiten und fing an, das Frühstück ausfallen zu lassen. Innerhalb von drei Monaten hatte er sein gesamtes Übergewicht verloren.

Vielleicht ist es für Sie eine Herausforderung, eine Mahlzeit ausfallen zu lassen, aber mit der Zeit wird es Ihnen leichter fallen. Wenn es keine Herausforderung mehr ist, ist es an der Zeit, den Schwierigkeitsgrad zu erhöhen, so wie im Fitnessstudio, wenn Sie nach einer Weile mit schwereren Hanteln trainieren. Wenn sich Ihr Körper mit der Zeit daran gewöhnt, anstelle von Nahrung Fettreserven als Energiequelle zu nutzen, wird das Fasten einfacher. Manchmal werden Sie vielleicht gar nicht einmal merken, dass Sie fasten, weil Sie gar keinen Hunger haben.

Hilfestellungen beim Fasten

Viele nehmen an, dass man während des Fastens nur Wasser trinken sollte. Das ist natürlich möglich, aber es gibt viele Variationen, die möglicherweise genauso erfolgreich sind. Wir raten Fastenanfängern, neben Wasser (mit oder ohne Kohlensäure) auch Fleischbrühe, Essiggurkensaft, Tee oder Kaffee zu trinken. Wenn Sie gerne Kaffee oder Tee trinken, sollten Sie für jede Tasse Kaffee oder Tee zwei Gläser Wasser trinken, damit Sie nicht dehydrieren. Es ist auch besser, den Tee und Kaffee schwarz zu trinken, aber weil das für viele Klienten eine zu drastische Veränderung ist, raten Dr. Fung und ich unseren Klienten, ein oder zwei Esslöffel Fett hinzuzugeben, um die Umstellung zu erleichtern (siehe Seite 138 für die vollständige Liste).

Salz ist entscheidend, um im Fasten eine Dehydrierung zu vermeiden, weil der Insulinspiegel beim Fasten fällt. Dieser Abfall signalisiert den Nieren, Wasser und Elektrolyte auszuscheiden. Natrium (Salz) ist das wichtigste Elektrolyt, deshalb ist es wichtig, es zu ersetzen. Kurzum: Um hydriert zu bleiben, müssen Sie sich nicht nur mit Flüssigkeiten, sondern auch mit Elektrolyten versorgen. Die Zugabe von Natrium wird dazu führen, dass alle anderen Elektrolyte in ausreichender Menge im Körper vorhanden sind.

Betrachten Sie die in der folgenden Liste genannten Getränke als Einstiegshilfe. Es ist okay, diese Getränke zu konsumieren, wenn Sie gerade erst mit dem Fasten angefangen haben, aber Sie sollten nicht dauerhaft darauf zurückgreifen. Sobald Ihnen das Fasten leichter fällt, werden Sie feststellen, dass Sie mit der Zeit weniger davon benötigen. Sie müssen sie nicht trinken, wenn Sie das Gefühl haben, dass es auch ohne geht. Wenn Sie gerade erst mit dem Fasten angefangen haben und sich unsicher sind, sollten Sie langsam starten, sich jede Woche ein wenig steigern, konsequent bleiben und diese Hilfestellungen benutzen, bis Sie sie nicht mehr benötigen. Zu den Einstiegshilfen, die Ihnen beim Fasten gute Dienste leisten können, zählen:

- Knochenbrühe. Weil sie voller Vitamine, Mineralstoffe und Elektrolyte ist, eignet sich Knochenbrühe hervorragend zum Abnehmen, für die Gesundheit und zur Krankheitsprävention.
- eine selbstgekochte, kohlenhydratreduzierte Gemüsebrühe
- Essiggurkensaft ohne Zucker
- drei Esslöffel Zitronen- oder Limettensaft, die ins Wasser gegeben werden
- Apfelessig. Ein hervorragender Appetitzügler, weil er eine leicht blutzuckersenkende Wirkung hat. Trinken Sie einige Esslöffel mit einem Strohhalm, damit Ihr Zahnschmelz durch die Säure nicht angegriffen wird.
- Sauerkrautsaft
- Tee und Kaffee (heiß oder kalt, in jeder Form) mit ein oder zwei Esslöffeln Fett, zum Beispiel Schlagsahne, fettreduzierte Sahne, Vollmilch, ungesüßte Kokos- oder Mandelmilch, Butter, Ghee, Kokos- oder MCT-Öl. Vermeiden Sie Zucker und andere Süßmittel

Häufige Fragen über das Fasten

Wenn Sie mit dem Fasten anfangen, werden Sie vermutlich viele Fragen haben. Wir werden viele dieser Themen in Teil IV dieses Buches besprechen, wollen aber schon hier einige der am häufigsten gestellten Fragen beantworten, die wir von Klienten und Lesern erhalten.

Muss ich erweitert fasten, um dauerhaften Erfolg zu haben?
Das hängt von Ihren Fastenzielen ab.

Wie viel werde ich durch Fasten abnehmen?
Das Wassergewicht nicht eingerechnet, werden Sie in 24 Stunden Fasten etwa 227 Gramm Körperfett verlieren. Männer und Frauen nehmen allerdings in unterschiedlichem Tempo ab. Siehe Seite 113 für weitere Details.

Was ist der Unterschied zwischen Fasten und Hungern?
Hungern ist nicht freiwillig, Fasten hingegen schon. Die meisten Menschen, die fasten, sind nicht unterernährt. Sie neigen dazu, übergewichtig und überernährt zu sein.

Wie lange muss ich fasten, um in den Fettverbrennungsmodus zu kommen?
Er fängt nach 16 Stunden Fasten an. Wenn Sie fasten, indem Sie Ihr Mittagessen ausfallen lassen, trainieren Sie zwar Ihren Fastenmuskel, geraten aber nicht in die Fettverbrennungszone.

Was ist Autophagie, und wann setzt sie ein?
Das Wort *Autophagie* setzt sich aus den griechischen Wörtern »auto« (selbst) und »phagein« (verzehren) zusammen und bedeutet »sich selbst verzehren«. Auf diese Weise wird der Körper all die abgebauten, alten Zellbestandteile los, die ihm nicht mehr dienlich sind. Sie ist bei jedem anders, setzt aber nach 24 bis 36 Stunden Fasten ein, steigt nach 36 Stunden um 300 Prozent und flacht nach 72 Stunden ab. Die Autophagie-Forschung ist noch relativ neu, deswegen wissen wir noch nicht viel darüber. Wenn Sie fasten, um in die Autophagie zu kommen, sollten Sie nur Wasser und Salz zu sich nehmen.

Ich habe gehört, dass man beim Fasten Muskelmasse abbaut. Stimmt das?
Bis zu einer Fastendauer von 24 Stunden greift der Körper überwiegend auf Glukose als Energiequelle zu. In der Zeit, in der der Körper von der Glukose- in die Fettverbrennung schaltet, gibt es eine kurze Phase, in der

der Körper Protein benutzt, um neue Glukose als Energiequelle zu produzieren. Diese Phase heißt Glukoneogenese. Es wird oft angenommen, dass diese Phase der Proteinverbrennung gesundheitsschädlich ist, aber vermutlich ist das Gegenteil der Fall. Protein ist nicht gleichzusetzen mit Muskulatur, deswegen bedeutet Proteinverbrennung nicht zwangsläufig, dass man Muskelmasse verbrennt. Der Mensch hat auch viel Haut und Bindegewebe. Wenn man länger fastet, greift der Körper überwiegend auf Fett als Energiequelle zurück, und diese Phase des Proteinstoffwechsels kommt zu einem Ende.

Kann ich während des Fastens Sport treiben?

Ja! Wir raten unseren Klienten dazu, während des Fastens aktiv zu sein, und gehen in Kapitel 15 noch ausführlich darauf ein. Wenn Sie sich während des Fastens lethargisch fühlen, ist Nichtstun die schlechteste Option. Spazierengehen ist hervorragend. Vertikale Bewegungen tragen zum Abnehmen bei, weil sie wie eine natürliche Lymphdrainage wirken. Manche ziehen es vor, in nüchternem Zustand zu trainieren, und Profisportler trainieren manchmal ebenfalls nüchtern.

Ich habe Angst, dass ich nach dem Fasten die Kontrolle über mich verliere, Heißhungeranfälle bekomme und wieder zunehme. Wird das passieren?

Nein. Die meisten Menschen berichten von deutlich nachlassendem Appetit. Vielleicht denken Sie, dass Sie hungrig sind, aber sobald Sie mit dem Essen anfangen, werden Sie schnell satt.

Fallen mir durch Fasten die Haare aus?

Haarausfall ist eine der größten Sorgen von Fastenden, weil sie denken, dass Haarausfall ein Zeichen für einen Nährstoffmangel ist; dies ist aber nicht der Fall. Haarausfall hat nichts mit dem Fasten an sich zu tun, sondern vielmehr mit dem schnellen Gewichtsverlust. Wer intermittierend fastet und langsam, aber stetig – statt schnell – abnimmt, der hat keine Probleme damit, weil sein Körper auf eine Gewichtsabnahme eingestellt ist. Wer aber länger fastet oder eine drastische Veränderung seiner Körperkomposition feststellt, erleidet oft einen Haarverlust, ganz gleich, welcher Ernährungsform er folgt. Haarausfall kann gestoppt werden, indem man langsamer abnimmt, oder man sitzt das Problem aus und wartet einfach, bis die Phase des schnellen Gewichtsverlusts vorbei ist.

Wird meine Haut nach dem Abnehmen erschlaffen?

Diese Frage lässt sich nicht pauschal beantworten. Seit wir 2012 mit unserem Programm angefangen haben, hatten wir aber noch keinen einzigen Klienten, der sich überschüssige Haut hätte entfernen lassen müssen.

Wie viel Wasser sollte ich täglich trinken?

Wie viel Wasser Sie benötigen, ist typabhängig und individuell verschieden, deshalb sollten Sie einfach immer dann Wasser trinken, wenn Sie Durst haben. Durst wird zudem oft fälschlicherweise als Hunger gedeutet, deshalb sollten Sie auch immer etwas trinken, wenn Sie ein Hungergefühl verspüren.

Wie viel Salz sollte ich täglich konsumieren?

Das ist individuell verschieden. Fangen sie mit einem Viertel Teelöffel Salz an, das Sie in Wasser auflösen, und erhöhen Sie die Dosis, bis Sie keine Kopfschmerzen mehr haben oder sich nicht mehr lethargisch fühlen.

Kann ich während des Fastens Alkohol trinken?

Wir raten davon ab. Alkohol wirkt dehydrierend und kann den Insulinspiegel steigen lassen, den Sie durch Fasten gerade zu senken versuchen. Wir raten dazu, bei der ersten Mahlzeit nach dem Fasten keinen Alkohol zu trinken – wenn Sie möchten, könnten Sie aber ein Glas Wein trinken. Wenn Sie Alkohol trinken wollen, empfehle ich trockene Rot- oder Weißweine und Spirituosen; wichtig ist hier, dass die Getränke keine Cocktails oder Highballs sind, die mit Zucker oder anderen Süßungsmitteln versetzt sind. Ein Wodka-Soda zum Beispiel wird ihren Insulinspiegel nicht so stark anheben wie etwa eine Margarita. Wir raten unseren Klienten auch dazu, den Alkoholkonsum auf ein Getränk pro Tag zu beschränken. Wenn Sie mehr konsumieren wollen, sollten Sie nach jedem Glas Alkohol ein Glas Wasser trinken. Außerdem ist es natürlich besser, in der Fastenphase gänzlich auf Alkohol zu verzichten und ihn nur während des Essensfensters zu konsumieren (beispielsweise in der Zeit, die Sie fürs Abendessen einplanen).

Kann ich während des Fastens Zucker oder Stevia benutzen?
Diese Frage kann mit einem klaren Nein beantwortet werden. Sowohl Zucker als auch Stevia regen die Insulinproduktion an, die Sie durch das Fasten gerade zu senken versuchen.

Kann ich während des Fastens meine Vitamintabletten oder andere tägliche Nahrungsergänzungsmittel einnehmen?
Nahrungsergänzungsmittel können die Autophagie verhindern. Wenn man fastet, weil man seinen Stoffwechsel verändern will (weil man insulinresistent ist und zum Beispiel an Typ-2-Diabetes, Adipositas, PCOS oder nichtalkoholinduzierter Fettleber leidet), ist die Wirksamkeit von Supplementen fragwürdig. Die meisten Vitamine sind fettlöslich, aber wenn Sie kein Fett aufnehmen, werden sie weniger effektiv sein. Sie können aber während des Fastens ohne Weiteres Probiotika zu sich nehmen.

Was mache ich mit den Medikamenten, die ich normalerweise zu den Mahlzeiten einnehme?
Diese Frage sollten Sie mit ihrem Arzt besprechen.

KAPITEL 13
Schluss mit Snacks

Eve Mayer

Der erste größere Schritt, den Sie in Richtung Fasten machen, besteht darin, mit dem Snacken aufzuhören, und zwar ein für alle Mal. Wenn es Ihnen so geht wie mir, ist das vielleicht der furchteinflößendste Teil des Fastens. Sie können mir aber glauben: Wenn ich es geschafft habe, schaffen Sie es auch!

Wenn ich früher Hunger hatte, aß ich eine Kleinigkeit. Und das geschah *oft*. Wie oft führen Sie sich im Durchschnitt täglich Nahrung zu? Drei oder vier Mal? Die Wahrheit wird Sie vielleicht erstaunen. Denken Sie eine Minute nach und zählen Sie auf, wie oft Sie gestern etwas gegessen haben, und versuchen Sie wenn möglich, auch an vorgestern zu denken.

Ja, die beiden Pralinen aus der Schale mit den Süßigkeiten zählen als einmal. Ja, der Keks, den Sie zum Kaffee gegessen haben, zählt auch als einmal. Und der halbe Schokoriegel, den Sie sich genehmigten, als Sie spätabends noch einmal Appetit auf etwas Süßes bekamen, auch. Wenn Sie all diese Situationen zusammenzählen, wette ich, kommen Sie auf mindestens sechs oder sieben klitzekleine, unschuldige, achtlos konsumierte Snacks. Vielen von uns wurde gesagt, dass wir über den Tag verteilt kleine Zwischenmahlzeiten und Snacks essen sollen, damit unser Stoffwechsel aktiv bleibt. Deshalb snackte ich wie ein Weltmeister. Ich tat mein Bestes, um meinen Stoffwechsel am Laufen zu halten, und obwohl ich kleinere Portionen aß, stellte ich mit Entsetzen fest, dass diese kleinen Mahlzeiten meinen Stoffwechsel in keiner Weise ankurbelten. Raten Sie mal, was stattdessen geschah? Ich wurde dick. Ich probierte alle möglichen Diäten aus, und ich blieb dick. Ich unterzog mich Magenverkleinerungen und blieb (wenngleich etwas weniger) dick. Weil die Operationen meinen Magen verkleinerten, aß ich noch häufiger kleinere Mahlzeiten. Trotzdem blieb ich nie länger als eine Stunde satt. Der endlose Kreislauf aus Hunger, Nahrungsauswahl, Zubereitung, Essen, Spülen und die Wiederholung dieses Ablaufs bestimmten einen Großteil meines Lebens.

Als ich vom Fasten hörte, hielt ich das für eine lächerliche Idee. Weil ich entschlossen war, Dr. Fung zu beweisen, dass seine Theorie falsch war, fastete ich beim ersten Mal gleich 36 Stunden. Natürlich erkannte ich mit der Zeit, dass er recht hatte, und Fasten half mir, ein neues, wunderbares, gesundes Leben zu entdecken. Aber wenn ich klüger gewesen wäre, hätte ich mich an Megans Devise gehalten und damit wesentlich schneller Fortschritte gemacht: Betrachten Sie das Fasten als eine Art Krafttraining, und bauen Sie Ihren Fastenmuskel langsam auf.

Aller Anfang ist leicht. Sind Sie bereit? Schluss mit Snacks. Auf der Stelle.

Schritt 1: Wie man nicht snackt

Die Regeln sind einfach. Essen Sie drei Mahlzeiten am Tag, bis Sie satt sind. Jede Mahlzeit sollte maximal eine Stunde dauern, und Sie können frei entscheiden, wann Sie diese Mahlzeiten einnehmen. Sie entscheiden auch, welche Nahrungsmittel in Ihren Mahlzeiten vorkommen. Wenn Sie Limonade oder etwas anderes trinken, selbst Diätgetränke, dürfen Sie diese nur zu den Mahlzeiten trinken. Wenn Sie einen Kaugummi kauen wollen, müssen Sie ihn nach dem Essen und innerhalb einer Stunde nach der Mahlzeit kauen.

Aber es gilt die eiserne Regel: *Keine Snacks*, und das heißt Verzicht auf: Kaugummi, Süßigkeiten, Minzbonbons, Zucker, Essen, Saft, natürlich oder künstlich gesüßte Getränke, Brühe, Smoothies oder Sportdrinks. Alles das dürfen Sie nur zu den Mahlzeiten trinken.

Wenn das für Sie einfach klingt, bewundere ich Sie. Und verzeihen Sie das Wortspiel, aber ich wette, dass für Sie das Fasten ein Zuckerschlecken wird. Wenn Sie etwas älter sind, so wie ich, wird Ihnen der Verzicht auf

Snacks sogar bekannt vorkommen. Ich erinnere mich, dass ich früher als Kind immer zu hören bekam, dass ein Snack nach der Schule meinen Appetit aufs Abendessen verderben würde. Mit der Zeit änderte sich diese Regel, und Eltern – auch meine – gaben ihren Kindern nach der Schule eine Kleinigkeit zu essen.

Es können kleine Schritte nötig sein

Manche von Ihnen erkennen vielleicht, dass sie acht bis zehn Mal am Tag essen. In diesem Fall sollten Sie keinen »kalten Entzug« machen und schlagartig auf alle Snacks verzichten. Denn sonst würden Sie nur ein Drittel Ihrer aktuellen Mahlzeiten zu sich nehmen. Das ist so, als würde jemand den Sprung von einer Schachtel Zigaretten täglich auf einige wenige Zigaretten wagen. Sie werden wahrscheinlich scheitern, und ich möchte nicht, dass das passiert.

Stattdessen sollten Sie eine Woche lang einen Snack pro Tag weglassen. Das würde wie folgt aussehen:

- Woche 1: Essen Sie statt acht Mal am Tag nur noch sieben Mal am Tag.
- Woche 2: Essen Sie statt sieben Mal am Tag nur noch sechs Mal am Tag.
- Woche 3: Essen Sie statt sechs Mal am Tag nur noch fünf Mal am Tag.

Sie sehen, worauf ich hinauswill.

Als ich mit dem Snacken aufhörte, war das zwar unangenehm, aber es war nicht schmerzhaft oder unerträglich. Es fühlte sich nur fremd an, weil ich es gewohnt war, zu bestimmten Tageszeiten etwas zu essen, und mein Körper und Geist wussten das auch. Zuerst bekam ich in den Phasen, in denen ich normalerweise etwas aß, Hunger. Aber mein Körper gewöhnte sich mit der Zeit daran und erwartete kein Essen mehr, das ich ihm früher in diesem Zeitfenster gegeben hatte. Wenn ich meinen üblichen Snack wegließ, hatte ich bei der nächsten Mahlzeit mehr Hunger als sonst, und ich aß dann etwas mehr. Aber mein Körper passte sich im Laufe der Zeit auch daran an.

Jetzt verzichte ich in 90 Prozent aller Fälle auf Snacks, und das ist einer der Gründe, warum ich zum ersten Mal in meinem Leben in der Lage bin, ein gesünderes Gewicht zu halten. Manchmal kann ich nicht widerstehen und esse eine besondere Leckerei; oder wenn ich Hunger habe, der auch nach Stunden nicht vergeht, genehmige ich mir vielleicht einen Snack. Aber das passiert selten. Da ich mich mittlerweile daran gewöhnt habe, fällt es mir nicht mehr so schwer, die Finger von Snacks zu lassen. Ich verstehe, dass fitte Menschen *meistens* die richtigen Dinge tun, und das ist genau das, was ich anstrebe.

Jason Fung

Wenn man abnehmen will, muss man seinen Hunger unter Kontrolle behalten können. Wie schafft man das? Ärzte und Diätratgeber empfehlen normalerweise, sechs bis sieben kleine Mahlzeiten am Tag zu essen, denn wenn man keinen Hunger hat, kann man vielleicht bessere Entscheidungen bezüglich der Wahl seiner Lebensmittel treffen, und man überisst sich nicht. Oberflächlich betrachtet scheint dieser Ratschlag ziemlich vernünftig zu sein, aber einer genaueren Betrachtung hält er tatsächlich nicht stand.

Wie viel man isst, hängt davon ab, wie viel Hunger man hat. Ja, Sie können absichtlich weniger essen, aber Sie können nicht die *Entscheidung* treffen, weniger hungrig zu sein. Wenn Sie ständig essen, aber immer noch hungrig sind, wirkt sich das Tag für Tag, Monat für Monat und Jahr für Jahr negativ auf Ihre Gesundheit aus. Sie befinden sich in einem ewigen Kampf gegen Ihren eigenen Körper. Wenn Sie aber weniger hungrig sind, werden Sie weniger essen. Sie werden mit Ihrem Körper zusammenarbeiten, um abzunehmen, und nicht gegen ihn ankämpfen.

Gibt es einen wissenschaftlichen Beweis, der darauf hinweist, dass häufige Snacks oder das Essen von Zwischenmahlzeiten Hunger verhindern? Diese Frage lässt sich mit einem klaren NEIN beantworten. Ich möchte diese Aussage wiederholen: Es gibt keinen wissenschaftlichen Beleg dafür, dass ständiges Essen den quälenden Hunger und das Magenknurren mindern, die Sie zum Snacken veranlassen. Snacks sind überflüssig, weil der menschliche Körper Nahrungsenergie (Kalorien) genau deshalb als Körperfett speichert – damit wir auf sie zugreifen können, wenn wir sie brauchen. Außerdem ist ständiges Essen lästig. Wenn Sie versuchen, sechs oder sieben Mal am Tag etwas zum Essen aufzutreiben, wann sollen Sie dazu kommen, Ihre Aufgaben zu erledigen? Sie denken ständig darüber nach, was und wann Sie etwas essen können.

Sie glauben vielleicht, dass sogenanntes Grazing oder Snacks Sie vom Überessen abhalten. Wenn das stimmen würde, wären Appetithäppchen völlig sinnlos. Ein Hors d'Oeuvre wird gereicht, damit man *mehr* isst. Kleine, schmackhafte Happen schüren den Hunger, weil sie den Speichelfluss anregen und wir dazu verleitet werden, an Essen zu denken. Auf Französisch werden solche Häppchen Amuse-Gueules genannt, »Gaumenfreuden«. Warum? Damit wir mehr essen. Größere Portionen würden die Sättigungshormone anregen und den Appetit dämpfen. Aber eine kleine Portion bewirkt das genaue Gegenteil.

Denken Sie nun an eine Zeit, in der Sie nicht wirklich hungrig waren, aber Zeit fürs Frühstück war, und Sie aßen einfach nur deshalb, weil es schon immer hieß, dass das Frühstück die wichtigste Mahlzeit des Tages ist. Sobald Sie erst einmal mit dem Essen anfingen, kamen Sie auf den Geschmack, und zu Ihrem eigenen Staunen verzehrten Sie eine ganze Mahlzeit. Bevor Sie die Gabel in die Hand nahmen, hätten Sie problemlos auf die Mahlzeit verzichten können. Ist Ihnen das schon einmal passiert? Es ist mir schon sehr, sehr oft passiert, und ich habe es einfach bemerkt, weil ich mich darauf hintrainiert habe, über meinen Hunger nachzudenken. Kurzum: Wenn Sie abnehmen wollen, ist es keine gute Strategie zu essen, wenn Sie gar keinen Hunger haben. Trotzdem werden viele Menschen regelmäßig getadelt, wenn sie eine Mahlzeit oder einen Snack ausfallen lassen. Das widerspricht allen Regeln der Logik.

Wenn wir sechs oder sieben kleine Mahlzeiten am Tag essen, regen wir unseren Appetit zuerst an und bremsen ihn dann, bevor wir satt sind. Das wiederholen wir mehrmals am Tag. Diese Strategie mindert unseren Appetit nicht, sondern steigert ihn – und zwar gewaltig. Und weil wir hungrig, aber noch nicht satt sind, müssen wir zusätzliche Willenskraft aufbringen, um auf Snacks zu verzichten. Das ist erschöpfend, und trotzdem machen wir Tag für Tag so weiter.

Wenn man diesen Kreislauf durchbrechen – und seinen Appetit allmählich zügeln – will, muss man sich daran gewöhnen, seltener zu essen, und muss Schluss mit Snacks machen.

KAPITEL 14
Der Einstieg ins Fasten

Eve Mayer

Ich weiß, dass Sie bereit sind, in Ihrem Leben ein neues Kapitel aufzuschlagen und es zum Besseren zu wenden. Sie haben aufgehört, zwischen den Mahlzeiten zu naschen und Snacks zu essen (Schritt 1), und deshalb ist es an der Zeit, mit dem Fasten anzufangen. Keine Sorge, es ist gar nicht so schwer! Wir erleichtern Ihnen den Einstieg; und wie gesagt, es ist nicht nötig, den nächsten, schwierigeren Schritt zu machen, wenn Sie noch nicht bereit und/oder fähig dazu sind. Bleiben Sie dort, wo Sie sich am wohlsten fühlen, und machen Sie erst weiter, wenn Sie den aktuellen Schritt vollständig beherrschen.

Schritt 2: Lassen Sie das Frühstück ausfallen

Ja, das ist alles. Statt drei Mahlzeiten am Tag zu essen, werden Sie ab sofort nur noch zwei essen. Und es bleibt dabei: keine Snacks.

Gibt es etwas, das Sie am Vorabend tun können, damit Ihnen der Verzicht aufs Frühstück am nächsten Morgen leichter fällt? Gute Frage. Ihr Abendessen sollte aus gesunden, möglichst naturbelassenen Nahrungsmitteln bestehen, mit denen Sie sich satt und zufrieden fühlen. Idealerweise halten Sie sich an eine kohlenhydratarme Kost, wie wir sie in Kapitel 5 beschrieben haben. Wenn Sie zuckerhaltige Speisen oder andere Produkte essen, von denen Sie wissen, dass sie nicht gut für Sie sind, werden Sie am nächsten Morgen mehr Hunger haben. Ich finde es immer hilfreich, am Abend vor dem Fasten viel gesundes Fett zu mir zu nehmen, wie etwa Fleisch oder Käse, sowie einen großen Blattsalat mit viel Gemüse. Sie sollten diese Mahlzeit innerhalb einer Stunde verzehren, ein Zeitfenster, das Ihnen die Möglichkeit gibt, das Essen und die Gesellschaft, in der Sie sich befinden zu genießen – und satt zu werden.

Wenn Sie das Frühstück am nächsten Morgen ausfallen lassen, werden Sie zunächst hungrig sein, weil Ihr Körper es gewohnt ist, morgens etwas zu essen zu bekommen. Lenken Sie sich ab und trinken Sie genug, zum Beispiel Wasser mit oder ohne Kohlensäure, Tee oder Kaffee. Wenn es nicht anders geht, können Sie einen Teelöffel Schlagsahne in Ihren Tee oder Kaffee geben. Ich lasse das Frühstück jeden Morgen ausfallen, trinke aber zwei Tassen Kaffee als Wachmacher. Verzichten Sie auf Zucker und Süßstoffe jeder Art, einschließlich natürlicher Süßungsmittel wie Stevia. Warum? Weil die Süße oft Hungergefühle auslöst und das Fasten dadurch unnötig erschwert. Vergessen Sie nicht: Beim Abnehmen geht es nicht ums Kalorienzählen, sondern um die Kontrolle des Hungers. Wenn es Zeit fürs Mittagessen ist, essen Sie innerhalb einer Stunde und warten Sie maximal acht Stunden bis zum Abendessen; auch hier sollte die Mahlzeit maximal eine Stunde dauern.

Es gab eine Zeit, in der ich kurz nach dem Aufstehen etwas aß, weil ich hoffte, dadurch meinen Stoffwechsel in Gang zu bringen. Jetzt esse ich nur noch selten am Morgen, und es ist mittlerweile keine große Sache mehr. Als ich mich erst einmal daran gewöhnt hatte – und das dauerte sechs Monate –, stellte ich erschrocken fest, dass ich morgens selten hungrig war. Falls ich doch einmal hungrig war, half mir mein Kaffee mit einem Schuss Schlagsahne über die Runden.

Es bleibt Ihnen überlassen, wie oft Sie das Frühstück ausfallen lassen. Wenn Ihnen der erste Tag keine großen Probleme bereitet, können Sie das Frühstück am Folgetag auch wieder ausfallen lassen. Wenn der Frühstücksentzug für Sie mit Höllenqualen verbunden ist, sollten Sie es nur ein- oder zweimal in der Woche machen, bis der Verzicht erträglich wird. Mit der Zeit werden Sie die Frequenz erhöhen (ich rate dazu, jede Woche einen weiteren Tag hinzuzufügen, Tag für Tag), bis Sie einen Punkt erreichen, an dem Sie sich wohlfühlen.

Sie haben vielleicht einen ungewöhnlichen Tagesablauf und wollen wissen, ob es möglich ist, anstelle des Frühstücks das Abendessen ausfallen zu lassen. Natürlich ist das möglich! Es spielt keine Rolle, welche Mahlzeit Sie streichen. Ihr Ziel ist es, sich daran zu gewöhnen, nur zwei Mahlzeiten am Tag zu essen, die jeweils innerhalb einer Stunde konsumiert werden und zwischen denen jeweils maximal acht Stunden liegen sollten.

Können Sie am Morgen Ihres Fastentages Sport treiben? Ja, natürlich. Ich mache das, und mir fällt das Training dann wesentlich leichter, als wenn ich vorher etwas gegessen hätte. Ein weiterer unerwarteter Vorteil des ausgefallenen Frühstücks ist für mich, dass meine Familie mehr Zeit hat, gemeinsam auf dem Sofa zu sitzen, Kaffee zu trinken und dem Hund den Bauch zu kraulen. Außerdem müssen wir kein Geschirr spülen, bevor wir das Haus verlassen, und wir sparen zudem Geld, weil wir weniger Essen einkaufen müssen. Eine Win-win-Situation!

Kurzum: Lassen Sie das Frühstück so oft ausfallen, wie Sie wollen, und beobachten Sie, wie sich Ihr Körper und Geist verändern werden. Ich kenne viele Leute, deren Fastenansatz ausschließlich darin besteht, täglich aufs Frühstück zu verzichten. Ich habe beobachtet, wie diese Leute abnehmen, ihre Medikamente absetzen und ihr Leben zum Positiven wenden konnten. Das passiert vielleicht auch Ihnen, oder Sie stellen nach einiger Zeit fest, dass Sie einen Schritt weiter gehen wollen. Auch hier gilt: Es liegt ganz an Ihnen. Es ist *Ihr* Leben.

Schritt 3: Das Mittagessen ausfallen lassen

Da Sie nun keine Snacks mehr essen und das Frühstück regelmäßig und ohne Probleme nach Belieben ausfallen lassen können, sind Sie bereit für einen Tag, an dem Sie nur am Abend eine Mahlzeit zu sich nehmen.

Wenn Sie auf das Frühstück und anschließend auch auf das Mittagessen verzichten, verlängert sich das Fastenfenster um gerade einmal sechs Stunden. Für die meisten Leute ist das nicht annähernd so traumatisch, wie sie zunächst denken. Außerdem müssen Sie es ja *nur einmal ausprobieren.* Am nächsten Tag können Sie wieder zu Ihrer gewohnten Routine zurückkehren.

Ja, Sie werden gegen Mittag Hunger verspüren, aber beschäftigen Sie sich, trinken Sie ausreichend, lenken Sie sich ab und halten Sie eisern an

Ihren Zielen fest. Wenn es Zeit fürs Abendessen ist, essen Sie innerhalb einer Stunde eine gesunde, sättigende Mahlzeit. Achten Sie darauf, mindestens zwei Stunden vor dem Zubettgehen nichts mehr zu essen.

Wenn es Ihnen nicht so schwerfiel, an einem Tag nur einmal am Abend zu essen, können Sie das Experiment in der folgenden Woche wiederholen. Wenn Ihnen auch das keine großen Probleme bereitet, können Sie zweimal in der Woche so verfahren, allerdings nicht an zwei aufeinanderfolgenden Tagen. Nach einer gewissen Eingewöhnungszeit können Sie sich überlegen, ob Sie an drei Tagen in der Woche (an nicht aufeinanderfolgenden Tagen) nur einmal, nämlich abends essen wollen.

Spielt es eine Rolle, welche Mahlzeiten Sie weglassen? So wie in Schritt 1 gilt: Nein. Sie entscheiden, welche Mahlzeit Sie essen wollen. Ich schlage das Abendessen nur deshalb vor, weil man am Abend in der Regel mehr Zeit und Muße hat, um mit Familie oder Freunden zusammenzusitzen. Wenn Sie einen unkonventionellen Tagesablauf haben, können Sie auch nur frühstücken oder zu Mittag essen. Die einzige Vorgabe ist, dass Sie Ihre Mahlzeit erst nach 23 Stunden Fasten zu sich nehmen. Wenn Sie also zu Mittag essen wollen, muss die letzte Mahlzeit das Mittagessen sein, das Sie am Vortag zu sich genommen haben.

Obwohl ich ohne jegliche Vorerfahrungen mit dem Fasten anfing, fand ich es weder körperlich noch geistig schwer, 24 Stunden zu fasten. Ich steigerte mich langsam, indem ich zunächst Snacks und dann das Frühstück ausfallen ließ, deswegen schien mir der Verzicht auf eine weitere Mahlzeit durchaus machbar. Es geht mir immer noch so, und jetzt verzichte ich an den meisten Tagen aufs Frühstück.

Behalten Sie die Fastendauer im Blick

Im Laufe der Jahre habe ich gesehen, dass viele Menschen ihren Fastentag mit einem Timer oder einer App verfolgen. Sie sagen, dass es nicht nur hilfreich ist, sondern sie auch motiviert, wenn sie sehen, wie die Stundenzahl, die sie gefastet haben, immer weiter zunimmt – von 14 auf 18 und dann … ist die Zeit abgelaufen, und sie können zu Abend essen!

Wenn Ihnen diese Strategie hilft, sollten Sie sie anwenden. Mir persönlich hilft es nicht, mein Fasten per App zu verfolgen. Ich fing an, mich in die abgelaufene Zeit und meinen leeren Magen hineinzusteigern. Das führte dazu, dass ich an mir zu zweifeln begann, ob ich bis zum Ende durchhalten könne, und ich erkannte, dass ich den Prozess mehr genießen konnte, je beschäftigter und abgelenkter ich war. Aber Sie können natürlich ganz anders ticken!

Schritt 4: Das Abendessen ausfallen lassen

Ich will ehrlich sein; ich halte diesen Schritt für den schwierigsten. Aber wenn Sie mit dem Snacken aufgehört haben, das Frühstück oft ausfallen lassen und damit zurechtkommen, einige Male in der Woche das Mittagessen ausfallen zu lassen – und Ihr Wunschgewicht und Ihre gesundheitlichen Ziele immer noch nicht erreicht haben –, ist es an der Zeit, 36 Stunden am Stück zu fasten.

Ich weiß, ich weiß! Sie denken vielleicht: *Moment. 36 Stunden? Ich dachte, ich faste maximal einen ganzen Tag?* Halten Sie kurz inne und denken Sie nach: Diese Form des Fastens wird als »36« bezeichnet, weil Sie 36 Stunden nichts essen werden. Sie sind um, sagen wir einmal, 19 Uhr mit dem Abendessen fertig. Dann gehen Sie nach einer Weile ins Bett. Sie essen am nächsten Tag nichts. Dann schlafen Sie wieder. Sie wachen auf und essen um 7 Uhr Ihr Frühstück. Das war's – Sie haben 36 Stunden gefastet!

Als ich zum ersten Mal so lange fastete, hielt ich mich an einen anderen Zeitplan und tat mich extrem schwer. Warum? Weil ich in der Zeit überwiegend wach war und ständig über meinen Hunger nachdachte. Ich fing meine 36 Stunden Fasten nach dem Frühstück an, das heißt, dass ich in der gesamten Fastenzeit nur acht Stunden schlief. Diese Fastendauer lässt sich *wesentlich* einfacher bewältigen, wenn man in der Zeit 16 Stunden schläft. Das bedeutet, dass man nur 20 Stunden (oder wie lange man in dieser Zeit wach ist) seinen Hunger ertragen muss.

Ich empfehle Ihnen, dieses Fasten auf einen Tag zu legen, an dem Sie möglichst beschäftigt sind und wenig Kontakt mit Essen haben. Stellen Sie die Weichen für den Erfolg, nicht für unnötiges Leid, und tun Sie Ihr Bestes, möglichst wenig Zeit damit zu verbringen, sich mit essenden Personen zu umgeben, Lebensmittel einzukaufen oder zu kochen. Weil diese Aktivitäten manchmal unvermeidlich sind, sollten Sie immer um Hilfe bitten, und Sie werden vielleicht überrascht sein, wie hilfsbereit manche Leute sind. Ich neige auch dazu, weniger zu schlafen, wenn ich einen ganzen Tag faste, und auch wenn das anfangs verwirrend und entmutigend ist, betrachte ich das jetzt als Chance und nehme mir vor, in der so gewonnenen Zeit einige zusätzliche Dinge zu erledigen.

Schließlich sollten Sie sich daran erinnern, dass es *Fasten* und nicht *Hungern* heißt, wenn Sie einen Tag lang nichts essen. Sie haben also die Wahl, und auch wenn die Vorstellung, hungrig ins Bett zu gehen, vielleicht beunruhigend ist, werden Sie nichts merken, wenn Sie erst einmal eingeschlafen sind. Außerdem können Sie im Laufe des Tages alle Tricks anwenden, die Sie sich vorher angeeignet haben: viel trinken, Dinge tun, die Ihnen Spaß machen, und sich daran erinnern, dass Sie Herausragendes leisten, um Ihr Ziel zu erreichen.

Werden Sie hungrig sein? Ja! Sie sind es nicht gewöhnt, einen Tag lang nichts zu essen, und Ihr Körper wird auf dieses ungewohnte Verhalten mit Hunger reagieren. Aber bedenken Sie, dass Hunger nichts Schlechtes ist; Ihr Körper teilt Ihnen damit lediglich mit, dass Sie Fett verbrennen. Außerdem betreten Sie nun absolutes Neuland, und jedes Fasten ist eine neue Erfahrung. Wenn das Fastenfenster größer ist als je zuvor, werden Sie vermutlich hungriger sein. Aber Sie werden es überstehen, weil Sie Vorarbeit geleistet haben.

Es liegt ganz an Ihnen, wie oft Sie 36 Stunden fasten wollen. Wenn Sie Ihr erstes Mal als traumatisch empfinden, sollten Sie vor dem nächsten Anlauf einen Monat warten. Wenn Sie denken, dass das ein Kinderspiel war, können Sie in der nächsten Woche gleich wieder so lange fasten. Sobald Ihnen die 36 Stunden Fasten leichter fallen, können Sie es als Werkzeug verwenden, um Ihre Ziele schneller zu erreichen.

Tipps, wie man nach einem ganzen Tag fasten einschlafen kann

1. Bedenken Sie: Je früher Sie ins Bett gehen, umso früher werden Sie am nächsten Morgen frühstücken.
2. Trinken Sie ausreichend. Manche erreichen ein besseres Sättigungsgefühl, wenn Sie in der Fastenzeit etwas Warmes, Koffeinfreies trinken (zum Beispiel Kamillentee).
3. Bei Bedarf können Sie ein Nahrungsergänzungsmittel wie L-Tryptophan nehmen.
4. Ein warmes Bad ist immer wohltuend, aber am besten ist es, wenn Sie es einige Stunden vor dem Zubettgehen nehmen.
5. Verzichten Sie möglichst darauf, einige Stunden vor dem Zubettgehen auf einen Monitor, Fernseher oder ein Smartphone-Display zu sehen.
6. Probieren Sie Meditation, Atemübungen, Aromatherapie, Lesen und alles aus, was entspannend wirkt.
7. Überlegen Sie sich, was Sie zum Frühstück essen wollen. Bereiten Sie aber nichts vor, weil Sie versehentlich am Abend davon naschen könnten (was mir schon passiert ist!). Der Hunger lässt sich oft leichter ertragen, wenn Sie wissen, wie der Frühstückstisch am nächsten Morgen aussehen wird.

Schritt 5: Dehnen Sie das Fasten auf einen zweiten Tag aus

Sehen Sie sich an! Sie sind ein beeindruckendes Fastentier geworden. Sie essen keine Snacks mehr, lassen das Frühstück oft ausfallen, können bei Bedarf auch aufs Mittagessen verzichten und sogar einen ganzen Tag ohne Essen auskommen. Wissen Sie, was das heißt? Dass Sie bereits das erweiterte Fasten kennengelernt haben, weil man darunter in der Regel eine Fastendauer von mehr als 24 Stunden versteht. Weiter so!

Wie bereitet man sich also darauf vor, wenn man *noch länger* fasten will? Zunächst einmal müssen Sie entscheiden, ob Sie das überhaupt wollen. Sehr viele Menschen haben ihre Abnehm- und Gesundheitsziele erreicht, ohne länger zu fasten, und das ist auch völlig in Ordnung. Eine Frau, die ich zum Beispiel online begleitete, ließ alle Snacks und das Frühstück weg, verlor auf diese Weise in einem Jahr 27 Kilogramm, und konnte ihre

Antidiabetika absetzen, weil sich ihr Blutzuckerspiegel normalisiert hatte. Ein Mann, den ich betreute, nahm in neun Monaten über 45 Kilogramm ab, indem er jeden Tag das Frühstück wegließ und an zwei Tagen in der Woche auch aufs Mittagessen verzichtete. Er senkte außerdem seinen Blutdruck und konnte die Medikamente absetzen, die er 18 Jahre lang einnehmen musste.

Man kann diese Resultate zwar nicht verallgemeinern, aber es gibt viele Gründe, warum auch Sie ein erweitertes Fasten ausprobieren sollten. Hierzu zählen:

- Sie wollen Ihr Ziel schneller erreichen.
- Ihr Gewicht und Ihre Körpermaße haben sich seit einem Monat oder länger nicht verändert.
- Sie sind neugierig und wollen wissen, ob Sie diese längere Fastendauer aushalten.
- Sie wollen gesundheitlich mehr erreichen als nur abnehmen. Mit erweitertem Fasten schaffen es Typ-2-Diabetiker effektiver, ihren Insulinspiegel zu senken. Nach 36 Stunden setzt die Ketose ein, und nach 48 Stunden beginnt die Autophagie, also der Prozess der Zellreinigung. Erweitertes Fasten soll sich auch positiv auf die geistige Klarheit auswirken.

Um Ihren Fastenmuskel zu stärken und herauszufinden, ob ein erweitertes Fasten für Sie geeignet ist, sollten Sie probehalber einen ganzen Tag nichts essen, schlafen gehen und bis zum Mittagessen des Folgetages weiterfasten. Wenn Sie damit zurechtkommen, können Sie einige Tage später versuchen, 42 Stunden zu fasten. Dann 48 Stunden (zwei volle Tage). Später könnten Sie 72 Stunden fasten (drei volle Tage), dann fünf Tage. Wichtig ist, dass Sie das Fastenfenster langsam erweitern. Sobald Ihnen ein Fastenfenster keine Probleme mehr bereitet, können Sie es erweitern.

Die Versuchung ist groß, sich an die Devise »viel hilft viel« zu halten und zu denken, dass man mit einem längeren Fastenfenster bessere Resultate erzielt. Das ist aber nicht der Fall. Ich habe zwei Mal extrem lange gefastet: einmal elf Tage und einmal zehn Tage. Meine Ergebnisse waren beeindruckend: Ich nahm jedes Mal 5 Kilogramm ab und mein Hautbild war so makellos wie nach einer exklusiven Gesichtsbehandlung. Aber psychisch war dieses Fasten ein Kraftakt, und ich hätte genauso viel abgenommen, wenn ich einen Monat lang an zehn nicht aufeinanderfolgenden Tagen gefastet hätte. Abgesehen von diesen beiden Ausnahmen habe ich etwa 20 Mal erweitert gefastet, meist 36 bis 48 Stunden. Mir fällt es manchmal schwer, mich daran zu halten, aber wenn ich dieses erweiterte Fasten auf Tage lege, in denen ich beschäftigt bin und mein Mann kochen und einkaufen kann, schaffe ich es normalerweise, sie erfolgreich zu Ende zu bringen.

Als ich elf Tage fastete, überraschten mich die Gedanken und Gefühle, die mich überkamen. Ich führte Tagebuch, und manchmal lese ich die Einträge auch heute noch und wundere mich über meine damalige Motivation. Meine stärkste Emotion war Wut. Ich war auf meine Personal Trainerin wütend – die ich seit zwei Jahren kannte –, die mich dafür kritisierte, dass ich auf leeren Magen trainierte. Ich war wütend auf mich selbst, weil ich meinem Mann damit auf die Nerven ging, dass ich ihm fast stündlich neue wissenschaftliche Daten vorsetzte, die ich gelesen hatte und die belegten, wie wirksam das Fasten war. Ich ärgerte mich darüber, dass ich in manchen Nächten nicht gut schlief – oder um 4 Uhr morgens aufwachte, weil ich so viel Energie hatte. Ich war wütend, als ich erkannte, dass ich ein neues Leben führen würde, in dem sich nicht alles ums Essen drehte, und dass ich neue Fähigkeiten und Interessen entwickeln musste. Und ich war vor allem wütend auf mich selbst, weil ich nicht schon früher mit dem Fasten angefangen hatte. Ich hatte *jahrelang* vergeblich versucht, abzunehmen und mich besser zu fühlen, und jetzt, mit dem erweiterten Fasten, fühlte ich mich gesünder und fitter als je zuvor. Es war, als hätte man mir ein neues Leben geschenkt! Ich dachte ständig: *Warum hat mir niemand früher vom Fasten erzählt?*

Wenn Sie die Entscheidung treffen, erweitert zu fasten – länger als 48 Stunden –, ergibt es meiner Meinung nach Sinn, Ihren Arzt zu konsultieren. Als ich elf Tage fastete, wurde ich von Dr. Fung und Megan betreut, und ich informierte auch meinen Allgemeinarzt, der mich darin unterstützte, neue Wege zu beschreiten, um meine Gesundheit zu verbessern. Wie ich schon in Kapitel 10 sagte: Die ärztliche Betreuung wird vor allem dann wichtig, wenn Sie gesundheitliche Probleme haben oder normalerweise zu den Mahlzeiten Medikamente nehmen müssen.

Ungeachtet dessen, was Sie letztlich tun – erweitertes Fasten kann für Ihr Gewicht und Ihre Gesundheit ein Neustart sein. Im Rahmen eines größeren Fastenplans kann es für viele gesundheitliche Beschwerden extrem hilfreich sein, und es kann vielleicht sogar Ihre Perspektive auf Ihre Gesundheit, Ihr Glück und Ihr Selbstwertgefühl verändern.

Jason Fung

Da Sie nun viele Wege kennen, wie Sie mit dem Fasten anfangen und es auch erfolgreich zu Ende bringen können, ist es an der Zeit zu lernen, wie Sie Ihr Fasten idealerweise brechen.

Bei bis zu maximal fünf Fastentagen am Stück müssen Sie sich nicht viele Gedanken machen. Essen Sie einfach nur langsam und achtsam. Wie Sie mittlerweile wissen, wird Ihnen – wenn Sie erst einmal mit dem Essen anfangen – Ihr Körper schon sagen, dass Sie so lange weiteressen sollen, bis Ihre Hormone ein Sättigungsgefühl signalisieren. Hören Sie dann mit dem Essen auf. Ihre Mahlzeit sollte aus einer bunten Palette an nahrhaften und gesunden Nahrungsmitteln bestehen, die Ihnen guttun. Kauen Sie langsam und achtsam, und lassen Sie sich Zeit. Der erste Bissen fühlt sich vielleicht seltsam an – oder umgekehrt: Er wird vielleicht besser schmecken als alles, was Sie je zuvor gegessen haben. Lassen Sie dieses Gefühl einfach auf sich wirken. Sie sollten Ihre Mahlzeit innerhalb einer Stunde zu sich nehmen und dabei auch viel trinken.

Wenn Sie länger als fünf Tage fasten wollen, rate ich oft dazu, etwa 30 Minuten vor der Hauptmahlzeit einen kleinen Snack zu essen. Der kleine Snack ist eine Form der Einstimmung. Wenn man länger fastet, besteht das kleine Risiko des Refeeding-Syndroms, ein zu schnelles Eindringen der Elektrolyte in die Zellen, wenn nach längerem Fasten eine zu große Mahlzeit verzehrt wird. Das kann sehr gefährlich sein, und mit dem langsamen Refeeding verringert sich das Risiko.

Mit dem Refeeding soll aber auch verhindert werden, dass man sich beim Fastenbrechen überisst. Es gibt dem Verdauungstrakt die Chance, gewissermaßen »warmzulaufen«, weil es schon seit Tagen nichts mehr zu tun hatte. Fastet man weniger als 36 Stunden, spielt dies keine Rolle.

KAPITEL 15
Bewegung für die Gesundheit, nicht fürs Abnehmen

Eve Mayer

Anmerkung: Wenn Sie gerne Sport treiben und mehr oder weniger Ihr Wunschgewicht haben, können Sie dieses Kapitel überspringen und gleich mit Kapitel 16 weitermachen.

Wenn Sie aber allein bei dem Gedanken an ein Work-out aufstöhnen, es Ihnen schwerfällt, Bewegung in Ihren Alltag zu integrieren oder Sie noch nie die Fitnessergebnisse erzielt haben, die Sie sich wünschen, sollten Sie unbedingt weiterlesen!

Meine Probleme mit Sport und Bewegung

Vor vielen Jahren, als ich etwa 135 Kilogramm wog, beschloss ich, an einem Charity Walk über 96 Kilometer teilzunehmen, der dem Kampf gegen Brustkrebs gewidmet war. Ich musste für dieses ehrwürdige Ziel nicht nur Spendengelder sammeln, sondern mich auch körperlich in Form bringen, indem ich über einen Zeitraum von sechs Monaten mehrmals in der Woche 5 bis 24 Kilometer am Tag ging.

Haben Sie jemals Sport getrieben und dabei eine Gewichtsweste getragen, die 20, 30 oder 40 Kilogramm wog? Ich schon, nur war meine »Weste« viel schwerer. Mit 135 Kilogramm wog ich ungefähr 60 Kilogramm zu viel – das war in etwa so, als würde ich ständig eine erwachsene Frau auf meinem Rücken tragen. Spazieren zu gehen war schon unangenehm, aber über mehrere Monate dieses Pensum zurückzulegen, war die reinste Qual. Alles scheuerte und tat weh, und meinen Füßen fiel es schwer, mein Körpergewicht zu tragen. Ich verbrachte jedes Wochenende damit, bis zu 16 Kilometer zu gehen, während Jogger und schnelle Geher an mir vorbeizogen. Ich fühlte mich träge, langsam und schämte mich. Aber ich blieb beharrlich, trainierte und war entschlossen, den Charity Walk zu Ehren all jener Frauen erfolgreich abzuschließen, die ich kannte und die so tapfer gegen den Brustkrebs gekämpft hatten.

Obwohl ich zu Hause in Dallas überwiegend auf flachem Gelände trainiert hatte, sollte der Lauf, für den ich mich mit einer Gruppe von Freunden aus Studienzeiten angemeldet hatte, von San José nach San Francisco gehen. Sagen wir einmal, dass Kalifornien etwas hügeliger ist als mein normales Trainingsgelände! Die Einheimischen sagten, dass die Hügel klein waren, aber mir erschienen sie wie gewaltige Berge.

In den drei Tagen stellte ich mich beim Start jedes Mal relativ weit vorne im Teilnehmerfeld auf, mit Tausenden von anderen Gehern hinter mir. Und an allen drei Tagen traf ich als eine der letzten Teilnehmerinnen, wenn nicht gar als allerletzte Teilnehmerin, im Etappenziel ein. Ganz hinten fuhr ein kleiner Bus den Teilnehmern hinterher und sammelte all jene auf, die zur nächsten Getränkestation gefahren werden mussten. Es gab auch eine Helferin, die mit dem Fahrrad hinter dem allerletzten Geher herfuhr. Die Radfahrerin und ich lernten uns ein wenig kennen, und am zweiten Tag riet sie mir wohlmeinend dazu, vielleicht doch in den Bus zu steigen, um mich ein wenig auszuruhen. Ich lehnte höflich ab, doch als die Stunden vergingen und der Nachmittag hereingebrochen war, zwang sie mich praktisch, in den Bus zu steigen.

Die drei Tage bei dieser Veranstaltung waren bestenfalls eine Lernerfahrung und schlimmstenfalls eine große Blamage. Teilnehmer jeden Alters und jeder Statur überholten mich, fitte wie auch weniger fitte Geher, aber auch einige Damen, die sogar noch schwerer waren als ich. An einem Tag sah ich eine Frau, die bestimmt über 70 Jahre alt war, und ihr kahler Kopf ließ darauf schließen, dass sie Krebs hatte – was sie aber nicht davon abhielt, mich mit zügigen Schritten zu überholen. Ich bin mir nicht sicher, ob ich mir das nur einbildete, aber ich schwöre, dass da auch eine ältere Frau auf Krücken war, die mich mitleidig ansah und überholte.

Ich erzähle diese Geschichte, um Ihnen zu zeigen, dass ich trotz meines Übergewichts aktiv war. Ich hatte jahrelang Geld, Zeit und Hoffnung in Krafttraining, Tanzkurse, Walking, Yoga, Fitnessstudios, Personal Trainer, Pilates und mehr investiert. Aber Sport war für mich nie eine effektive Methode zum Abnehmen gewesen. In den sechs Monaten Training für den dreitägigen Charity Walk nahm ich sogar 2 Kilogramm zu. Vielleicht waren es Muskeln, sagen Sie vielleicht. Ich bin mir nicht sicher. Meine Kleidung spannte, also nehme ich eher an, dass es Fett war.

Um abzunehmen und gesund zu werden, müssen Sie in Ihrem Alltag mehr tun, als nur körperlich aktiv zu sein – Sie müssen fasten.

Trainieren auf leeren Magen

Viele Leute sind entsetzt, wenn sie hören, dass es nicht nur akzeptabel, sondern sogar empfehlenswert ist, auf leeren Magen zu trainieren. Ich fing vor zwei Jahren mit dem Fasten an, bin jetzt in der besten Form meines Erwachsenenlebens und habe mehr Muskeln als je zuvor. Ich nehme langsam, aber stetig Fett ab und Muskelmasse zu, und ich bin fast jeden Tag energiegeladen.

Ich verrate Ihnen ein Geheimnis. Ich verbringe mittlerweile weniger Zeit mit Training als früher. Früher arbeitete ich mindestens drei Stunden täglich an einem Laufbandschreibtisch und trainierte mehrmals in der Woche mit einem Coach. Ich war körperlich in schlechterer Verfassung und hatte mehr Hunger. Heute macht mir Fitness Spaß – zumindest meistens!

Mein Trainingsprogramm ist einfach. An den meisten Tagen gehe ich etwa 20 Minuten so zügig mit dem Hund spazieren, dass mein Puls steigt, und ich absolviere zweimal in der Woche ein 45-minütiges Krafttraining mit leichten Hanteln oder an Geräten, die auf einen niedrigen Widerstand eingestellt sind; ich trainiere unter der Aufsicht eines Personal Trainers oder verwende eine Work-out-App, wenn ich mit meinem Mann im Fitnessstudio bin. Neulich habe ich außerdem mit CrossFit angefangen, zu dem ich zweimal in der Woche gehe. Ich bin oft die Schlechteste im Kurs, aber ich fühle mich bei den Kniebeugen und Hantelübungen bärenstark, auch wenn ich dabei eine sehr leichte Langhantel verwende.

Mit meinem Fastenprogramm trainiere ich zwar weniger, aber ich bin fitter als je zuvor.

Sollten Sie Sport treiben? Auf jeden Fall! Fitness ist gut fürs Gehirn, für die Atmung, die Lunge, die Muskeln, die Verdauung, die Beschaffenheit der Körperzellen, die Psyche und mehr. Wenn ich komplett aufs Training verzichte, stelle ich fest, dass meine Stimmung und Zufriedenheit nach etwa zehn Tagen sinken. Ich finde, dass jeder selbst die für sie oder ihn richtige körperliche Aktivität finden muss, und obwohl Megan einige allgemeine Empfehlungen geben wird, sollte Ihnen niemand sagen, dass es das Beste für Sie ist, drei Stunden in der Woche einer bestimmten Aktivität nachzugehen.

Neulich haben mein Mann und ich unseren Urlaub in Nevada verbracht. Wir fuhren in eine kleine Stadt namens Blue Diamond, die sich in den Bergen befindet, ein charmantes Restaurant und ein Fahrradgeschäft hat und von etwa 100 Kilometern unbefestigter Wege umgeben ist, die sich hervorragend fürs Mountainbiken, Reiten oder Wandern eignen. Mein Mann und ich wollten wandern gehen – die erste echte Bergwanderung in meinem Leben. Es wäre eine Untertreibung, wenn ich sagen würde, dass ich nervös war! Aber ich zwang mich dazu, positiv zu denken und mich der Herausforderung zu stellen. Die Wanderung über 3 Kilometer dauerte anderthalb Stunden, und als wir auf dem Gipfel standen, wurden wir mit einem atemberaubenden Blick auf die rot-braun-gestreiften Berge und mit einer angenehm kühlen Brise belohnt, die uns umwehte.

Ich wurde völlig unerwartet von meinen Gefühlen überwältigt und brach in Tränen aus. Ich bin sicher, dass Sie schon Bilder von Leuten gesehen haben, die vor einem wunderbaren Gebirgspanorama auf einem Gipfel stehen und die Arme triumphierend zum Himmel strecken. Viele meiner Freunde haben solche Fotos online gestellt, und ich habe mich immer für sie gefreut, und dass sie fit genug waren, es bis zum Gipfel zu schaffen. Aber ich wusste, dass *ich* diese Erfahrung niemals machen würde.

Als ich auf dem Berggipfel in Nevada stand, bewies ich mir plötzlich und völlig überraschend, dass ich mich geirrt hatte. Und Sie können das auch!

1. Suchen Sie sich eine Aktivität aus, die Sie sich leisten können und die sich mit Ihrem Terminplan vereinbaren lässt. Melden Sie sich nicht für einen Marathon an, wenn Sie nur zwei Stunden in der Woche

Zeit zum Laufen haben. Melden Sie sich nicht für einen teuren Pilateskurs an, den Sie sich eigentlich gar nicht leisten können.

2. Finden Sie eine Aktivität, die Ihnen Spaß macht. Wenn Sie jetzt stöhnen, habe ich volles Verständnis. Früher hasste ich jede Form von Sport, weil schon das Aufstehen wehtat. Ich entschied mich fürs Spazierengehen, weil ich die Stille genieße, wenn ich in der Natur bin, und ich steigerte mich langsam. Wenn Sie nicht gleich eine Aktivität finden, die Ihnen Spaß macht, empfehle ich Ihnen, sich in einer Umgebung zu bewegen, die Ihnen gefällt. Wenn Sie zum Beispiel nach einer Möglichkeit suchen, auf entspannte Weise Stress abzubauen, könnten Sie es mit einem Yoga-Anfängerkurs versuchen. Wenn Sie gerne im Wasser sind, könnten Sie sich zum Aqua-Aerobic anmelden.
3. Richten Sie Ihren Fokus mehr auf Kraftsport und weniger auf Ausdauer. Viele Leute, die noch keinen guten Trainingsplan gefunden haben, finden die Vorstellung von Cardio-Training furchteinflößend, weil man dabei ziemlich schnell müde wird. Sie können behutsam ins Krafttraining einsteigen und sich allmählich steigern. Es ist sehr motivierend, wenn man Fortschritte erzielt und mit der Zeit immer schwerere Hanteln verwenden kann.
4. Sobald Ihre Trainingsroutine zu einfach oder langweilig wird, können Sie es ergänzen, schwieriger machen oder die Umgebung verändern. Ihr Körper ist sehr anpassungsfähig, und ohne ständige Änderungen wird die Effektivität Ihrer Work-outs nachlassen.
5. Prüfen Sie jede Woche Ihre Stimmung, und versuchen Sie, einen Zusammenhang zwischen Ihrem Work-out und Ihrer psychischen Verfassung herzustellen. Fühlen Sie sich ausgeglichener, wenn Sie draußen spazierengehen? Fühlen Sie sich glücklicher, wenn Sie mehrmals in der Woche Hanteln stemmen? Bewegung hat oft einen großen Einfluss auf die emotionale Verfassung.
6. Suchen Sie sich einen Trainingspartner. Training ist eine gute Ausrede, um auf produktive Weise Zeit mit jemandem zu verbringen, mit dem Sie gerne zusammen sind. Das könnte Ihr Ehepartner oder Lebensgefährte, Freund oder Freundin, Vorgesetzter, Mutter oder Nachbar sein. Es spielt wirklich keine Rolle. Wenn die andere Person ebenfalls fastet, kann das auch helfen, die gemeinsame Zeit zu ersetzen, die Sie sonst mit Essen verbringen würden.

7. Optimieren Sie Ihre Work-outs. Trainieren Sie probehalber während des Fasten- und während des Essensfensters, um herauszufinden, ob sich die Effektivität Ihrer Work-outs verändert, um die für Sie ideale Zeit zum Trainieren zu finden. Meine Work-outs sind deutlich besser, wenn ich auf leeren Magen trainiere, aber andere erzielen bessere Ergebnisse, wenn sie vor dem Training eine Kleinigkeit essen.

Megan Ramos

Früher hasste ich an Sport und Bewegung alles. Den Schweiß, die Bewegung, das berüchtigte »Muskelbrennen«. *Einfach alles.* Jetzt, da ich gesund und voller Energie bin, macht es mir nichts mehr aus. An manchen Tagen habe ich sogar das Gefühl, kein Fremdkörper im Fitnessstudio zu sein und dorthin zu gehören. Ich habe mich auf das Programm konzentriert, das mir mein Trainer gegeben hat, und erziele jede Woche große Fortschritte. Ich habe Muskelmasse zugelegt und meine Knochendichte verbessert, was besonders wichtig ist, weil ich schon mit 30 Jahren die Diagnose Osteoporose erhielt.

Training ist außerdem ein tolles Ventil, um Stress abzubauen. Früher aß ich aus Frust eine große Pizza oder einen ganzen Teller Pasta, der jedes Mal dazu führte, dass ich mich körperlich und mental schlecht fühlte. Wenn ich heute einen lausigen Tag habe, weiß ich, dass ich nach dem Fitnessstudio wieder gut drauf sein werde. Ich bin schon oft unter Tränen ins Fitnessstudio gegangen, wenn ich einen harten Tag hatte, und verließ es praktisch mit tänzelnden Schritten, bereit, die Welt aus den Angeln zu heben.

Aber wie bei Eve dauerte es auch bei mir sehr lange, bis ich an diesen Punkt kam. Beinahe ein Jahrzehnt lang gab ich Tausende von Dollars fürs Fitnessstudio aus, weil ich durch Bewegung abnehmen wollte, und jedes Mal scheiterte ich kläglich. Heute trainiere ich, um Stress ab- und Kraft aufzubauen; das Abnehmen hat keine Priorität mehr.

Lassen Sie mich das wiederholen: Gehen Sie nicht ins Fitnessstudio, um Kalorien zu verbrennen. Steigen Sie nicht auf das Ergometer, so wie ich früher, um den Kalorienzähler anzuschalten und erst dann wieder abzusteigen, nachdem Sie die 250 Kalorien verbrannt haben, die in dem zuckerglasierten Donut steckten, der Ihr Frühstück war. Beim Abnehmen geht es eben *nicht* um die Kalorienbilanz, und auch wenn man durch Sport Kalorien verbrennt, verliert man damit kein Fett. Deswegen habe ich nie abgenommen. Es war nicht so, dass mit meinem Körper etwas nicht stimmte – ich hatte einfach nur die falschen Informationen.

Ich bin nicht die einzige Person, die darüber im Dunkeln gelassen wurde. Viele Menschen, denen ich begegne, sagen mir, dass sie härter trainieren als je zuvor und trotzdem noch zunehmen. Sie nehmen täglich vielleicht nur 800 Kalorien auf und verbrennen 1500 Kalorien, legen aber trotzdem zu. Warum ist das so? Das Problem ist, dass das Konzept der Kalorienbilanz als Erklärung für Übergewicht extrem fehlerbehaftet ist. Wie wir bereits erwähnten, werden Gewichtsveränderungen über Hormone reguliert, wobei das Insulin für die Fettspeicherung eine zentrale Rolle spielt.

Die Wahrheit über Sport und Abnehmen begriff ich erst, als ich in Paris war, kurz nachdem ich 27 Kilogramm durch Fasten abgenommen hatte und mich kohlenhydratarm ernährte. Ich sah mir mit meinen Freundinnen tagelang die Stadt an und stieß auf meinen Streifzügen auf kein einziges Fitnessstudio. Kein einziges. Trotzdem waren die Einheimischen nicht dick. Man kann in Paris nicht dick sein und einen normalen Alltag haben. Es gibt dort nicht überall Rolltreppen. Die Aufzüge sind *winzig*. Ich bin 1,60 Meter groß, wog damals 54 Kilogramm und hatte im Aufzug klaustrophobische Zustände. Die Sitze in den U-Bahn-Zügen sind schmal, ebenso die Gänge.

Ich reiste mit einer Freundin, die ziemliches Übergewicht hatte und mir sagte: »Megan, ich komme erst wieder hierher, wenn ich abgenommen habe. Mir war vor dieser Reise gar nicht bewusst, wie dick ich eigentlich bin. Ich fasse es nicht. Die Einheimischen essen nichts zum Frühstück. Sie essen nur zweimal am Tag, und auf ihrem Speiseplan stehen fette Sachen wie Käse, Butter und Eier. Die Pariser sind zwar viel zu Fuß unterwegs, treiben aber sonst keinen Sport. Und sind trotzdem schlank!«

Sport hilft Ihnen nicht beim Abnehmen. Übergewicht wird über Hormone reguliert, und deswegen spielt es keine Rolle, wie viele Minuten Sie auf dem Laufband verbringen. Wenn Sie zu oft die falschen Dinge essen und Ihrem Körper keine Möglichkeit geben, seine Fettreserven zu verbrennen, werden Sie nicht abnehmen. Ja, Sie können Ihre Muskeln trainieren. Ihre Hormone aber nicht.

Die meisten meiner Klienten glauben irrigerweise, dass sie nur mit Sport abnehmen oder dass Sport ihnen in irgendeiner Weise dabei helfen wird, den Abnehmprozess zu beschleunigen. Diese Theorie wurde in der Praxis oft widerlegt, aber vielen fällt es schwer, davon abzurücken. Ja, Sport hat viele gesundheitliche Vorteile und trägt unter anderem zu einer Verbesserung des Muskeltonus, der psychischen Verfassung, der Beweglichkeit und der Ausdauer bei. Aber Sie werden damit nicht besser abnehmen.

Aus diesen anderen gesundheitlichen Gründen stehe ich zweimal in der Woche um 4:30 Uhr auf, um Hanteln zu stemmen. Ich gehe mit meinen beiden Windhunden mindestens eine Stunde täglich spazieren. Zu meiner großen Freude habe ich so mehrere Pfund magere Muskelmasse zugenommen, und ich habe jetzt starke, gesunde Knochen. Aber Sport hat mir schon früher nicht beim Abnehmen geholfen, und daran hat sich bis heute eigentlich nichts geändert.

Das Konzept der Kalorienbilanz ist völlig falsch und erzeugt den Eindruck, man hätte die Kontrolle über die Prozesse, die im Körper ablaufen. Ich frage meine Klienten oft, warum sie denken, dass Sport ihnen beim Abnehmen helfen wird, wenn sie mit diesem Ansatz schon früher gescheitert sind. Sie sagen dann immer, dass sie früher wohl nicht hart genug trainiert haben.

Natürlich haben Sie es in der Hand, abzunehmen, aber das erreichen Sie nicht mit einem Aerobic-Kurs. Ihr Gewichtsverlust hängt von dem ab, was Sie essen, und vor allem, wann Sie essen. Obwohl ich meinen Klienten dazu rate, so aktiv wie möglich zu sein, sollten wir nicht mit dem Ziel trainieren, abzunehmen. Wir haben das schon so oft probiert, und sind dabei nur dicker geworden. Also bitte ich Sie: Trainieren *und* fasten Sie.

Jason Fung

Zu meinen bekanntesten Klienten zählt der Mixed-Martial-Arts-Kämpfer und UFC-Champion Georges St-Pierre. Am 4. November 2017 sollte diese Kampfsportlegende gegen Michael Bisping um den UFC-Meistertitel im Mittelgewicht kämpfen. Das war Georges erster Titelkampf seit vier Jahren, und deshalb stand viel auf dem Spiel – für ihn, für seine Fans und den Sport. Weil er vor dem Einwiegen zunehmen musste, fing er an, im Zwei-Stunden-Takt zu essen. Sein ganzes Leben lang hatte man ihm gesagt, dass er – wenn er Muskelmasse aufbauen wollte – häufiger und mehr essen musste, und deshalb trainierte er nicht nur rigoros, er aß auch mehr als je zuvor. Die Ergebnisse waren verheerend. Er bekam Krämpfe, konnte nicht schlafen, erbrach regelmäßig sein Frühstück und, was am schlimmsten war, er hatte Blut im Stuhl. Weil George sich keinen Reim darauf machen konnte, nahm er die Schmerzen hin. Entgegen aller Erwartungen gelang es ihm, den Kampf in der dritten Runde für sich zu entscheiden.

Danach fanden die Ärzte schließlich heraus, dass Georges an Colitis ulcerosa litt, einer chronisch entzündlichen Darmerkrankung, die Geschwüre im Dickdarm verursacht. Er bekam Medikamente verschrieben, aber Georges wollte einen anderen Weg finden, um seine Symptome zu beheben. Er kam zu mir, und ich empfahl ihm intermittierendes Fasten. Innerhalb weniger Wochen verbesserten sich seine Symptome deutlich. Er konnte wieder besser schlafen, die Entzündung ließ nach und die Bauchkrämpfe verschwanden. Seine Knochen- und Muskelmasse verbesserte sich, und sein Körperfettanteil sank. Für einen Profisportler wie Georges war jedoch der beste Nebeneffekt, dass er über mehr Energie verfügte und den Eindruck hatte, dass seine Work-outs produktiver waren. Heute fängt Georges seinen Tag damit an, auf leeren Magen zu trainieren, und er sagt, er fühle sich leichtfüßiger, konzentrierter und aufmerksamer.

Fakt ist, dass Ihnen das Training auf leeren Magen ein besseres Workout ermöglichen wird, als wenn Sie zuvor etwas gegessen haben. Denken Sie einmal darüber nach: Würden Sie lieber mit einem hungrigen Löwen kämpfen oder mit einem Löwen, der gerade eine große, saftige Antilope verspeist hat? Ihre Wahl würde niemals auf den hungrigen Löwen fallen, weil er aggressiv, schnell und blutrünstig wäre!

Wenn Sie auf leeren Magen trainieren, haben Sie einerseits einen niedrigen Insulinspiegel und andererseits einen hohen Noradrenalin- und Somatropinspiegel. Unter diesen hormonellen Voraussetzungen haben Sie mehr Energie (das durch das Noradrenalin und Somatropin bereitgestellt wird), und deshalb können Sie sich im Training stärker verausgaben. Wenn Sie nach dem Work-out etwas essen, bleibt Ihr Somatropinspiegel erhöht. Somatropin unterstützt die Reparatur der Muskelzellen, und deshalb erholen Sie sich schneller.

Es gibt keinen physiologischen Grund, warum man vor dem Work-out etwas essen sollte. Ich rate oft dazu, am frühen Morgen auf leeren Magen zu trainieren, weil man schon den Brennstoff hat, den der Körper braucht. Um 4 Uhr morgens wird Ihr Körper von Hormonen durchflutet, die dafür sorgen, dass Glukose ins Blut gelangt. Wenn Sie aufwachen und um 6 oder 7 Uhr trainieren – oder am Vormittag – ist Ihr Körper noch damit beschäftigt, diese Glukose zu verbrennen. Sie *müssen* nichts essen.

Training in Kombination mit Fasten kann Ihnen zu einem schlankeren, sportlicheren Erscheinungsbild und mehr Energie verhelfen. Vergessen Sie nur nicht, dass es nicht das Training an sich ist, das Ihnen beim Abnehmen hilft. Es ist das Fasten.

KAPITEL 16
Schlemmen ohne Reue

Eve Mayer

Fasten ist die Umsetzung der bewusst getroffenen Entscheidung, für eine gewisse Dauer auf Essen zu verzichten. Das Gegenteil davon – nämlich Schlemmen – sollte im Umkehrschluss die Umsetzung der bewusst getroffenen Entscheidung sein, sich für eine gewisse Dauer Essen zuzuführen. Vergessen Sie aber die schier endlosen Essorgien mit Hamburgern, Pizza, Limonade, Pommes frites und Eiscreme. Ich werde Ihnen zeigen, wie Sie in Ihrem neuen, fasteninspirierten Leben achtsam, gesund und sättigend schlemmen können. Denn Schlemmen ist durchaus erlaubt, wenn Sie sich nicht gerade in einem Fastenfenster befinden – obwohl es sich ganz anders anfühlen wird als früher.

Wie wird geschlemmt, und wie fühlt sich das an?

Als ich lernte, wie man fastet, machte mir das Unbekannte Angst. Würde ich hungrig sein? Würde mich ein nagender Hunger quälen? Hätte ich überhaupt die Disziplin, so lange ohne Essen durchzuhalten? Nachdem ich mehrmals kurz gefastet hatte, machten mir leichte Hungergefühle nichts mehr aus, und es überraschte mich nach einer Weile nicht mehr, dass der Hunger abebbte, wenn ich ihn einfach aussaß. Es gibt im Fasten Phasen, in denen ich mich unglaublich fühle, und ich habe durchs Fasten Augenblicke erlebt, in denen ich eine geistige Klarheit und Freude erfahren habe, die mir bis dahin fremd waren.

Ich freue mich aber immer noch aufs Essen, und es macht mir immer noch Spaß, *viel* zu essen. Mir macht am Schlemmen alles Spaß, vom Duft der Speisen bis hin zu ihrer Konsistenz und dem Geschmack, der sich in meinem Mund entfaltet. Bevor ich mit dem Fasten anfing, nahm ich an, dass Leute, die Mahlzeiten ausfallen ließen, einfach nicht so viel Freude am Essen hatten wie ich, und dass es sonderbare Asketen waren, die unmöglich Genießer sein konnten. Ich machte mir Sorgen, dass ich mich durchs Fasten in eine solche Person verwandeln würde.

Ich irrte mich gewaltig!

Wenn Sie fasten, sollten Sie im Anschluss daran genussvoll schlemmen. Schlemmen ist nicht das, wofür ich es früher immer gehalten hatte: eine längere Phase der maßlosen Völlerei, in der ich so viel aß, dass mein Magen um Gnade winselte. Stattdessen sollte Schlemmen eine – im Idealfall maximal eine Stunde dauernde – Phase sein, in der man so lange freudvoll und achtsam gesunde Nahrungsmittel zu sich nimmt, bis man satt ist.

Ich sage nicht, dass Sie Ihren Appetit unterdrücken und sich begeistert auf einen großen Teller Brokkoli stürzen sollen, wenn Ihnen dieses Gemüse überhaupt nicht schmeckt. Idealerweise sollte Ihnen das, was Sie essen, *schmecken*, kohlenhydratarm sein, gesunde Fette enthalten, und bevorzugt aus biologischem Anbau bzw. ökologischer Aufzucht stammen. Ja, Sie werden nicht alles mögen, was gesund für Sie ist, aber mit der Zeit werden sich Ihre Präferenzen und geschmacklichen Vorlieben ändern.

Und diese Veränderung ist enorm.

Schlemmen bedeutet aber nicht, dass Sie bezüglich Ihres Essens immer perfekte Entscheidungen treffen müssen. Selbst fitte Menschen essen manchmal ungesunde Dinge. Heute esse ich zu 90 Prozent Speisen, die mir gut bekommen, und die restlichen 10 Prozent bestehen aus Dingen, die keinen physiologischen Nährwert haben und wahrscheinlich nicht so gut für mich sind. Ich esse für mein Leben gerne Hamburger, und ich fände es prima, wenn ich sie genauso oft essen könnte wie früher. Aber ich weiß ganz genau: Wenn ich mir einen Cheeseburger mit zwei Lagen Speck, Pommes und einen Schoko-Milchshake genehmige, werde ich mich träge fühlen und zunehmen. Ich habe außerdem festgestellt, dass ich bei einer solchen Nahrungsauswahl am nächsten Tag einen gewaltigen, kaum stillbaren

Heißhunger habe. Deshalb esse ich lieber einen großen Salat mit gegrillten Zwiebeln, Avocado-Scheiben, Speck, gehobeltem Cheddar und Jalapeños, der mit einem saftigen, frisch gebratenen Burger vom Wagyu-Rind belegt ist. Ich lasse mir diese Mahlzeit auf der Zunge zergehen und genieße jeden Bissen. Wenn ich fertig bin, fühle ich mich blendend und habe am nächsten Tag keinen Heißhunger!

Wie isst man achtsam, fragen Sie? Hierzu möchte ich Ihnen gerne einige Tipps geben. Zuerst gilt: Wählen Sie Nahrungsmittel, die Ihnen schmecken und die Sie sättigen. Wenn Kochen nicht gerade zu Ihren Leidenschaften gehört, suchen Sie sich jemanden in Ihrer Familie, auf den dies zutrifft. Wenn Sie Zeit haben, sollten Sie die Speisen auf dem Teller ansprechend anrichten – benutzen Sie Ihr bestes Geschirr, selbst wenn Sie es sonst nur zu ganz besonderen Anlässen aus dem Schrank holen. Das Essen, das Sie anrichten, sollte aus verschiedenen Farben, Konsistenzen, Aromen und Temperaturen bestehen. Spielen Sie mit unerwarteten Kombinationen wie einem knackigen, sauren grünen Apfel und cremigem Cheddar. Wenn Sie gerne in Gesellschaft essen, sollten Sie Ihre Mahlzeit im Kreis Ihrer Freunde, Familie oder Kollegen zu sich nehmen. Schalten Sie den Fernseher aus und legen Sie Ihr Smartphone weg. Kauen Sie das Essen langsam und konzentrieren Sie sich auf den Geschmack. *Mmmhh.*

Das Ziel ist es, die Mahlzeiten ohne viele Ablenkungen, dafür aber appetitlich angerichtet und mit hochwertigen, schmackhaften Zutaten zubereitet zu genießen. Essen Sie, bis Sie satt sind. Zählen Sie keine Kalorien, schränken Sie sich bezüglich des Konsums gesunder Fette nicht ein, und hören Sie nicht auf zu essen, weil Sie glauben, dass Sie von den anderen Anwesenden für maßlos gehalten werden könnten. Essen Sie, bis Sie satt und zufrieden sind und sich ein wohliges Gefühl einstellt.

Klingt das wie ein Traum, der niemals Wirklichkeit wird? Sicher, ich gebe zu, dass das, was ich eben beschrieben habe, eine Idealsituation ist. In der Realität haben wir manchmal nicht die Zeit, das Geld oder die Lust, eine tolle Mahlzeit vorzubereiten, die wir hübsch auf unseren schönsten Porzellantellern anrichten und bei Kerzenschein unserer gut gelaunten Familie kredenzen. Manchmal haben wir einen Elf-Stunden-Arbeitstag, keine Zeit, einkaufen zu gehen, oder unser halbwüchsiges Kind ist gerade aufsässig und weigert sich, sich mit uns an den Tisch zu setzen. Oder vielleicht haben wir 24 Stunden gefastet, können das Essen nicht abwarten und schieben uns ungeduldig ein Stück Cheddar, den wir zuvor in heißen Speck gewickelt haben, in den Mund, wobei wir uns die Zunge verbrennen und das triefende Fett auf der gesamten Arbeitsfläche verteilen. (Ich hoffe, dass ich nicht die Einzige bin, der das passiert ist!)

Die Situationen sind nicht immer ideal, aber die Tatsache bleibt, dass wir sowohl fasten als auch schlemmen sollten. Weder das eine noch das andere sollte eine Selbstkasteiung sein, und beides kann genussvoll sein. Fasten kann insofern befreiend sein, als wir seltener spülen, einkaufen und kochen müssen und somit mehr Zeit zur Verfügung haben. Wir können freudvoll schlemmen, indem wir Dinge essen, die uns schmecken, ein neues Rezept ausprobieren, mit Freunden speisen und uns ein Glas Wein genehmigen.

Die Wahrheit ist: Wir *verdienen* es, zu essen, und wir *verdienen* es, zu genießen. Ich gebe zu, dass es schwer war, meine Essgewohnheiten zu verändern, und auf Zucker zu verzichten war beinahe so, als würde ich den Tod eines guten alten Freundes betrauern. Aber weil ich selbst entscheide, was ich esse, und wie gesagt in 90 Prozent aller Fälle konsequent bin, nehme ich mir die Freiheit, in den restlichen 10 Prozent Dinge zu essen, die nicht auf meiner Liste gesunder Lebensmittel stehen – und ich nehme trotzdem noch ab.

Ihre Freunde und Familienangehörigen sind vielleicht auch froh und erleichtert, Ihnen beim Essen zuzusehen. Obwohl sie sich daran gewöhnen werden, dass Sie regelmäßig fasten, wird es Zeiten geben, in denen Sie über Hunger klagen oder Dinge vermissen, die nicht gut für Sie sind (Kartoffelchips zum Beispiel). Wenn Sie fasten, müssen Sie sich vor Augen führen, dass es Ihre Entscheidung war, und dementsprechend können Sie jederzeit aufhören, wenn Sie das möchten. Das heißt auch, dass Sie hin und wieder klagen dürfen – vergessen Sie aber nicht, dass Sie anderen dadurch mit der Zeit auf die Nerven gehen könnten. Nachdem Sie gefastet haben, *wollen* Ihre Lieben Ihnen beim Schlemmen zusehen. Sie müssen wissen, dass Sie nicht hungern und dass Sie eine gesunde Einstellung dazu haben, wie Sie Ihren Körper nähren und mit Essen stärken. Am besten können Sie das unter Beweis stellen, indem Sie Ihre authentische Freude am Essen zum Ausdruck bringen.

Genießen Sie also Ihre Mahlzeiten. Lassen Sie sich jeden Bissen schmecken. Kosten Sie jeden Augenblick aus, in dem Sie gesunde, optisch ansprechende und leckere Speisen zu sich nehmen. Es heißt, dass die Freude wächst, je länger man wartet, und das gilt auch fürs Essen. Fasten kann den kulinarischen Genuss also steigern!

Essen ist ein natürlicher Vorgang, der notwendig ist, um am Leben zu bleiben. Essen sollte eine freudvolle Erfahrung sein. Lernen, wie man ohne Reue schlemmt, ist ein wichtiger Schritt, um zu lernen, wie man fastet.

Wie man ohne Reue schlemmt

1. Erlangen Sie die Kontrolle darüber, was, wann, wo und wie lange Sie essen werden. Eine Stunde ist ideal, um seine Mahlzeit in Ruhe zu verzehren.
2. Beseitigen Sie alle Störfaktoren, die Sie von Ihrer Mahlzeit ablenken. Legen Sie zum Beispiel Ihr Smartphone weg, schalten Sie den Fernseher aus und legen Sie das Buch beiseite.
3. Erinnern Sie sich daran, dass Sie ein Lebewesen sind, das sich durch Nahrung Energie zuführt, und dass der Akt des Essens ein genussvolles Erlebnis sein sollte.
4. Essen Sie, bis Sie angenehm gesättigt sind. Essen Sie, bis Sie satt sind, unterlassen Sie es aber, »auf Vorrat« zu essen, weil Sie befürchten, später wieder hungrig zu werden. Sie werden später noch ausreichend Gelegenheit zum Essen haben.
5. Vergleichen Sie Ihren Speiseplan und Ihre Auswahl an Lebensmitteln nicht mit dem, was andere essen. Jeder Körper ist einzigartig.
6. Erinnern Sie sich daran, dass es völlig in Ordnung ist, zu essen. Bestrafen Sie sich nicht dafür, dass Ihnen das Essen schmeckt. Sie verdienen es, genährt zu werden, ganz gleich, wie viel Übergewicht Sie auch haben mögen. Es ist einfach schädlich, etwas zu verabscheuen, das man tun muss, um am Leben zu bleiben.

Das Problem mit den Süßigkeiten (und anderen besonders verführerischen Speisen)

Ich warne davor, während des Essensfensters Dinge zu essen, die zu Kontrollverlust führen könnten oder bewirken, dass man in sein altes Suchtverhalten verfällt. Abgesehen von meinen drei Krankenhausaufenthalten, als ich die Operationen zur Magenverkleinerung hatte, aß ich jeden Tag etwas Süßes, bis ich mit dem Fasten anfing. Manchmal auch mehrmals am Tag. Ja, ich war süchtig nach Essen, und ja, ich war auf jeden Fall süchtig nach Süßigkeiten. Ich hatte Heißhunger danach, und noch heute freue ich mich auf sie, genieße sie und spüre ihre Wirkung auf mich.

Bevor ich mit dem Fasten anfing, versuchte ich, mir Süßigkeiten abzugewöhnen, und scheiterte auf ganzer Linie. Obwohl ich meinen Zuckerkonsum erheblich reduzierte, buk ich trotzdem kohlenhydratarme Kuchen mit Erythrit und/oder Stevia. Der Geschmack war gewöhnungsbedürftig, aber nach einer Weile hatte ich mich daran gewöhnt. Ich dachte: *Wenn ich abnehmen und trotzdem weiter Süßigkeiten essen kann – selbst »unechte« Süßigkeiten –, kann ich damit leben.*

Es gab allerdings ein Problem. Nach einem Gewichtsverlust von 12 Kilogramm stand die Waage still. Ich wollte noch mehr abnehmen und wusste, dass mir das nur gelingen würde, wenn ich meine Essgewohnheiten änderte. Außerdem erkannte ich, dass auch natürliche Süßungsmittel wie Stevia meinen Insulinspiegel beeinflussen, selbst wenn sie nur wenige oder gar keine Kalorien haben. Ich war insulinresistent; wenn ich also einen stabilen Blutzuckerspiegel haben wollte, musste ich die Süßigkeiten weglassen. Vielleicht nicht für immer, aber zumindest bis ich mein Wunschgewicht erreicht und meine Gesundheit im Griff hatte.

Als ich Anfang 2018 zum ersten Mal fastete, strich ich alle Süßigkeiten aus meinem Speiseplan. Es war ein *Debakel.* Ich hatte schon morgens schlechte Laune, als ich meinen Kaffee trank, weil ich den Geschmack von Kaffee mit Milch und ohne Zucker furchtbar fand. Ich machte mir Sorgen, dass mir das Essen bald keine Freude mehr bereiten würde, weil Süßigkeiten und Nachspeisen für mich immer das Highlight jeder Mahlzeit waren. Es war wie ein Drogenentzug, und ich wusste nicht, wieso ich nach dem Fasten – als ich abnahm und mich so gesund fühlte wie schon lange nicht mehr – immer noch etwas vermissen konnte, das meine Gesundheit so nachhaltig geschädigt hatte.

Ich mogelte, und zwar viel. Als ich elf Tage fastete, gab ich jeweils vier Tropfen Stevia in die beiden Tassen Kaffee, die ich täglich trank. Als ich einmal allein im Haus meiner Eltern war, verschlang ich den letzten Donut in der Küche und entsorgte die Schachtel sofort, als würde jeden Augenblick jemand von der Spurensicherung vor der Tür stehen und Untersuchungen über den fehlenden Donut anstellen. Ein andermal nahm ich eine Melatonin-Kautablette, obwohl ich die Schlafhilfe wahrscheinlich gar nicht gebraucht hätte, weil ich für einige Augenblicke den süßen Geschmack auf meiner Zunge spüren wollte.

Schließlich beschloss ich, dass ich diesen Versuchungen Einhalt gebieten *musste*. Ich entsorgte alle Süßigkeiten, die in meinem Haus waren, darunter auch meinen Vorrat an Erythrit und Stevia. Natürlich plagte mich ein schlechtes Gewissen, weil ich Lebensmittel wegwarf, aber ich konnte diese Dinge einfach nicht in meiner Nähe haben. Ich wollte gesund sein. Ich wollte nicht zulassen, dass etwas so viel Macht über mich hatte, und ich wusste, dass mir nichts anderes übrig blieb als ein kalter Entzug.

Deshalb tat ich genau das.

Ich fing schon bald an, Süßigkeiten deutlich weniger zu vermissen. Ich erinnere mich, dass ich mir eines Tages vorgenommen hatte, Frühstück und Mittagessen ausfallen zu lassen; als ich Hunger bekam und mich zum Essen setzte, war es schon 15 Uhr. Als ich den ersten Bissen in meinen Mund steckte, erkannte ich, warum ich nicht hungrig gewesen war: Ich hatte keinen Appetit auf Süßes gehabt.

Heute verzichte ich zu 90 Prozent auf Zucker und Süßstoffe. Ich mag meinen Kaffee jetzt ungesüßt, was ich mir vor einiger Zeit nicht hätte vorstellen können. Wenn ich etwas Zuckerhaltiges esse, ist es normalerweise zu einem besonderen Anlass, oder es sind Gelüste auf etwas Bestimmtes, die ich nicht mehr ignorieren kann.

Ich fühle mich jetzt wacher und aufmerksamer, und ich schaffe es zum ersten Mal in meinem Leben, ein gesünderes Gewicht zu halten. Ich bin selten krank und fühle mich in meinem Körper wohl. Ich schätze, mein Leben ist doch ziemlich süß. Ich bin der lebende Beweis dafür, dass man auf Zucker verzichten kann – oder auf jede Substanz mit Suchtpotenzial. Sie denken vielleicht, Ihr Leben ohne Süßigkeiten sei weniger schön, aber wie für jedes Suchtmittel gilt auch hier: Das stimmt einfach nicht. Der Zucker gaukelt Ihrem Körper und Geist vor, dass Sie ohne ihn nicht überleben werden. Aber das ist nicht wahr.

Zucker und Süßstoffe erschweren das Fasten, weil sie Heißhunger schüren. Sie führen auch oft dazu, dass die Gewichtsabnahme stagniert. Halbieren Sie einen Monat lang jede Woche Ihren Zuckerkonsum, bis Sie auf null kommen und merken, wie sich Ihr Denken, Körper und Gewicht verändern. Nur dann sollten Sie beschließen, ob und wie viel Sie sich wieder gönnen möchten.

Schlemmen ist kein Exzess

Ein kontrolliertes Schlemmen besteht aus gesunden Nahrungsmitteln und ist nicht gleichzusetzen mit Exzess. Während der Begriff *Exzess* manchmal umgangssprachlich benutzt wird, um jede Form von übermäßigem Konsum zu beschreiben, ist Völlerei ein Zeichen für eine psychische Störung. Sie ist sogar die gängigste Essstörung in den USA – und auch ich litt bis zu meinem 36. Lebensjahr darunter. Tagsüber aß ich normal, aber abends pflegte ich mich vor den Fernseher zu setzen und Chips, Eiscreme, Fleisch und Süßigkeiten zu konsumieren, und zwar massenweise. In dieser Zeit führte ich in Gedanken Selbstgespräche, in denen ich mich aufs Schärfste kritisierte und mir sagte, dass ich hässlich und dick war; zugleich redete ich mir aber auch ein, dass ich mich durch das Essen besser fühlen würde. Ich stopfte mich voll, bis die Selbstkritik verstummte, der Stress in meinem Leben nachließ und von dem Schmerz übertönt wurde, zu viel gegessen zu haben.

Dieser Missbrauch von Essen hielt mich davon ab, mich den Realitäten meines Lebens zu stellen. Essen hielt mich davon ab, glücklich, traurig oder stolz zu sein, und verwandelte mich in einen abgestumpften Zombie, der einfach nur alles über sich ergehen ließ und sich zwar redlich bemühte, aber trotzdem kein freies, unbeschwertes Leben führte. Ich blendete Freude und Trauer mit frittierten Hähnchenschlegeln und Torte aus.

Ich war traurig und verzweifelt, aber ich erkannte, dass ich für meine Tochter ein Vorbild sein musste. Ich würde es mir niemals verzeihen, wenn ich ihr mit meinem Beispiel vermittelte, dass es in Ordnung war, Essen als

Ersatzbefriedigung zu missbrauchen. Deshalb wurde ich aktiv und suchte eine Spezialklinik auf, in der ich 40 Tage blieb. Mithilfe verschiedener Therapieformen überwand ich meine Essstörung.

Wenn Sie denken, dass Sie vielleicht auch an einer Essstörung leiden, könnte eine Rehaklinik für Sie das Richtige sein. Vielleicht auch nicht. Viele Betroffene profitieren auch von einer kognitiven Verhaltenstherapie. Aber zuerst empfehle ich Ihnen, beim Essen auf Ihre Gedanken zu achten, ob Sie sich gedanklich vielleicht Dinge sagen wie:

»Du verdienst es nicht, zu essen.«

»Du solltest dich schämen, vor all diesen schlanken Leuten etwas zu essen.«

»Du bist die Dickste im ganzen Raum.«

»Du bist so abstoßend.«

Wenn Sie solche Gedanken haben, sollten Sie sich fragen, wie *Sie* reagieren würden, wenn jemand Ihrer Tochter, Ihrem Sohn, Ihrer besten Freundin oder Ihrem Partner solche Dinge an den Kopf werfen würde. Sie würden sie doch vor einer solchen Aggression schützen wollen, oder? Warum richten Sie diese Worte dann gegen sich selbst? Wenn Sie an Heißhungeranfällen leiden, rate ich Ihnen dringend zu einer Psychotherapie, in der Sie lernen werden, sich selbst mit Liebe und Mitgefühl zu begegnen.

Leiden Sie an Heißhungeranfällen?

Die Bundeszentrale für gesundheitliche Aufklärung (BZgA) definiert die Binge-Eating-Störung als schwere, lebensbedrohliche und behandelbare Essstörung, die sich durch folgende Merkmale auszeichnet:

- wiederholte Episoden, in denen große Mengen an Nahrung konsumiert werden (es wird oft schnell und so viel gegessen, dass sich anschließend ein Gefühl des Unwohlseins einstellt)
- Gefühl des Kontrollverlusts während der Essanfälle
- Scham, Schuldgefühle oder Reue nach den Essanfällen
- nur selten wird zu ungesunden Ausgleichsmechanismen (Erbrechen oder Hungern) gegriffen, um den Folgen des Heißhungeranfalls entgegenzuwirken

> Wenn eine oder mehrere dieser Aussagen auf Sie zutreffen, rate ich Ihnen dringend dazu, sich bei einem Therapeuten Hilfe zu suchen.

Megan Ramos

Die meisten Diäten vermitteln den Eindruck, dass man dick wird, wenn man isst, bis man satt ist. Dieser Irrglaube hat sich so tief ins kollektive Bewusstsein eingegraben, dass zahlreiche meiner Klientinnen und Klienten in Tränen ausgebrochen sind, als ich sie darum bat, sich am Montag nach Thanksgiving auf die Waage zu stellen. »Ich schwöre, dass ich weder Brot noch Kartoffeln oder Nachtisch angerührt habe«, sagen sie immer.

Aber wenn die Zahl auf dem Display erscheint, brechen sie in Freudentränen aus. Fast alle meine Klienten haben entweder abgenommen oder ihr Gewicht gehalten, obwohl sie geschlemmt haben! Sie können nicht verstehen, wie sie so viel essen konnten und nicht mindestens 5 Kilogramm zugenommen haben!

Die Wissenschaft hinter dem Fasten

Meine Klienten nehmen nach dem Festessen an Thanksgiving nicht zu, weil Zunehmen nichts damit zu tun hat, dass man mehr Kalorien konsumiert als verbrennt. Die Gewichtszunahme wird über Hormone, vor allem über Insulin, gesteuert. Wenn man viele raffinierte Kohlenhydrate isst, bis man satt ist, führt das dazu, dass der Insulinspiegel stark ansteigt, die Aktivierung der Sättigungshormone verhindert und Körperfett gespeichert wird. Aber an Thanksgiving isst man normalerweise keine kohlenhydratreiche Mahlzeit. Natürlich kann es Brötchen, Bratenfüllung und Kürbiskuchen geben (die sehr kohlenhydratlastig sind), aber normalerweise isst man mehr Rosenkohl, Truthahn und Süßkartoffeln, die sich weitaus weniger gravierend auf den Insulinspiegel auswirken.

Doch hätten Sie sich in die Bredouille gebracht, selbst wenn Sie an Thanksgiving viele Kohlenhydrate gegessen und den Apfelkuchen im Alleingang verdrückt haben? Die Antwort lautet: Nein, solange Sie danach fasten. Ich mache das ständig. So gerne ich anderen erzählen würde, dass ich übermenschliche Kräfte besitze und aus Prinzip keine Kohlenhydrate esse … stimmt das natürlich nicht. Hin und wieder esse ich Pizza, und wenn das der Fall ist, esse ich normalerweise zu viel davon. Das macht nichts. Ich faste danach immer. Fasten »behebt« den hormonellen Ausschlag, der durch die Pizza verursacht wird, indem es meinen Insulinspiegel senkt und die gespeicherte Nahrungsenergie aus meinen Fettdepots verbrennt. Es tilgt auch jedes schlechte Gewissen, das ich beim Essen habe.

Es ist für viele Klienten schwer, ohne schlechtes Gewissen zu schlemmen, bis sie satt sind, oder hin und wieder Kohlenhydrate zu essen. Sie wissen nur, dass eine Nahrungsaufnahme bis zum Eintritt eines Sättigungsgefühls normalerweise zu einer Gewichtszunahme führt, und dann dauert es in der Regel Wochen oder sogar Monate, um den Schaden einer großen kohlenhydratreichen Mahlzeit ungeschehen zu machen.

Das war auch für mich etwas, das ich mühsam erlernen musste.

2012 erlangte ich durch Fasten und eine kohlenhydratarme Kost die Kontrolle über meine Gesundheit und mein Gewicht, und ich schmiedete den Plan, mit zwei meiner besten Freundinnen einen Monat durch Europa zu reisen. Dann erkannte ich das Problem und brach in Tränen aus. Wie sollte ich nach Italien fahren und dort keine Pizza oder Pasta essen? Ich wollte die Kultur der Länder genießen, die wir besuchten, und Essen ist nun einmal ein wichtiger Teil des Lebens. Ein Teil, auf den ich nicht verzichten wollte.

Dann wurde mir klar, dass mein Gewicht, meine Gedanken über das Essen und mein Wunsch zu schlemmen Dinge waren, die völlig in meiner Macht standen. Wenn ich abends Pizza oder mittags Pasta essen wollte, konnte ich tagsüber fasten, während wir auf Entdeckungstour gingen. Ich konnte auch an den Reisetagen fasten, also in der Zeit, in der wir zu unserer nächsten Station unterwegs waren – nur für den Fall, dass ich eine Eiswaffel sah, die zu verführerisch aussah, um an ihr vorbeizugehen.

Ich führte meinen Plan auf meinem Abenteuer durch Europa aus und nahm in der Zeit, in der ich weg war, 4 Kilogramm ab. Ich musste gegen Ende der Reise in Rom sogar neue Shorts kaufen, weil meine alten ständig rutschten. Mehr als je zuvor war diese Reise für mich ein Aha-Moment; ich begriff, dass das Fasten ein Werkzeug war, das mir die Möglichkeit gab, meinen Körper und mein Wohlbefinden zu kontrollieren. Ich konnte essen *und* fasten und mich dabei gut fühlen.

Die meisten Leute, mit denen ich arbeite, habe eine regelrechte Angst vor dem Essen entwickelt, haben zugleich aber auch Angst davor, nicht zu essen. Ihnen wurde stets gesagt, dass ein längerer Essensverzicht dazu führt, dass man Heißhungeranfälle entwickelt und zunimmt. Ich möchte Ihnen hiermit sagen, dass Fasten und Schlemmen ein natürlicher Kreislauf sind und dass Sie alle Teile dieses Kreislaufs genießen können. Sie können darauf vertrauen, dass die richtige Auswahl der richtigen Speisen oder das planmäßige Fasten vor und/oder nach einer kohlenhydratreichen Mahlzeit Ihnen ein Gefühl der Kontrolle geben wird. Das Beste daran ist, dass Sie es an den Feiertagen endlich wieder genießen können, Zeit mit Ihren Lieben zu verbringen, ohne sich Sorgen darüber machen zu müssen, dass die kulinarischen Genüsse der Feiertage Ihrem Bauchumfang schaden werden. Wir sind *dafür geschaffen*, mit unseren Lieben zu schlemmen und zwischen Feieranlässen zu fasten.

Fünf Methoden, wie man verantwortungsbewusst schlemmen kann

1. Planen Sie im Voraus: Wenn ein Feiertag oder Urlaub ansteht, sollten Sie vor und nach diesem Ereignis mehrmals fasten. Je nachdem, wie stark Ihr Fastenmuskel ist, können Sie kurz oder erweitert fasten. Aber versuchen Sie, Ihren Fastenmuskel ein wenig zu dehnen. Wenn Sie normalerweise 24 Stunden fasten, sollten Sie versuchen, vor und nach dem Ereignis 36 Stunden zu fasten.
2. Timen Sie Ihr Essen: Essen Sie lieber früher als später zu Abend, weil Sie dann vor dem Zubettgehen einige Stunden Zeit haben, um einen Teil der Energie zu verbrennen, die Sie sich über die Mahlzeit zugeführt haben. Wenn Sie Kohlenhydrate oder Zucker essen wollen, sollten Sie diese eher früher am Tag essen als abends oder nachts.
3. Halten Sie sich an Ihren Zeitplan und verzichten Sie zwischendurch auf Snacks: Genießen Sie Ihr Essen und versuchen Sie, davor und danach nichts zu naschen. Halten Sie Ihre Essensfenster ein, weil Ihr Körper dadurch seltener das Fettspeicherhormon Insulin ausschüttet.

4. Verzichten Sie auf Limonade: Versuchen Sie, auf zuckerhaltige Getränke zu verzichten, vor allem wenn Sie wissen, dass Sie im Laufe des Tages noch Kohlenhydrate oder einen Nachtisch essen werden. Achten Sie auch darauf, womit Sie Ihre Spirituosen mischen. Margaritas, Piña Coladas und viele andere Drinks enthalten viel Zucker; wenn Sie Cocktails mögen, sollten Sie den Alkohol Ihrer Wahl mit Mineralwasser und einem Spritzer Limettensaft mischen.
5. Wählen Sie Ihren Wein mit Bedacht: Wenn Sie Wein trinken wollen, sollten Sie einen trockenen Wein mit niedrigerem Zuckergehalt wählen. Im Gegensatz zu lieblichen Rebsorten wie Muskateller und Riesling, neigen Cabernet Sauvignon und trockener Champagner dazu, weniger Zucker zu enthalten, sodass sie eine gute Wahl sind, wenn Sie die Weinkarte vor sich haben und nicht genau wissen, was Sie bestellen wollen.

Gesunde Essgewohnheiten

Fasten kann und wird für Ihre Taille und Gesundheit wahre Wunder wirken, aber diese neue Gewohnheit reicht nicht aus, um Ihren Lebensstil aufrechtzuerhalten. Sie brauchen ein neues Repertoire an gesunden Essgewohnheiten, damit Sie schlemmen können und nie wieder vom Kurs abkommen. Die folgenden fünf Tipps werden Ihnen helfen, diesen Lebensstil zu verinnerlichen *und* gleichzeitig Freude an Ihrem neuen Ich zu haben.

Tipp 1: »Verderben« Sie sich den Appetit

Bei einer Mahlzeit geht es nicht nur darum, was auf den Teller kommt; auch die Reihenfolge der Speisen kann einen Einfluss auf Ihren Abnehmerfolg nehmen. Ich lernte diese Lektion während eines Festessens mit meiner Familie auf die harte Tour.

Als ich zum ersten Mal eine Low-Carb-Diät machte, aß ich nur zwei der leckeren Ofenkartoffeln, die meine Mutter vorbereitet hatte, und ich aß sie immer zuerst. Warum? Weil ich mich schon seit Tagen auf sie gefreut hatte und mir dachte: *Es ist schließlich Feiertag, und die Kartoffeln sind meine Belohnung.*

Damit war das Debakel vorprogrammiert. Die Kartoffeln ließen meinen Blutzucker in die Höhe schießen, was dazu führte, dass meine Bauchspeicheldrüse einen Insulinschub ausstieß und ich einen Bärenhunger entwickelte. Das führte dazu, dass ich viel zu viel aß und noch mehr Appetit auf Kartoffeln bekam. Das Ende vom Lied war, das ich ein Völlegefühl hatte und mich noch drei Tage nach dem Festessen schlecht fühlte. Ich befürchtete, dass ich nie wieder die Kartoffeln meiner Mutter würde essen können, aber es stellte sich heraus, dass das nicht stimmte. Ich kann sie immer noch essen, aber ich musste meine Strategie ändern.

Jetzt esse ich meine Speisen in einer anderen Reihenfolge. Ich fange mit Protein, Fett und nicht stärkehaltigem Gemüse an. Hierzu zählen Salat, das Fleisch und die Haut vom Truthahn oder Rosenkohl; wichtig ist, dass ich diese Dinge immer vor den Kartoffeln essen. Wenn ich dann bereit für das »Highlight« bin, bin ich schon satt, und dann sehen die Kartoffeln schon nicht mehr ganz so appetitlich aus. Am Ende der Mahlzeit haben die Kartoffeln eine ganz andere Wirkung auf mich. Die anderen Lebensmittel haben bereits meinen Appetit gesättigt, und deshalb habe ich nicht mehr so viel Heißhunger auf die Kartoffeln.

Wenn ein Restaurantbesuch oder eine große Familienfeier ansteht, sollten Sie immer mit grünem Blattgemüse oder Gemüsesorten anfangen, die über dem Boden wachsen, etwa Brokkoli oder Blumenkohl - wichtig ist, dass sie nicht stärkehaltig sind. Essen Sie dann Protein, und heben Sie sich die Stärke und den Zucker für den Schluss auf; Sie werden dann schon weitgehend satt sein und nicht mehr so viel Appetit auf diese Versuchungen haben. Sie können sogar noch einen Schritt weitergehen und vor einem geplanten Restaurantbesuch zu Hause etwas essen, um sich Ihren Appetit gezielt zu »verderben«. In sattem Zustand ist es viel einfacher, all die verführerischen Speisen zu meiden, die Ihre Ernährungspläne durchkreuzen könnten.

Tipp 2: Essen Sie nicht achtlos

Essen Sie zu Mittag, während Sie am Computer arbeiten? Schlingen Sie so schnell, dass Sie nicht einmal richtig kauen? Wenn Sie achtlos sind, können Sie eine ganze Mahlzeit essen und trotzdem noch hungrig sein. Wir sind alle beschäftigt. Am liebsten wäre es uns, wenn der Tag 30 Stunden hätte, und deshalb essen die meisten Berufstätigen unter der Woche mindestens eine Mahlzeit am Tag, wenn sie unterwegs sind, was dazu führt, dass sie innerhalb einer Stunde wieder hungrig sind.

Viele meiner Klienten sagen mir, dass sie sich nach einer Mahlzeit manchmal satt fühlen, manchmal aber auch nicht, und nicht genau wissen, woran das liegt. Ich bitte sie darum, Tagebuch zu führen und aufzuschreiben, was sie beim Essen tun. Diese Notizen sind sehr aufschlussreich und zeichnen immer wieder ein sehr ähnliches Bild: Manchmal essen meine Klienten ihr Mittag- oder Abendessen im Büro. Manchmal fahren sie ihre Kinder schnell zum Fußballtraining oder holen die Enkel von der Schule ab. Aber die Geschichte ist immer die gleiche. Eine Mahlzeit, die man unterwegs isst, ist niemals sättigend. Wenn man sich die Zeit nimmt, eine Mahlzeit zu genießen, hat man ein stärkeres Sättigungsgefühl.

Was sollten Sie also tun, wenn Sie keine Zeit zum Essen haben? Ganz einfach: Lassen Sie es bleiben. Essen Sie nur, wenn Sie Zeit haben, und verzichten Sie darauf, wenn Sie keine Zeit haben. Essen Sie nicht, damit Sie etwas gegessen haben. Sie haben immer die Möglichkeit zu fasten. Sie haben die Freiheit zu entscheiden, wann Sie Ihre Nahrung konsumieren. Setzen Sie sich nicht unter Druck, mehrmals am Tag zu essen, obwohl Sie keinen Hunger haben und zu beschäftigt sind.

Essen Sie nur, wenn Sie auch die Zeit haben, Ihre Mahlzeit zu genießen, weil Sie sich dann nicht hetzen müssen und in Ruhe kauen können. Nehmen Sie sich ein Beispiel an Jennifer Lopez, die von sich behauptet, jeden Bissen 20-mal zu kauen. Das Sättigungsgefühl tritt leicht zeitversetzt ein, und wenn man zu schnell isst, hat der Körper keine Zeit zu registrieren, dass ihm gerade Essen zugeführt wurde. Das führt zu einem Hungergefühl, das sich hartnäckig hält!

Tipp 3: Kaufen Sie keine Nahrungsmittel ein, wenn Sie hungrig sind

Ein Supermarktbesuch in nüchternem Zustand führt normalerweise dazu, dass man am Folgetag Reue empfindet. Wenn wir hungrig einkaufen gehen, steigt die Wahrscheinlichkeit, dass wir ungesunde Dinge kaufen, denen wir eigentlich widerstehen wollen. Ich versuche, am Wochenende auf den Bauernmarkt oder in den Supermarkt zu gehen, weil ich dann nicht in Eile bin. Das hat meine Beziehung zum Essen und die Qualität der

Lebensmittel, die ich einkaufe, deutlich verbessert. Ich habe bemerkt, dass ich unter Zeitdruck mit größerer Wahrscheinlichkeit schnelle und einfach zuzubereitende Fertigprodukte kaufe, deren Verzehr ich später bereuen werde.

Tipp 4: Verwenden Sie kleinere Teller

Als ich meinen Hochzeitstisch erstellte, sagte ich der Verkäuferin: »Ich will die kleinsten Speiseteller, die Sie im Sortiment haben!« Sie sah mich mit großen Augen an und sagte, dass noch nie zuvor jemand diesen Wunsch geäußert hat. Alle Kunden, die sie je beraten hat, wollten immer die größten Teller. Und offenbar hatte sich das Geschäft auf diese Nachfrage eingestellt, weil es dort nur ein einziges Tellermodell in Normalgröße gab – dafür aber zwei Dutzend Modelle, die so groß wie Sombreros waren.

Wenn Sie einen kleineren Teller benutzen, erhält Ihr Gehirn den visuellen Input, dass Sie weniger essen müssen. Erwachsene neigen nämlich dazu, mithilfe externer Reize zu prüfen, ob sie satt sind und mit dem Essen aufhören können. Kinder sind das genaue Gegenteil, sie verlassen sich meist auf interne Signale, die ihnen sagen, wann es reicht. Wenn wir unseren kleineren Teller leer essen, können wir immer noch einen Nachschlag holen. Aber ein kleiner Teller zwingt uns dazu, sorgfältig darüber nachzudenken, ob wir wirklich mehr brauchen. Er schult unsere Achtsamkeit. Essen wir, weil wir hungrig sind, oder essen wir, weil wir es gewohnt sind, den Teller leer zu essen?

Tipp 5: Essen Sie nur zu den Mahlzeiten

Snacks sind der schnellste Weg, um wieder zuzunehmen – selbst, wenn Sie gesunde Snacks essen. Eine Handvoll Mandeln hier und da, und das Gewicht steigt schnell wieder an. Gegen Mandeln ist nichts einzuwenden, aber achten Sie darauf, dass Sie sie nur zu den Mahlzeiten verzehren. Denn es bleibt dabei: Snacks schaden Ihnen.

Der Verzicht auf Snacks fällt in der Regel leichter, wenn man es sich zur Gewohnheit macht, nur bei Tisch zu essen und nirgendwo sonst. So gewöhnt man es sich ab, gedankenlos zu essen. Wir sollten nur essen, wenn wir hungrig sind, und auf Essen verzichten, wenn wir keinen Hunger haben. Essen Sie einen Snack, weil Sie hungrig sind, oder weil Ihnen langweilig ist?

Früher hatte ich einen langen Anfahrtsweg zur Arbeit, und ich kaufte mir an der Tankstelle oft eine Tüte mit Nüssen. Es fiel mir schwer, diese Gewohnheit abzulegen; das gelang mir erst, als ich mein Auto professionell reinigen ließ und der Mann, der den Innenraum saubermachte, mir erzählte, dass er überall lose herumliegende Mandeln gefunden hatte, die zusammengekehrt eine volle Tüte ergeben hätten. Als ich einige Tage vor einer Fahrt von Toronto nach Orlando ein neues Auto bekam, war ich so wild entschlossen, es sauber zu halten und nichts darin zu essen, dass ich auf der gesamten Fahrt gefastet habe. Nehmen Sie sich also Zeit, Ihr Auto auf Vordermann zu bringen, machen Sie »tabula rasa«, und reduzieren Sie die Anzahl der Snacks, die Sie auf Ihren Fahrten konsumieren.

Ein anderer Tipp, den ich meinen Klienten gebe, die abends gerne fernsehen, ist die Anschaffung eines Rätselbuchs, das immer auf dem Wohnzimmertisch liegt. Auf diese Weise können Sie sich in den Werbepausen ablenken – in denen im Übrigen oft Snacks beworben werden – und Gehirnjogging betreiben.

Am wichtigsten ist, dass Sie entspannt bleiben. Sie *dürfen* zwischen zwei Fastenphasen Ihr Essen genießen, und Sie *müssen* sich nicht zurückhalten. Zwischen diesen Tipps und der gezielten, planmäßigen Anwendung des Fastens werden Sie in der Lage sein, Ihr neues Gewicht zu halten und in den nächsten Jahren glücklich und gesund zu bleiben.

KAPITEL 17
Wie Sie Ihre Ziele erreichen und übertreffen

Eve Mayer

Mittlerweile haben Sie vielleicht schon mehrmals erweitert gefastet und das intermittierende Fasten zu einem festen Teil Ihres Alltags gemacht. Jeder von uns erreicht sein Ziel in seinem Tempo; wenn Sie also noch nicht ganz da sind, ist das völlig in Ordnung. Sie werden es schon noch schaffen!

Ihren Erfolg verfolgen

Sie wollen mit der Zeit sicher messen, wie weit Sie schon gekommen sind und welchen Erfolg Sie bereits erreicht haben. Dabei geht es aber um weit mehr als um die Frage, wie viele Kilogramm Sie abgenommen haben. Ihr Erfolg lässt sich auch an den Dingen messen, die Sie jetzt tun können, den Medikamenten, die Sie endlich absetzen können, oder am besseren Schlaf, nachdem Sie jahrelang aufgrund gesundheitlicher Beschwerden nachts immer wieder aufgewacht sind. Erinnern Sie sich an die persönlichen Ziele, die Sie sich vor dem Fasten aufgeschrieben haben? Nehmen Sie diese Liste zur Hand und werfen Sie einen Blick darauf. Wenn Sie Ihre Ziele noch nicht aufgeschrieben haben, sollten Sie das jetzt nachholen. Jetzt sofort. Kein Problem, ich werde warten.

Fertig?

Sie können diese Liste jetzt anpassen, indem Sie Ihren eigenen Zieltracker erschaffen. Notieren Sie auf einem Blatt Papier, online oder auf Ihrem Smartphone das Datum, an dem Sie mit dem Fasten angefangen haben, wo Sie jetzt sind und ein anderes Datum, das in der Zukunft liegt und das Sie als Meilenstein betrachten. Dieses »Meilenstein«-Datum könnte Ihr Geburtstag, Ihr Hochzeitstag oder ein willkürlich gewählter Tag sein. Es muss auch kein finales Datum sein. Schließlich ist Fasten eine Lebensweise und kein Wettlauf, und ich ermuntere Sie dazu, es dauerhaft in Ihr Leben zu integrieren.

Hier ist ein Zieltracker, den ich verwendet habe. Mein Ziel ist ein Körperfettanteil von 29 Prozent, deshalb notierte ich den Tag, an dem ich dieses Ziel festlegte, einen Tag, an dem ich dieses Ziel gerne erreichen möchte und einige Meilensteine dazwischen. Wenn Sie technisch versiert sind, können Sie sich am Computer austoben und eine Tabelle erstellen, bei der automatisch ein Kurvendiagramm erzeugt wird, oder Sie können so faul sein wie ich und alles per Hand auf ein Blatt Papier schreiben. Sie sollten jedes Mittel verwenden, das Sie motiviert und Ihnen hilft, den Prozess sichtbar zu machen, der Sie ans Ziel führt.

Zum Beispiel:

Start Oktober 2018	Meilenstein 1	Ziel!
36 % Körperfett	32,5 % Körperfett	29 % Körperfett

Mit dieser Methode ist es für mich kinderleicht, meinen Fortschritt zu verfolgen, und sie hilft mir dabei, meine Aufmerksamkeit auf meine Gesundheit und mein Wohlbefinden zu richten, statt mich in mein Körpergewicht hineinzusteigern.

***

Sollte ich eine Waage benutzen?

Wiegen oder nicht wiegen – das ist hier die Frage. Sie müssen nicht nur die Entscheidung treffen, was Sie essen und wann Sie fasten wollen, sondern müssen genauso entscheiden, ob Ihnen eine Waage hilft oder eher im Weg steht. Mein Mann liebt sie und steigt jeden Morgen nach dem Aufstehen darauf. Manchmal steigt die Zahl, und manchmal fällt sie, aber er lässt sich davon nicht die Laune verderben und trägt den Wert gleichmütig in eine App ein. Sein Gehirn verarbeitet die Zahl auf der Waage als einfache, wertneutrale Information, die sich verändern lässt, indem er an der einen oder anderen Stellschraube dreht. Er vertritt die Auffassung, dass das Gewicht im Laufe der Zeit nun einmal gewissen Schwankungen unterliegt, und eine Gewichtszunahme wirkt sich nicht auf seine Stimmung aus. Er ist jemand, den ich als logisch und rational bezeichnen würde, und in dieser Hinsicht unterscheidet er sich erheblich von mir. Wenn Sie diese Besonnenheit teilen und die Auffassung vertreten, dass Ihnen das tägliche Wiegen Feedback darüber gibt, ob Sie bezüglich Ihrer Ess- und Fastengewohnheiten auf der richtigen Spur sind, sollten Sie dieses Hilfsmittel nutzen.

Wenn ich mich hingegen wiege, reagiere ich ganz anders. Ich reagiere (gelinde gesagt) sehr empfindlich auf das, was die Waage anzeigt, und es kommen sofort viele Emotionen hoch, unter anderem Frustration, Wut, Trauer, Reue, Scham und die Angst davor, dass ich wieder dick werden könnte. Diese Gefühle erlebe ich bei jeder Gewichtszunahme – und dabei spielt es keine Rolle, ob ich 100 Gramm zunehme oder 1 Kilogramm. Wenn die Waage etwas anzeigt, das mir nicht gefällt, könnte ich in Tränen ausbrechen – und das tue ich manchmal auch, vor allem, wenn die Anstrengungen, die ich in den Tagen zuvor unternommen habe, nicht das widerspiegeln, was die Waage anzeigt. Eine Zahl, die mir missfällt, kann mir den ganzen Tag verderben, *ganz gleich*, wie der Tag tatsächlich verläuft.

Dann gibt es aber Tage, an denen ich auf die Waage steige und feststelle, dass ich abgenommen habe. Dann spüre ich Freude, Stolz, Glück, Ausgelassenheit und tiefste Zufriedenheit. Wenn ich sehe, dass ich abgenommen habe, obwohl ich am Vortag auf einer Geburtstagsfeier einen Cupcake gegessen habe, fühle ich mich *siegreich*. Mein Verstand sagt: *Haha, du dämliche Waage. Diesmal habe ich dich ausgetrickst. Gestern aß ich einen ganzen Cupcake mit Unmengen Zuckerglasur, und du hast es nicht einmal gemerkt. Ich kann ab sofort alles essen, was ich will, weil ich nicht zunehme, auch wenn ich mogle. Endlich habe ich einen Weg gefunden, meinem Körper ein Schnippchen zu schlagen!*

Glauben Sie mir: Ich bin nicht stolz auf diese Gedanken, und ich weiß, dass sie völlig unlogisch sind. Aber ich verstehe jetzt, dass ich einfach ständig ans Essen denke, und deshalb habe ich für mich entschieden, mich nicht täglich zu wiegen, weil ich sonst den Verstand verlieren würde.

Das ändert aber nichts daran, dass die Anzeige der Waage nicht immer Sinn ergibt oder aussagekräftig ist. Als ich zum ersten Mal erweitert fastete, nahm ich täglich ab, bis ich schließlich wieder anfing zuzunehmen. Sie haben richtig gelesen. Ich hatte eine Woche lang keinen Bissen zu mir genommen und nahm trotzdem zu. Vor fünf Jahren wog ich bereits 88 Kilogramm und konnte meine Jeans kaum zuknöpfen, wenn ich mir den Luxus leisten wollte zu atmen. Als ich dieses Jahr wieder auf 88 Kilogramm kam, rutschte die Hose ständig. Warum? Weil ich Muskelmasse aufgebaut hatte und weniger Fett mit mir herumtrug. Das Gewicht war gleich, aber ich hatte eine gesündere, ausgewogenere Körperkomposition mit einem höheren Anteil an Muskelmasse.

Das Wiegen funktioniert nicht bei jedem, und die Waage trägt bestimmten wichtigen Dingen nicht Rechnung, beispielsweise der Tatsache, dass Muskelmasse eine höhere Dichte hat als Fett. Wenn Sie Krafttraining betreiben, passt Ihre Kleidung vielleicht besser (so wie meine Jeans), aber vielleicht wiegen Sie jetzt mehr als vor Ihrem aktiveren Lebensstil. Die Waage sagt auch nichts über sehr wichtige gesundheitliche Indikatoren wie Knochendichte, Blutdruck, Puls usw. aus.

Wenn Sie sich nicht sicher sind, ob Sie eine Waage verwenden sollten, stelle ich Ihnen eine Methode vor, wie Sie sowohl Ihre Abhängigkeit als auch Ihre emotionale Reaktion beurteilen können: Wiegen Sie sich eine Woche lang täglich zur selben Uhrzeit. Schreiben Sie Ihr Gewicht und Ihre Gefühlslage auf. Wenn Sie die Gewichtsschwankungen gleichmütig zur Kenntnis nehmen und sich nicht davon beirren lassen, spricht nichts gegen ein tägliches Wiegen. Wenn Sie aber jedes Mal in Panik geraten, wenn die Waage auch nur 100 Gramm mehr anzeigt, sollten Sie sich vielleicht nur einmal in der Woche, einmal im Monat, oder auch gar nicht wiegen. Suchen Sie sich ein Intervall oder eine Zeit aus, die für Sie günstig ist, und wenn Sie merken, dass Sie sich zu sehr ins Wiegen hineinsteigern, sollten Sie die Waage verschenken oder einer Hilfsorganisation spenden. Falls Sie mit jemandem zusammeleben, der die Waage behalten möchte, könnten Sie die Person bitten, die Waage zumindest vor Ihnen zu verstecken.

Ihre Körpermaße festhalten und verfolgen

Statt jeden Tag auf die Waage zu steigen, ziehe ich es vor, meine Maße zu nehmen, darunter auch meinen Körperfettanteil und den Bauchumfang, den ich zu- oder abgenommen habe. Bedenken Sie, dass diese Maße keinen so starken Schwankungen unterliegen wie das Körpergewicht, deshalb ist es nicht besonders sinnvoll, sie täglich – oder sogar wöchentlich – zu nehmen. Abhängig davon, wer die Maße nimmt und welche Werkzeuge dabei zum Einsatz kommen, kann das Ergebnis sehr unterschiedlich ausfallen. Je nachdem, ob ich, mein Mann oder mein Trainer meine Maße nehmen, kommen völlig andere Werte zustande. Versuchen Sie, einmal im Monat Maß zu nehmen, und verwenden Sie hierfür immer dieselbe Person und dieselben Messwerkzeuge.

Ich bin ziemlich altmodisch und benutze ein Maßband, um meinen Bauchumfang zu messen. Aber wenn Sie technikversiert sind und den hohen Preis nicht scheuen, können Sie auch eine Dual-Röntgen-Absorptiometrie (DEXA-Scan) vornehmen lassen, die eine sehr genaue Beurteilung der Körperkomposition ermöglicht. Sie können online nach einem Leistungsdiagnostiker in Ihrer Nähe suchen, der diese Dienstleistung anbietet. Diese Geräte sind schnell, schmerzfrei und geben Ihnen einen vollständigen Überblick über Ihre Maße, inklusive Körperfettanteil und Muskelmasse, Knochendichte und mehr.

Der Ablauf ist ziemlich einfach – Sie behalten Ihre Kleidung an, während ein 3-D-Scanner Ihren Körper analysiert. Wenn die Ergebnisse nach einigen Minuten vorliegen, werden Sie als Tabellen und Grafiken angezeigt, und wenn Sie zu einem späteren Zeitpunkt einen weiteren Scan vornehmen, erhalten Sie weitere Ausdrucke, die Sie mit den älteren Unterlagen und Ergebnissen vergleichen können.

Diese Scans zeigen mir Dinge, an die ich zuvor nie gedacht hatte. So habe ich zum Beispiel eine sehr gute Knochendichte. Warum? Ich vermute, weil ich 20 Jahre lang sehr dick war und meine Knochen durch die vielen Extrapfunde, die sie tragen mussten, sehr stark wurden. Sie zeigen auch, dass mein viszerales Fett (das die inneren Organe umgibt) abnimmt, was eine sehr erfreuliche Entwicklung ist, weil viszerales Fett ein Indikator für das Risiko ist, bestimmte gesundheitliche Probleme wie Herzinsuffizienz, metabolisches Syndrom oder Typ-2-Diabetes zu entwickeln.

Seien Sie sich aber bewusst, dass Untersuchungen wie diese Ihnen eine Seite von sich zeigen werden, die Sie vielleicht gar nicht sehen wollen. Vor meinem ersten Scan wurde ich in einen Behandlungsraum geführt mit der Anweisung, mich so weit zu entkleiden, wie ich mich wohlfühlte. Dann sollte ich mich auf eine tellerförmige Platte stellen und zwei Griffe fassen, bevor ich sie wieder loslassen und einige Knöpfe drücken sollte. Weil ich eine möglichst genaue Messung wollte, entkleidete ich mich vollständig. Die Techniker hatten mir gesagt, dass ich meine Haare hochstecken sollte, deshalb band ich sie zu einem hohen Dutt zusammen, der mich wie einen Sumoringer aussehen ließ. Splitterfasernackt, in hüftbreitem Stand, umklammerte ich die Griffe und hielt die Knöpfe gedrückt, als die Platte anfing sich zu drehen. Ich weiß jetzt genau, wie sich ein Grillhuhn fühlen muss!

Als ich mich wieder anzog und den Raum verließ, sagte mir die technische Assistentin, dass mir meine Daten noch am selben Tag per E-Mail zugeschickt werden würden. Ich verließ die Praxis, und als ich wieder zu Hause war, prüfte ich mein E-Mail-Postfach. Da war sie! Ich freute mich, die Daten, Maße und Informationen über meinen Körper zu erhalten, und klickte auf das Feld, war dann aber schockiert, als ich die Mailvorschau sah. Was war zu sehen? Bewegte Bilder meines nackten Ichs, das sich in bester Grillhuhn-Manier auf meinem großen Bildschirm drehte. Natürlich war das eine computergenerierte Animation, aber es war offensichtlich, dass es sich bei der Person um mich handelte. Dieser Anblick erwischte mich eiskalt, ich war peinlich berührt und wollte schlichtweg gar nicht wissen, wie jeder meiner körperlichen Makel aussah. Ich dachte, ich kannte sie schon in- und auswendig, aber da lag ich falsch!

Nachdem sich der erste Schreck gelegt hatte, faszinierte mich das drehende, statuenhafte Modell meines Körpers, und ich finde diese Scans jetzt sehr nützlich, um meine genauen Maße zu erhalten. Aber es wäre gut gewesen, wenn man mich vorgewarnt hätte, dass ich meinen nackten Körper in dieser E-Mail sehen würde.

Andere Arten, Ihren Erfolg zu verfolgen

Sie können Ihren Erfolg auf jede Weise messen, die Ihnen zusagt, aber hier sind einige Anregungen, die Sie einmal ausprobieren können:

- Tragen Sie jeden Monat am selben Tag dieselbe Kleidung und machen Sie ein Ganzkörperfoto von sich vor demselben Hintergrund. Heften Sie das Bild jeden Monat an den Kühlschrank, und halten Sie das Datum und Ihr Gewicht darauf fest.
- Finden Sie eine Jeans, die Ihnen nicht mehr passt, und probieren Sie sie einmal in der Woche an.
- Binden Sie jede Woche eine Schnur um die Taille und schneiden Sie die entsprechende Schnurlänge ab. Hängen Sie die Schnur jede Woche an einer gut sichtbaren Stelle auf und beobachten Sie, wie sie immer kürzer wird – manchmal selbst dann, wenn die Waage keine Gewichtsveränderung anzeigt!
- Messen Sie Ihren Blutzucker, und verwenden Sie eine App, um die Entwicklung festzuhalten. Prüfen Sie Ihren Fortschritt jede Woche.
- Messen Sie Ihren Blutdruck zweimal täglich mit einer automatischen Blutdruckmanschette – die bei vielen Online-Händlern erhältlich ist – und tragen Sie die Werte in einer Tabelle ein. Fertigen Sie jede Woche eine Grafik an, um Ihren Fortschritt zu sehen.
- Gehen Sie eine Runde um den Block und messen Sie die Zeit, die Sie dafür brauchen. Messen Sie die Zeit einmal im Monat und vergleichen Sie sie mit dem Vormonat.
- Gehen Sie einmal am Tag in den Unterarmstütz und messen Sie, wie lange Sie diese Position halten können.
- Machen Sie einmal im Monat ein Selfie aus demselben Blickwinkel, und vergleichen Sie das Foto mit älteren Schnappschüssen.
- Merken Sie sich, welches Gürtelloch Sie zurzeit verwenden und ob Sie vielleicht ein engeres verwenden müssen.
- Achten Sie darauf, ob Sie außer Atem sind, wenn Sie Treppen steigen müssen.
- Gehen Sie zum Arzt, und lassen Sie sich ein vollständiges Blutbild inklusive Cholesterin-, Lipid- und Triglyzeridspiegel machen. Normalerweise werden die Kosten für diese Untersuchung im Rahmen

eines Check-ups in bestimmten Zeitintervallen von der Krankenkasse übernommen.

Erfolge lassen sich nur dann erreichen, wenn sie messbar sind. Sie können nicht wissen, ob Sie ans Ziel gekommen sind, wenn Sie gar nicht wissen, was Sie zu erreichen versuchen – oder wie weit Sie schon gekommen sind. Manchmal werden Sie auf ein Plateau stoßen und eine gefühlte Ewigkeit brauchen, bis Sie Ihren Sieg erringen. Es wird aber auch Zeiten geben, in denen Sie einen Erfolg nach dem anderen einfahren. Behalten Sie Ihre Maße im Blick und sonnen Sie sich in Ihrem Erfolg. Erzählen Sie jemandem, der Ihnen wichtig ist und der Ihre Ziele unterstützt, was Sie erreicht haben. Wir verbringen oft viel Zeit damit, uns selbst unter Druck zu setzen, aber nun ist es an der Zeit, sich selbst auf die Schulter zu klopfen und sich die Anerkennung zu zollen, die Sie auch verdienen.

Wenn Sie Ihr Ziel erreicht haben

Sie haben es geschafft! Herzlichen Glückwunsch, Sie sind ein Rockstar!

Jetzt müssen Sie eine Entscheidung treffen. Sie können sich sagen, dass Ihr ursprüngliches Ziel reicht. Das bedeutet, dass Sie bei dem Ziel bleiben, das Sie sich am Anfang gesetzt haben. Oder Sie können beschließen, weitere Meilensteine und ein höheres Ziel zu setzen – ein niedrigeres Gewicht, mehr gesundheitliche Vorteile oder andere Dinge, mit denen Sie Ihr Leben bereichern könnten. Ganz gleich, wofür Sie sich entscheiden, Sie stellen die Regeln auf und können jederzeit aufhören. Schließlich haben Sie *immer* das Recht, Ihre Meinung zu ändern.

Fakt ist, dass es völlig in Ordnung ist, mit dem zufrieden zu sein, was man erreicht hat. Wenn Sie einen Körper haben, mit dem Sie zufrieden sind, und Sie sich bester Gesundheit erfreuen, besteht kein Grund, nach mehr zu streben. Stattdessen sollten Sie sich an Ihrem neuen Körper erfreuen, sich selbst beglückwünschen, den Erfolg genießen und lernen, was Sie tun müssen, um ihn zu halten. Klopfen Sie sich auf die Schulter und finden Sie eine motivierende Art, sich selbst im Griff zu behalten, damit Sie weiterhin so souverän auf Kurs bleiben. Vergessen Sie nicht, dass Ihr Ziel keine Zahl auf der Waage sein muss. Ihr Ziel kann mehr Beweglichkeit sein, dass

Sie wieder in Ihre alte Jeans passen, einen bestimmten Körperfettanteil erreichen, ohne Kurzatmigkeit wandern können oder jedes andere Ziel, das Sie für erstrebenswert halten.

Bedenken Sie, dass manche Leute es mindestens genauso schwierig oder sogar schwieriger finden, ihr Ziel zu halten als es zu erreichen. Ich sage das nicht, um Ihnen Angst zu machen; ich bin einfach nur ehrlich. Wenn Sie ein Wohlfühlgewicht finden, mit dem Sie zufrieden sind, heißt das nicht, dass Sie nichts mehr tun müssen, ab sofort im Fastfood-Restaurant regelmäßig eine große Portion Pommes und Limonade zu Ihrem Cheeseburger bestellen können oder mit dem Fasten aufhören. Sie müssen weiterarbeiten, selbst wenn Sie Ihr Gewicht »nur« halten wollen. Natürlich kann es sein, dass Sie hin und wieder nachlässig werden und über die Stränge schlagen, und auch das ist in Ordnung. In Kapitel 21 werden wir die vielen Arten besprechen, wie Sie wieder auf Kurs kommen.

Größere Ziele setzen

Sobald Sie Ihren Erfolg gebührend gefeiert haben und Ihr Ziel nach Belieben halten können, beschließen Sie vielleicht, nach mehr zu streben. Das bedeutet, dass Sie sich ein neues Ziel setzen müssen. Ich halte zurzeit zum Beispiel mein erstes Ziel, das ich in Bezug auf den von mir angepeilten Körperfettanteil gesetzt habe – 29 Prozent; falls ich beschließen sollte, einen neuen Anlauf zu wagen, wird mein Ziel 24,9 Prozent sein. Dieselben Regeln gelten für die Zielsetzung, die Sie beim ersten Mal benutzt haben. Wenn Sie Ihre Erinnerung auffrischen wollen, sollten Sie Kapitel 7, »Auf die Plätze, fertig, los!«, noch einmal lesen.

Die Entscheidung, dass ich mich damit zufriedengebe, mein Ziel erreicht zu haben, und dass ich nicht immer nach mehr streben muss, ist für mich eine völlig neue Erfahrung. Weil ich immer alles perfekt machen will, bin ich von dem ständigen Drang getrieben, so lange zu arbeiten, bis ich nicht mehr kann. Aber heute lerne ich, auf meine Leistung stolz zu sein, mich an meinem neuen Körper zu erfreuen, neue Kleidung auszuprobieren, zum ersten Mal wandern zu gehen und zu akzeptieren, dass ich endlich das habe, was ich immer haben wollte. Ich wünsche Ihnen dasselbe!

Wenn (gute) Unfälle passieren

Es kann durchaus sein, dass Ihre Entscheidung, Ihre Ziele zu verändern, auch per Zufall getroffen werden kann. Als ich mein letztes Abnehmziel erreichte und unter die 88-Kilogramm-Marke kam, war ich überglücklich. Ich hatte in den Jahrzehnten davor immer wieder versucht abzunehmen, wurde dabei aber stets von dem Jo-Jo-Effekt eingeholt. Nun war ich plötzlich zum ersten Mal in der Lage, mein Gewicht eine Woche lang zu halten. Durch eine Kombination aus Fasten und ketogener Ernährung nahm ich sogar noch mehr ab. Ich kam auf 84 Kilogramm, und seit sieben Monaten bewegt sich mein Gewicht zwischen 82 und 86 Kilogramm. Das ist für mich eine enorme Leistung, die mir im Augenblick reicht. Ich bin sehr stolz auf mich und gewöhne mich immer noch daran, unter 90 Kilogramm zu sein und in normalen Modegeschäften einkaufen zu können. Ich war ehrlich gesagt davon überzeugt, dass es mein Schicksal war, in XL-Boutiquen einzukaufen und bequeme Schuhe für breite Füße zu bestellen! Außerdem fühle ich mich super. Ich war dieses Jahr nur einmal krank, was im Vergleich zu früher eine enorme Verbesserung ist, als ich im Durchschnitt fünf oder sechs Mal im Jahr erkältet war.

Wie es weitergeht

Wenn Sie sich ein drittes oder viertes Ziel setzen, annullieren Sie damit nicht die Leistung, Ihr erstes Ziel erreicht zu haben. Das ist so, als wären Sie auf dem Mond gelandet, um dann zu beschließen, zum Mars zu fliegen. Was spricht dagegen? Sie entscheiden, was Sie wollen, und die Reise kann zu einem Abschluss kommen oder weitergehen – das liegt ganz bei Ihnen. Meine einzige Empfehlung ist, dass Sie sich maximal zwei Ziele auf einmal setzen. Das hilft Ihnen, fokussiert zu bleiben und sich Ihren bevorstehenden Erfolg zu visualisieren. Wir Menschen sind nicht gut darin, viele Dinge gleichzeitig zu tun. Es gibt immer neue Ziele, die Sie erreichen können, deshalb müssen Sie keine Angst haben, dass Ihnen die Ideen ausgehen. Abgesehen davon können Sie immer daran arbeiten, die beste Version Ihrer Selbst zu sein.

TEIL IV

Problemlösungen fürs Fasten

KAPITEL 18
Gesundheitliche Beschwerden beseitigen

Megan Ramos

Es ist völlig nachvollziehbar, damit zu rechnen, dass sich mit dem Fasten einige positive körperliche Veränderungen einstellen werden. Ja, Sie müssen lernen, mit dem Hunger umzugehen, aber vielleicht stoßen Sie auch auf unerwartete Probleme wie Durst, Kopfschmerzen oder Schlaflosigkeit. Diese Symptome bekommt nicht jeder, aber sie können auftreten und sind kein Anlass zur Sorge. Wenn Sie ernstere gesundheitliche Probleme bekommen wie Anämie, Nieren- oder Leberinsuffizienz oder einen unregelmäßigen Herzschlag – die nur in seltenen Fällen auftreten –, müssen Sie Ihren Arzt aufsuchen.

In diesem Kapitel haben wir eine Liste mit den gängigsten körperlichen Reaktionen zusammengestellt, die auftreten, wenn man mit dem Fasten anfängt. Nehmen Sie bitte zur Kenntnis, dass jeder Mensch anders ist und jeder Körper anders auf das Fasten reagiert. Ich wiederhole: Wenn Sie ernstere Symptome an sich feststellen, ist es am besten, Ihren Arzt zu konsultieren.

***

Blähungen

Wenn Sie Blähungen haben, haben Sie vielleicht zu viel Salz konsumiert, was dazu führt, dass Ihr Körper Wasser einlagert. Versuchen Sie, Ihre Salzzufuhr zu verringern oder Wasser anstelle von Knochenbrühe oder einer anderen salzhaltigen Flüssigkeit zu trinken.

Depressive Verstimmungen

Wie in Kapitel 1 erwähnt, berichten viele Fastende, ausgeglichener zu sein und eine bessere Stimmung zu haben. Depressive Verstimmungen sind ungewöhnlich, weshalb wir Ihnen dazu raten, sich psychotherapeutisch beraten zu lassen.

Durchfall

Wenn Sie beim Fasten unter Durchfall leiden, sollten Sie versuchen, ein bis zwei Esslöffel Chiasamen oder Flohsamenschalen mit Wasser zu verrühren, zehn Minuten quellen zu lassen und die Mischung zu trinken. Chia- und Flohsamen nehmen im Verdauungstrakt überschüssiges Wasser auf, wodurch weniger Flüssigkeit über den Stuhl ausgeschieden wird.

Durst

Ein verstärktes Durstgefühl ist beim Fasten völlig normal, weil Ihr Körper Glykogen verbrennt, nachdem er den Brennstoff in Ihrem Magen verbrannt hat. Glykogen ist an Wassermoleküle gebunden. Haben Sie schon einmal gehört, dass man am Anfang nicht Fett, sondern Wasser verliert? Das ist damit gemeint. Wenn Sie beim Fasten Durst haben, sollten Sie einfach mehr Wasser trinken. Versuchen Sie, 30 bis 40 Milliliter Wasser pro Kilogramm Körpergewicht zu trinken – so kommen Sie auf insgesamt 2 bis 3 Liter pro Tag.

Erschöpfung

Wenn Sie mit dem Fasten anfangen, kann es sein, dass Sie am Anfang müde sind, weil Ihr Körper beschäftigt ist, von der Zucker- in die Fettverbrennung zu schalten. Die Erschöpfung sollte sich im Laufe der ersten drei bis vier Fastentage legen; anschließend werden Sie sich energiegeladener fühlen.

Frieren

Wenn Ihnen während des Fastens kalt ist, ist das ein Zeichen dafür, dass Ihr Körper in den Zustand der Ketose übergeht. Er hat einfach Probleme damit, von der Glukose- in eine angemessene Fettverbrennung zu schalten, um Sie warm zu halten. Das ist kein Anlass zur Sorge. Ihnen sollte warm werden, sobald Ihr Körper fettadaptiert ist und der Wechsel von der Zucker- zur Fettverbrennung vollzogen ist.

Intensive Gefühle

Reizbarkeit und intensive, oft explosive Gefühle sind eher selten, können aber auftreten, wenn Sie erst kürzlich mit dem Fasten angefangen haben. Sie stellen Ihren Alltag gerade völlig um, und da ist es normal, wenn Sie sich überfordert fühlen. Geben Sie nicht auf! Umgeben Sie sich mit Menschen, die Sie lieben und verstehen, und ziehen Sie bei Bedarf auch professionelle Hilfe in Betracht.

Kopfschmerzen

Kopfschmerzen sind beim Fasten sehr typisch. Wir wissen nicht genau, warum sie auftreten, aber es wird vermutet, dass sie möglicherweise auf einen Salzmangel zurückzuführen sind. Um Kopfschmerzen zu verhindern bzw. loszuwerden, sollten Sie mehr Salz in Form von Knochenbrühe oder Essiggurkensaft konsumieren. Verzichten Sie auf Ibuprofen und andere Schmerzmittel.

Magenverstimmung

Eine Magenverstimmung ist – im Gegensatz zur Übelkeit – wahrscheinlich nur die Folge von intensiven Hungergefühlen, die gelindert werden können, indem man Mineralwasser trinkt.

Mundgeruch oder Nachgeschmack

Manche Leute berichten von einem metallischen Geschmack im Mund, wenn sie mit dem Fasten anfangen. Andere berichten, dass ihr Atem nach Nagellack oder Obst riecht. Das ist ein Zeichen dafür, dass Ihr Körper in Ketose ist. Ketone – Beta-Hydroxybutyrat, Acetoacetat und Aceton – werden über den Harn und die Atmung ausgeschieden und können riechbar sein (Aceton ist beispielsweise ein Inhaltsstoff von Nagellack). Dieser Geruch bzw. Geschmack verschwindet mit der Zeit, obwohl Sie sich in den ersten Wochen vielleicht häufiger die Zähne putzen müssen.

Schlafstörungen

Die meisten Menschen haben in den ersten beiden Wochen, in denen sie intermittierend fasten, Schlafprobleme. Diese sind darauf zurückzuführen, dass sich der Körper an den höheren Adrenalinspiegel anpasst, den er während des Fastens erzeugt. Führen Sie entspannende Einschlafrituale ein, um zur Ruhe zu kommen. Dimmen Sie die Beleuchtung, trinken Sie eine Tasse warmen Kräutertee, und kuscheln Sie sich mit einem Buch in eine Decke ein, bis Ihnen Ihr Körper sagt, dass Schlafenszeit ist. Vermeiden Sie es, vor dem Zubettgehen auf einen Bildschirm zu schauen – Fernseher, Smartphone, Laptop, Tablet –, weil Bildschireme ein blaues Licht abgeben, das den Schlaf beeinträchtigt. Falls die Schlaflosigkeit bestehend bleibt, könnten Sie ein L-Tryptophan-Präparat ausprobieren.

Schwindel

Schwindel ist oft ein Zeichen für eine leichte Dehydrierung. Achten Sie darauf, tagsüber genügend Wasser zu trinken. Konsumieren Sie extra Salz in Form von Essiggurkensaft oder Knochenbrühe. Manche Leute, wie Eves

Vater, bemerken vielleicht, dass sich ihr ehemals hoher Blutdruck stabilisiert. Wenn Sie Blutdruckmedikamente nehmen, mit dem Fasten angefangen haben und Schwindelanfälle bekommen, sollten Sie Ihren Arzt aufsuchen. Möglicherweise muss Ihre Medikamentendosis angepasst werden.

Sodbrennen

Wenn der Magen leer ist, kann die Magensäure nichts zersetzen, und dann steigt vielleicht ein Teil davon auf, das in der Brust ein beengendes, brennendes Gefühl auslösen kann. Versuchen Sie einen verschreibungsfreien Säurebinder, oder fragen Sie Ihren Arzt, falls das Problem bestehen bleibt.

Trockene Lippen

Es erscheint auf den ersten Blick unlogisch, aber trockene Lippen sind ein Zeichen dafür, dass Sie zu viel Wasser und nicht genug Salz zu sich nehmen. Reichern Sie Ihre Ernährung mit Salz in Form von Essiggurkensaft oder Knochenbrühe an.

Übelkeit

Übelkeit ist keine typische Begleiterscheinung beim Fasten und kann ein Zeichen für Dehydrierung sein. Trinken Sie Wasser, und wenn die Übelkeit anhält oder so stark wird, dass Ihnen schlecht wird und Sie Ihrem normalen Alltag nicht nachgehen können, sollten Sie das Fasten umgehend einstellen.

Verstopfung

Fasten bewirkt einen Abfall des Insulinspiegels, der Ihren Nieren das Signal gibt, gespeichertes Wasser auszuscheiden. Das kann dazu führen, dass Sie dehydrieren und infolgedessen an Verstopfung leiden. Nehmen Sie an den Tagen, an denen Sie nicht fasten, vermehrt Blattsalate und Ballaststoffe zu sich. An den Fastentagen sollten Sie ein Bad mit Bitter- oder Epsomsalz (Magnesiumsulfat) nehmen und bei Bedarf zusätzlich das Nahrungsergänzungsmittel Magnesiumcitrat nehmen (fangen Sie mit einer Dosis von

400 Milligramm pro Tag an). Stellen Sie Ihren Flüssigkeitshaushalt durch das Trinken von Sole (Salzlösung) her.

Viele Menschen, die erweitert fasten, glauben, dass sie an Verstopfung leiden, obwohl der ausbleibende Stuhlgang einfach darauf zurückzuführen ist, dass ihr Darm leer ist. Wenn Sie lange fasten und in dieser Zeit keinen Stuhlgang haben, besteht kein Anlass zur Sorge – solange Sie keine Bauchkrämpfe haben. (In diesem Fall sollten Sie Ihren Arzt aufsuchen.)

KAPITEL 19
Gedankentricks beim Fasten

Eve Mayer

Als ich mit dem Fasten anfing, dachte ich, dass ich ständig mit meinem Magen im Kampf liegen würde, aber da lag ich völlig falsch. Für mich fand der größte Kampf im Kopf statt.

Vor dem Fasten drehte sich mein Leben größtenteils ums Essen. Ich plante Mahlzeiten, erwartete Heißhungeranfälle, kaufte Lebensmittel ein, aß, kochte, suchte im Internet nach neuen Restaurants, reservierte dort einen Tisch, aß, fotografierte mein Essen, postete diese Bilder in den sozialen Medien, aß, dachte mir originelle Hashtags zum Thema Essen aus, redete mit meinen Freunden über Essen, spülte ab, schrieb Rezensionen über Nahrungsmittel und aß noch mehr.

Dann fing ich mit dem Fasten an und erkannte, dass sich mein Leben auch um etwas anderes drehen musste als um Essen. Aber dafür musste ich mein Gehirn umprogrammieren.

***

Der Kampf gegen die Langeweile

Als ich mit dem intermittierenden Fasten anfing, stellte ich plötzlich fest, dass ich erstaunlich viel Zeit zur Verfügung hatte. Ich hatte stundenlang nichts zu tun und langweilte mich – schnell. Ich musste neue Hobbys und Interessen entwickeln, die mich von meiner Gewohnheit ablenkten, einen Snack oder gleich eine ganze Mahlzeit zu essen. Ich fing an, als Mentorin tätig zu werden, ging mit meiner Tochter shoppen und las mehr. Es dauerte zwar einige Wochen, bis ich meinen Rhythmus fand, aber jetzt kann ich kaum glauben, dass ich jemals gerne Zeit damit verbracht habe, vor dem Fernseher zu sitzen und mich mit Essen vollzustopfen!

Es ist vielleicht schon so lange her, dass Sie eine Gewohnheit kultiviert haben, dass es Ihnen mittlerweile schwerfällt, *irgendetwas* neu anzufangen. Machen Sie sich darüber keine Gedanken, vor allem weil Stress dazu führen kann, dass Sie zur Beruhigung nach einem Snack greifen. Versuchen Sie, sich stattdessen an die Dinge zu erinnern, die Sie gerne mit Freunden und Familie tun – vom Essen einmal abgesehen. Wenn Ihnen sonst nichts einfällt, fragen Sie die anderen oder, besser noch, finden Sie heraus, welche Aktivitäten (vom Essen abgesehen!) Ihre Lieben gerne mit Ihnen ausüben würden. Oft sind Fastende überrascht zu hören, dass ihre Kinder es vermisst haben, Zeit mit ihnen zu verbringen, weil sie immer so viele Stunden kochend in der Küche verbracht haben. Fangen Sie an, indem Sie mit Ihrer Familie einen Spaziergang machen, oder kaufen Sie Konzertkarten. Vielleicht lassen Sie Ihre längst vergessene Leidenschaft für Live-Musik oder die Natur neu aufleben.

Bevor ich mit dem Fasten anfing, fand ich es hilfreich, eine Liste mit den Dingen anzufertigen, die ich – vom Essen abgesehen – gerne tat. Ich war entsetzt, als mir wieder einfiel, wie gerne ich mit meinem Hund Frisbee spielte, spazieren ging, las, mit alten Freunden wieder Verbindung aufnahm und im Haus aufräumte. Ganz am Anfang, als sich mein Gedankenkarussell ständig drehte und ich mir vorstellte, wie schön es doch wäre, meine Gefühle mit einer Dose Eiscreme zum Schweigen zu bringen, hatte es einen hohen therapeutischen Wert, diese Liste immer wieder in die Hand zu nehmen. Wie gesagt, ich brauchte etwas Zeit, um viele meiner alten Interessen wiederzuentdecken, aber jetzt kann ich mir nicht mehr vorstellen, ohne sie zu sein.

Vierzig Alternativen zum Essen

Wenn Sie fasten und sich langweilen, müssen Sie sich körperlich oder geistig nicht verausgaben. Sie können eine oder mehrere der folgenden Aktivitäten auswählen, mit denen die Minuten (und vielleicht auch Stunden!) im Flug vergehen werden.

1. Trinken Sie ein Glas Wasser.
2. Hören Sie Musik.
3. Rufen Sie Ihre Mutter an.
4. Suchen Sie Ihr nächstes Reiseziel.
5. Gehen Sie spazieren.
6. Putzen Sie die Küche.
7. Führen Sie Ihren Hund aus.
8. Lesen Sie ein Buch.
9. Aktualisieren Sie Ihren Lebenslauf.
10. Rufen Sie eine Freundin oder einen Freund an.
11. Gehen Sie in die Bücherei.
12. Stricken oder häkeln Sie.
13. Schreiben Sie in Ihr Tagebuch.
14. Sehen Sie sich eine Fernsehsendung an, die Sie noch nie gesehen haben.
15. Machen Sie zehn Hampelmänner.
16. Kochen Sie eine Tasse Tee.
17. Legen Sie die Wäsche zusammen und räumen Sie sie weg.
18. Besuchen Sie einen Yoga-Kurs.
19. Bringen Sie Ordnung in Ihren Kleiderschrank. Bringen Sie Ihr E-Mail-Postfach in Ordnung.
20. Besuchen Sie eine Nachbarin oder einen Nachbarn.
21. Bringen Sie Ihre Kleidung in die Trockenreinigung.
22. Beten oder meditieren Sie.
23. Räumen Sie einen Schrank oder ein Regal auf.
24. Nehmen Sie ein Sonnenbad.
25. Schnappen Sie sich Ihr Kind für ein lustiges Abenteuer.
26. Organisieren Sie Ihre digitalen Fotos.
27. Erstellen Sie ein Fotoalbum von Ihrem letzten Urlaub.
28. Spielen Sie ein Brettspiel.

29. Hören Sie ein Hörbuch.
30. Arbeiten Sie im Garten oder auf dem Balkon.
31. Basteln Sie.
32. Besuchen Sie ein Museum.
33. Schreiben Sie eine Dankeskarte.
34. Lesen Sie eine Zeitschrift oder Zeitung.
35. Räumen Sie in Unordnung geratene Schubladen auf.
36. Sehen Sie sich alte Familienvideos an.
37. Putzen Sie das Bad.
38. Pflücken Sie Wildblumen und richten Sie sie hübsch in einer Vase an.
39. Rechen oder fegen Sie den Hauseingang.

Dinge, die Sie während des Fastens nicht tun sollten

Es gibt so viele Aktivitäten, von denen Sie *denken*, sie hätten nichts mit Essen zu tun, aber in Wirklichkeit steht dabei das Essen mehr oder weniger auffällig im Mittelpunkt. Wenn Sie sich während des Fastens auf Beschäftigungen wie die folgenden einlassen, kann ich Ihnen versprechen, dass Sie einige innere Kämpfe gegen den Drang werden austragen müssen, etwas zu essen, und ehe Sie sichs versehen, stellen Sie fest, dass Ihre Hand auf magische Weise in die Keksdose gegriffen hat.

Ich warne Sie! Ab dem Zeitpunkt, an dem Sie mit dem Fasten anfangen, bis zu der Minute, in der Sie das Fasten brechen, sollten Sie folgende Aktivitäten vermeiden:

Sich in den sozialen Medien aufhalten

Raten sie einmal, was hauptsächlich in den sozialen Medien gepostet wird? Fotos von leckerem Essen! Wenn es Ihnen wie mir geht, ist es unmöglich, als Fastenanfänger dem Drang zu widerstehen, zum Kühlschrank zu rennen, wenn im Zwei-Sekunden-Takt Bilder von Essen auf dem Bildschirm erscheinen. Schlimmer als die Versuchung ist jedoch die Verachtung, die man sich selbst gegenüber aufbringt. Ich habe festgestellt, dass es mich frustriert, diese Bilder zu sehen und mit der Person in Verbindung zu bringen, die sie ins Netz gestellt hat. Mir kommen dann Gedanken wie: *Wie kann XY all den Zucker und all das Fett verputzen und trotzdem so schlank sein? Warum bin ich die Einzige, die nichts essen darf?*

Natürlich sind das alberne Gedanken, aber sie zehren an einem, wenn man stark und selbstbewusst sein muss. Vergessen Sie nicht, Sie haben die Kontrolle. Sie sind die Person, die die Entscheidung getroffen hat, gesund zu werden. Sie sind die Person, die beschlossen hat zu fasten, und *Sie* können jederzeit mit dem Fasten aufhören, wenn Sie das möchten.

Lebensmittel einkaufen

Bevor ich mit dem Fasten anfing, ging ich in den Supermarkt mit dem festen Entschluss, Salat und Tomaten einzukaufen, aber stattdessen kehrte ich mit Keksen und anderen Süßigkeiten zurück. Ich ging hungrig einkaufen und naschte direkt aus der Tüte. Ich hatte selten eine Liste oder einen Plan, wenn ich zum Supermarkt fuhr, deshalb verlor ich vor Ort die Kontrolle und kaufte willkürlich Dinge ein, die mich anlachten, in der Hoffnung, mir würden damit genügend Gerichte einfallen, die ich für meine Familie kochen könnte. Das führte oft dazu, dass ich mehrmals wöchentlich einkaufen ging und damit Zeit und Geld verschwendete. Meine Unfähigkeit, zu planen, führte immer dazu, dass ich Essen wegwerfen musste, weil es verdarb, und das rief in mir Schuldgefühle hervor, weil ich so verschwenderisch war.

Fasten half mir, klüger einzukaufen und besser zu kochen. Wenn ich seltener aß, wollte ich sicherstellen, dass die Mahlzeiten, die ich vorbereitete, lecker und genussvoll waren.

Wenn ich faste, darf ich aber keine Lebensmittel einkaufen. Wenn ich im Supermarkt Stände mit Produktproben sehe, fange ich – auch wenn ich gar keinen Hunger habe – an, gegen meine Reflexe anzukämpfen. Wenn ich meinen Einkaufswagen durch die Gänge schiebe, habe ich das Gefühl, von Versuchungen und Dingen umgeben zu sein, die ich nicht essen darf. Ich fühle mich dann so benachteiligt und schlecht, dass ich normalerweise mein Fasten schneller breche als geplant. Manchmal esse ich mehr, als ich wirklich brauche.

Ich rate Ihnen eindringlich dazu, Ihre Lebensmitteleinkäufe auf die Zeit vor oder nach dem Fasten zu legen, selbst wenn Sie eine Familie zu versorgen haben. Bitten Sie Ihre Familie um Hilfe oder nehmen Sie gegebenenfalls einen Lieferservice in Anspruch.

Kochen

Wenn ich faste, koche ich nicht. Der Anblick, die Haptik und der Geruch des Essens sind mir einfach zu viel. Dabei geht es nicht um mangelnde Willenskraft. Wenn Ihre Sinne von Essen bombardiert werden, ist es nur natürlich, dass Sie auch davon kosten wollen.

Ich habe das große Glück, dass mein Ehemann und meine 13-jährige Tochter kochen können. Es ist aber nicht jeder in dieser günstigen Lage; wenn Sie also während des Fastens kochen müssen, können Ihnen die folgenden Tipps vielleicht weiterhelfen:

- Bereiten Sie die Mahlzeiten für Ihre Familie vor dem Fasten vor, damit Sie das Essen nur noch aufwärmen müssen.
- Bitten Sie Ihre Familienangehörigen, die kochen können, um Hilfe.
- Kaufen Sie vorbereitete Lebensmittel, oder schicken Sie Ihre Familie zum Essen.
- Kochen Sie Gerichte, die Ihre Familie gerne isst, Sie aber weniger.
- Schalten Sie die Lüftung ein oder öffnen sie das Fenster, damit der Geruch des Essens schnell abziehen kann.

Spülen

Vielleicht erstaunt Sie dieses Geständnis, aber beim Fasten fällt es mir schwer, das benutzte Geschirr anderer zu spülen. Vor Jahren steckte ich »versehentlich« meinen Finger in den übrig gebliebenen Pudding und leckte ihn ab, und einmal landete ein Stück Huhn von einem benutzten Teller in meinem Mund, obwohl ich schon 42 von 48 Stunden gefastet hatte. Ich hatte jahrzehntelange Erfahrung im Snacken und Naschen, und es dauerte eine Weile, bis ich diese schlechte Gewohnheit abgelegt hatte.

Jetzt habe ich mich schon ganz gut an das Fasten gewöhnt, deshalb könnte ich vermutlich während des Fastens problemlos Geschirr spülen. Ich werde das meinem Ehemann aber nicht verraten, weil ich sehr ungern Geschirr spüle, und weil er freundlich genug ist, sich darum zu kümmern. (Pssst, nicht weitersagen!)

Ins Einkaufszentrum gehen

Als ich zum ersten Mal fastete, hielt ich es für eine gute Idee, in die Mall zu gehen und einzukaufen. Ich dachte mir: Was sollte ich denn sonst tun mit meiner neu gewonnenen Zeit? Ich könnte mir doch etwas Gutes tun und quasi aus therapeutischen Gründen einkaufen! Doch als ich die Mall betrat, wurde ich von der Duftwolke überwältigt, die mir aus einer Bäckerei entgegenschlug. Ich war wütend auf die Leute, die an mir vorbeigingen und süße Teilchen und Pizza aßen, und ich fragte mich, ob ich nicht wenigstens einen oder zwei Happen probieren könnte.

Heute kann ich ohne Probleme fasten und ins Einkaufszentrum gehen, und ich liebe meine Mitmenschen immer noch – selbst wenn sie eine XL-Brezel in der Hand halten. Aber das war am Anfang nicht so, machen Sie also nicht denselben Fehler wie ich damals.

Ins Kino gehen

Ich gehe sehr gerne ins Kino. Früher war das Kino ein klimatisierter, geschützter Raum, um in der Dunkelheit, ohne von anderen verurteilt zu werden, Popcorn und Süßigkeiten in mich hineinzustopfen. Als ich meine Essgewohnheiten veränderte, ersetzte ich Popcorn und Cola durch eine große Essiggurke und Wasser, und ich war sehr zufrieden. Aber selbst heute finde ich die Idee nicht gerade erhebend, im Kino zu fasten. Ich weiß, dass ich mich mittlerweile daran gewöhnt haben sollte und dass das Kino eigentlich nur der medialen Unterhaltung dient, aber leider kann ich nicht mit der Gewohnheit brechen, im Zuschauerraum etwas essen zu wollen. Vielleicht geht es Ihnen ja ähnlich.

Ich rate Ihnen davon ab, sich dieser Situation auszusetzen und ins Kino zu gehen, wenn Sie gerade fasten. Sie können sich zu Hause viele Filme anschauen, ohne snacken zu müssen.

Auf eine Party gehen

Ich richte mein Fasten an sozialen Ereignissen aus. Es gibt eine Zeit zum Fasten und eine Zeit zum Schlemmen, und für mich ist eine Party die Zeit zum Schlemmen.

Als verheiratete Frau mittleren Alters mit einer vorpubertären Tochter ist mir klar, dass mein soziales Leben nicht aus einer endlosen Reihe feiner Abendgesellschaften und kulinarischer Köstlichkeiten besteht, deswegen fällt mir der Verzicht nicht schwer. Wenn Ihr Lebensstil vorsieht, häufig soziale Veranstaltungen zu besuchen, und Sie Ihr Fasten nicht daran ausrichten können, sollten Sie versuchen, ein Glas Wasser oder Club Soda mit Limette in der Hand zu halten, während Sie durch den Raum gehen. Die anderen Gäste werden Sie nicht so sehr auf Essen ansprechen, und wenn Sie ein Glas in der Hand halten, sind Ihre Hände beschäftigt. Außerdem werden Ihnen Kellner viel seltener Essen anbieten, wenn Sie etwas trinken und sich unterhalten. Sie denken vielleicht, dass Sie und Ihre Essgewohnheiten beobachtet werden, aber oft bemerken die anderen nicht einmal, ob sie auf eine Party gehen, kalorienfreie Getränke zu sich nehmen, sich den ganzen Abend unterhalten und dabei nichts essen. Wenn Ihnen etwas zu essen angeboten wird, ist es am einfachsten, dankend abzulehnen und zu sagen, dass Sie gerade keinen Hunger haben.

In den Urlaub fahren

Ich habe kein Problem damit, im Urlaub intermittierend zu fasten, aber ein erweitertes Fasten gelingt mir nur dann, wenn ich in meiner gewohnten Umgebung bin. Es macht mir Spaß, andere Kulturen und Orte durch Essen kennenzulernen; deswegen habe ich das Gefühl, dass mir etwas entgeht, wenn ich auf Reisen bin und lange faste. Intermittierendes Fasten funktioniert im Urlaub für mich aber sehr gut, weil ich die eine Mahlzeit bzw. die zwei Mahlzeiten an jenem Tag dafür umso mehr genießen kann.

***

Die Liste der Gebote und Verbote während des Fastens kann für jeden anders aussehen. Wie alles andere wird Fasten mit der Zeit durch Übung einfacher. Ich glaubte das am Anfang ehrlich gesagt nicht, aber es stimmt. Zuerst konnte ich während des Fastens nicht auf Partys, ins Einkaufszentrum oder auch nur in die Nähe eines Ortes gehen, an dem Essen angeboten wurde. Jetzt kann ich die meisten Dinge relativ problemlos machen. Bedenken Sie nur: Sie entscheiden, wann Sie fasten und wann Sie aufhören.

Sie haben die Kontrolle. Sie entscheiden, was während des gesamten Prozesses am besten für Ihren Körper und Ihren Geist ist. Für Kontrollfreaks wie mich gilt: Sobald Sie erst einmal akzeptieren, dass Sie das Zepter führen und niemand sonst, kann Fasten eine durchaus genussvolle Erfahrung werden.

Zu guter Letzt: Gehen Sie nicht so hart mit sich selbst um, wenn Sie am Anfang besondere Umstände brauchen. Ich machte diesen Fehler und hielt mich deshalb für schwach.

Ich war nicht schwach, sondern unerfahren, und entwickelte mit der Zeit eine Routine.

Jetzt weiß ich, dass ich stark bin. Ich gab mir selbst die Zeit und die Situationen, um mich an das Fasten zu gewöhnen und meine Fähigkeiten zu entwickeln. Ich bin nicht die heimliche Versagerin, für die ich mich gehalten habe! Sie verdienen es, die besten Voraussetzungen für Ihren Erfolg zu schaffen. Und Sie werden sehen, wie sich Ihr Körper und Geist Schritt für Schritt auf eine Weise verändern, die Sie nie für möglich gehalten hätten.

Jason Fung

Schon in meiner Kindheit war mir klar, dass Fasten für den Geist eine größere Herausforderung darstellt als für den Körper. Der physische Hunger vergeht sehr schnell, und zum Glück lernte ich das selbst vor vielen Jahren am eigenen Leib.

Als ich zwölf Jahre alt war, musste ich mich einer Gastroskopie und einer Kolonoskopie unterziehen, weil ich an Anämie litt. Die Ärzte fanden schließlich ein Geschwür am Zwölffingerdarm, aber vor meiner Diagnose waren die Symptome überraschend und diffus. Bei einer Gastroskopie wird eine Kamerasonde über den Mund in den Magen eingeführt, um herauszufinden, ob eine Blutung vorliegt. Bei einer Kolonoskopie wird ein Schlauch über den After in den Darm eingeführt. Vor den Untersuchungen durfte ich 24 Stunden lang nichts essen. Meine Eltern machten sich nicht nur Sorgen darüber, an welcher Krankheit ich vielleicht litt, sondern auch, dass ich sehr hungrig werden und geschwächt sein würde. Schließlich sind Kinder noch im Wachstum, und sie brauchen Essen, und zwar viel davon!

Aber lebhafter als meine Erinnerung an die Untersuchungen war meine Feststellung, dass ich mich an dem Tag, an dem ich nichts aß, ganz normal fühlte. Ich war nicht müde, dachte nicht ständig ans Essen und war nicht vor Hunger geschwächt. Ich fühlte mich höchstens ein wenig unwohl. Ich war sehr überrascht, dachte aber jahrelang nicht mehr an diese Erfahrung, bis ich anfing, meinen Klienten das Fasten zu empfehlen.

Warum dachte ich jahrelang nicht ans Fasten? Weil wir in einer Kultur leben, die unentwegtes Essen schätzt und nahelegt. Wenn man fastet und es mit wohlmeinenden Leuten zu tun bekommt, die nicht verstehen, dass Fasten etwas völlig Gesundes und Natürliches ist, empfehle ich die Anwendung einiger Gedankentricks, um diese Denkweise auf den Kopf zu stellen.

Fasten ist nichts Außergewöhnliches

Es gibt Gesellschaften, in denen Millionen von Menschen regelmäßig fasten. Viele Muslime fasten während des heiligen Ramadan-Monats. Viele Katholiken fasten zwischen Fasching und Ostern. Viele Juden fasten an Yom Kippur. Buddhisten, Mormonen und Hindus haben ebenfalls Fastentraditionen. Es geht nicht um die spezifischen Traditionen der einzelnen Religionen, sondern vielmehr darum, dass es in diesen Gesellschaften nicht ungewöhnlich ist, dass große Menschengruppen praktisch ihr gesamtes Erwachsenenleben regelmäßig während des Jahreskreises fasten. Sie scheinen das ohne große Schwierigkeiten zu schaffen, sie werden nicht kritisch beäugt, und selbst ihre Mütter machen sich keine Sorgen, dass sie vor Entkräftung das Bewusstsein verlieren, nicht weiterwachsen oder den Hungertod sterben. Dennoch scheinen die meisten Menschen, denen ich heute vorschlage, auch nur eine Mahlzeit ausfallen zu lassen, völlig sicher zu sein, dass sie nicht in der Lage sein werden, etwas dergleichen zu tun. Sie denken, dass es unmöglich, anormal oder gegen alle Regeln einer zivilisierten Gesellschaft verstößt, auch nur auf eine Mahlzeit zu verzichten.

Wenn Sie mit dem Fasten anfangen und den Gedanken haben, dass Sie etwas Merkwürdiges oder nie Dagewesenes tun, kann ich Sie beruhigen. Sie sind nicht allein mit diesem Problem, und Sie tun nichts Falsches! Ihre Entscheidung ist völlig normal, und Abermillionen Menschen haben über die Jahrtausende regelmäßig genau das getan, was Sie jetzt tun.

KAPITEL 20
Fasten und soziale Anlässe

Eve Mayer

Jetzt, da Sie fasten, haben Sie vielleicht Angst, dass es an der Zeit ist, Ihre schicke Abendgarderobe wegzupacken. Keine Sorge: Fasten bedeutet nicht, dass Sie auf Ihr Sozialleben, Urlaube, Familienfeiern oder alles andere verzichten müssen, was Ihnen wichtig ist. Dieses Kapitel führt Sie durch die logistischen Herausforderungen und privaten Probleme, die sich in Ihrem Sozialleben einstellen können. Ich verspreche Ihnen: Ein erfolgreicher Fastenplan und ein reges Sozialleben schließen sich nicht gegenseitig aus!

Planung ist alles

Bevor wir ans Eingemachte gehen und uns damit befassen, wie wir uns während des Fastens in sozialen Situationen verhalten, müssen Sie einige Grundlagen verstehen. Hierzu zählt die Organisation. Fasten kann zwar unglaublich flexibel und für die verschiedensten Leute in den verschiedensten Lebenssituationen geeignet sein, aber eine entscheidende Komponente jeder Form des Fastens ist, sich an einen vorher festgelegten Plan zu halten.

An diesem Punkt faste ich schon so lange, dass ich meinen Ansatz manchmal ein wenig *zu flexibel* handhabe. Ich denke mir dann so etwas wie: *Hmm, ich esse seit ein paar Tagen nicht mehr so, wie ich sollte … dann faste ich eben morgen.* Anschließend verschiebe ich den Fastenbeginn einige Male, und plötzlich habe ich eine ganze Woche nicht gefastet. Das führt bei mir im Laufe einer Woche normalerweise zu einer Gewichtszunahme von 0,5 bis 1,5 Kilogramm. Und dabei handelt es sich nicht um Muskelmasse. Sondern um *Fett*.

Andererseits komme ich manchmal gegen meine zwanghaften Neigungen nicht an. Ich nehme mir vielleicht vor, 24 Stunden zu fasten. Das Fasten läuft gut, und ich denke mir: *Hmmm, ich könnte doch gleich 36 oder 48 Stunden fasten, oder vielleicht gleich drei Tage oder eine ganze Woche?* Plötzlich lösen sich meine durchdachten Pläne bezüglich meiner Arbeit und Familie in Wohlgefallen auf, und mein Leben erscheint chaotischer als je zuvor.

Diese Beispiele sollen veranschaulichen, dass das Fasten so flexibel ist, dass man ganz leicht zu viel oder zu wenig fastet und denkt, dass man sein Leben einfach daran anpassen kann. Wenn es Ihnen so wie mir geht, ist das aber nicht möglich; das Leben ist einfach zu hektisch, um sich nicht an einen Plan zu halten. Leider kann Ihnen niemand ein Rezept für den Plan geben, den Sie brauchen. Sie müssen ihn selbst erarbeiten.

Als ich mit dem Fasten anfing, fand ich das unglaublich frustrierend. Ich dachte: Wenn ich nur die besten Spezialisten der Welt fände, könnten sie mir den magischen Fastenplan geben, mit dem ich meine Ziele erreiche. Aber obwohl ich Dr. Fung und Megan Ramos – die besten Experten ihres Fachs – schon früh auf meiner Fastenreise kennenlernte, konnten selbst sie mir keine solche Musterlösung bieten.

Ich weiß, ich weiß. Megan und Dr. Fung sind Profis, die wissen, dass jeder für sich selbst seinen idealen Fastenplan entdecken muss. Experten können den Weg weisen, Vorschläge machen und sagen, was Tausenden von Leuten geholfen hat – und Megan wird ab Seite 220 einige hilfreiche Beispielpläne vorstellen –, aber sie können Ihre besonderen Lebensumstände nicht kennen. Sie können nicht wissen, was Sie spätabends gerne essen oder dass Sie jeden Tag für drei Kinder kochen oder Ihr Auto jedes Mal wie von Zauberhand ins Drive-in Ihres Lieblings-Fastfood-Lokals fährt. Sie können nicht wissen, dass der Sonntagsbrunch nach dem Gottesdienst Ihrer Familie heilig ist, und dass Sie Ihr Fasten danach ausrichten müssen, oder dass Sie nächste Woche ein Geschäftsessen haben. Wir alle haben unsere Probleme, Auslöser und Pläne, die wir überwinden müssen, und nur Sie haben den Schlüssel, um sie zu kennen und zu lösen.

Fasten erfordert Balance, Konsequenz und einen Plan. Sie dürfen diesen Plan auswählen, und er lässt sich an Ihren Lebensstil anpassen, aber Sie müssen hart daran arbeiten und sich an ihn halten. Wenn Sie ein Organisationstalent sind und gerne Zeitpläne erstellen, wird Ihnen das leichtfallen. Sobald Sie wissen, wie groß Ihre Fastenfenster sein sollen, werfen Sie einen Blick auf Ihr Leben und passen das Fasten daran an.

Hier sind einige Tipps, wie Sie das Fasten auf ein reges Sozialleben abstimmen können.

Seien Sie weder ein Märtyrer noch ein Idiot

Als ich mit dem Fasten anfing, wusste ich nicht, wie ich mein Fasten in meinen Alltag integrieren konnte. Ich wählte meine Fastentage nicht strategisch aus und dachte auch nicht darüber nach, wie es mir beim Fasten gehen würde. Als ich dann im Büro war und das Gratisfrühstück bzw. -mittagessen sah, das jede Woche in meiner Firma angeboten wurde, starrte ich meine Kollegen neidisch an. Natürlich wusste ich, an welchen Wochentagen dieses Frühstück bzw. Mittagessen angeboten wurde, aber ich dachte, es würde mir nicht so viel ausmachen. Doch das stimmte nicht. Obwohl mich meine Kollegen während des Fastens unterstützten, war ich gereizt, nachtragend und schlecht gelaunt.

Sie können von meinen Fehlern lernen.

Ich erkenne jetzt, dass es in Ordnung war, meinen Abnehmerfolg in dem Teil unserer Montagsbesprechung anzukündigen, in dem meine Kollegen und ich uns gegenseitig von den persönlichen und beruflichen Erfolgen der letzten Woche erzählten. Ich wusste auch, dass es für mich völlig in Ordnung gewesen wäre, nicht jedem zu erzählen, dass ich fastete. Das ist meine Angelegenheit, und ich hätte mir dann viele Fragen ersparen können. Es war aber *nicht* in Ordnung, auf das Angebot meiner Firma zu verzichten und meinen Kollegen die Mahlzeiten nicht zu gönnen. Es war nicht solidarisch von mir, darüber zu klagen, nicht frühstücken zu können oder ungefragt zu sagen, dass ich nicht zu Mittag essen konnte, weil ich an jenem Tag fastete. Es war meinen Kollegen gegenüber unfair, mit meinem beklagenswerten Verzicht hausieren zu gehen und mich ständig darüber zu beschweren, dass ich auch gerne etwas essen würde.

Ich spielte die Märtyrerin, und das bereue ich heute.

Zum Glück lernte ich innerhalb einiger Monate, dieses Verhalten zu verändern, aber ich hätte mir gewünscht, dass mir jemand am Anfang erklärt hätte, wie man sich während des Fastens nicht wie ein Idiot verhält. Hier also mein Rat: Posaunen Sie nicht heraus, dass Sie fasten. Fasten unterliegt Ihrer Kontrolle, und Sie haben beschlossen, wie und wann Sie es planen. Tun Sie nicht so, als hätte man Sie vor vollendete Tatsachen gesetzt oder als ginge es Ihnen besonders schlecht, weil Sie auf die Idee gekommen sind, an Thanksgiving, im Urlaub oder montags zu fasten, wenn Ihr Unternehmen seinen Angestellten ein Frühstück spendiert. *Sie* sind für Ihre Fastenplanung verantwortlich, also stehen Sie dazu.

Wann man fastet

Falls möglich, sollten Sie Ihr Fasten auf eine Zeit legen, in der keine Gruppenaktivitäten stattfinden oder Essen kostenlos, verfügbar oder omnipräsent ist. Ich hätte ohne Weiteres beschließen können, an den Wochentagen zu fasten, an denen meine Firma keine kostenlosen Mahlzeiten anbot; in diesem Fall hätte ich mit meinen Kollegen gesunde Speisen (oder auch einen Donut) essen und an den Tagen fasten können, an denen Essen nicht so sehr im Mittelpunkt stand. Ich fastete nicht jeden Tag, also hätte ich flexibel sein können.

Wenn Sie an einer Gruppenveranstaltung teilnehmen oder auf eine Party gehen und Sie die dunkle Vorahnung haben, dass die dort angebotenen Speisen nicht gut für Sie sind, bringen Sie ein Gericht mit, das Sie gerne essen und in der Gruppe teilen können. Wenn es nicht möglich ist, sein eigenes Essen mitzubringen und Sie nicht das essen wollen, was vor Ort angeboten wird, sollten Sie eine Mahlzeit essen, bevor Sie das Haus verlassen. Nehmen Sie sich einen Drink, halten Sie ihn während der Party in der Hand, und konzentrieren Sie sich auf die Gespräche. Oder gehen Sie einfach auf die Party und probieren Sie dort einige der angebotenen Häppchen aus – aber in Maßen. Sie werden erstaunt sein, wie sehr das den Druck wegnimmt, perfekt zu sein. Wenn Sie die Entscheidung treffen, in nahezu unmöglichen Situationen zu fasten, in denen es viele Köstlichkeiten zu essen gibt, kann das Scheitern vorprogrammiert sein.

Manchmal ist es aber schwer, sich daran zu erinnern, dass das Fasten eine bewusste Entscheidung ist. Niemand zwingt Sie dazu, und Sie müssen es auch nicht auf einen bestimmten Tag legen. Sie haben beschlossen zu fasten, weil Sie abnehmen und etwas für Ihre Gesundheit tun wollen. Sie sollten beschließen, an einem bestimmten Tag zu fasten, weil die langfristigen Vorteile den kurzfristigen Genuss einer bestimmten Speise überwiegen. Sie halten alle Trümpfe in der Hand, und Sie haben die volle Kontrolle.

Der Umgang mit neugierigen Freunden, Kollegen und Partygästen

Als ich mit dem Fasten anfing, versetzten mich die Reaktionen und Meinungen meiner Mitmenschen in Erstaunen – im Büro, zu Hause, auf Partys oder einfach nur im Alltag, wenn ich die Entscheidung traf, nichts zu essen. Viele Menschen merkten es nicht, manche aber schon, und sie hatten kein Problem damit, ihre Ansichten lautstark kundzutun. Diese Leute waren es gewohnt, mich ständig essen zu sehen, und waren überrascht, als ich am Nachmittag keine Kekse, Geburtstagstörtchen oder Chips aß. Zuerst *drängten* mich einige dazu zuzugreifen. Sobald sie sich aber an meine neue Reaktion gewöhnt hatten, boten Sie mir seltener Snacks an, und es fiel mir deutlich leichter, darauf zu verzichten.

Wenn Ihnen etwas zum Essen angeboten wird, sollten Sie etwas sagen wie:

- »Nein danke, ich bin satt.«
- »Danke, aber ich habe keinen Hunger.«
- »Das sieht wirklich toll aus, aber ich habe schon gegessen.«
- »Ich brauche gerade nichts.«
- »Es sieht toll aus, aber mein Bedarf ist gedeckt.«
- »Ich koste vielleicht später davon, aber im Augenblick will ich nichts.«
- Sagen Sie *nicht*:
- »Ich faste.«
- »Ich esse keine Snacks mehr.«
- »Ich esse nichts mehr zwischendurch.«

Die letztgenannten Äußerungen sind oft der Anstoß für eine große Diskussion (oder Konfrontation!), und die wohlmeinenden Anbieter der Snacks haben vielleicht das Gefühl, dass sie sich und ihren Snackkonsum rechtfertigen müssen.

> Es ist oft einfacher, diese Gespräche vollständig zu meiden bzw. nur dann zu führen, wenn es sich bei Ihren Gesprächspartnern um Ihre engsten Freunde oder Lieben handelt.

Passen Sie Ihre Prioritäten an

Wenn Sie fasten, werden Sie einige Dinge verändern und sich auch Ihre Zeit anders einteilen müssen. Wenn alles in Ihrem Leben gleich bleiben würde, hätten Sie schließlich weiterhin genau denselben Körper, den Sie gerade verändern wollen. Wenn Sie unter der Woche jeden Tag zum Business-Lunch gehen und den Feierabend mit einer Happy Hour inklusive Häppchen einläuten, am Wochenende mit Ihren Freunden brunchen, freitags mit Ihrem Partner zu Abend essen und sonntags rund um die Uhr mit Ihrer Familie in der Wohnküche sitzen, werden Sie Ihr Sozialleben auf jeden Fall radikal umstellen müssen. Sie werden Ihre Prioritäten anpassen müssen und Fasten den Vorzug vor einem Leben geben, in dem sich alles nur ums Essen dreht. Wenn es Ihnen so geht wie mir, reicht ein Blick auf den Wochenplan aus, um zu erkennen, dass einige kleinere Veränderungen bereits ausreichen, um große Resultate zu erzielen.

Als Geschäftsfrau ließ ich die meisten Firmenbesprechungen in einem Umfeld stattfinden, in dem auch Essen angeboten wurde. Ich bot Donuts an, ungesundes Mittagessen und Geburtstagstorte für alle Mitarbeiter, und ich lud Klienten oder potenzielle Klienten gerne drei- oder viermal in der Woche zum Mittagessen ein. Als ich mit dem Fasten anfing, strich ich viele solcher Aktivitäten, in denen Essen im Mittelpunkt stand. Weil ich wusste, dass meine Mitarbeiter immer noch gerne Snacks und Mahlzeiten aßen, bot ich gesündere Alternativen an, und statt für jeden Mitarbeiter eine kleine Feier zu organisieren, feierten wir einmal im Monat mit Torte für alle Jubilare. Als ich beschloss, mehrmals in der Woche das Mittagessen ausfallen zu lassen, machte ich aus den Business-Lunches eine Kaffeepause. Niemandem schien es etwas auszumachen, den wenigsten fiel es überhaupt auf!

Kennen Sie Ihre Grenzen

Viele von uns setzen sich extrem schwierigen Situationen aus, um sich selbst zu beweisen, dass sie stark genug sind, um Versuchungen zu widerstehen. Das ist eine lächerliche und schmerzhafte Methode. Was wäre, wenn Sie gut zu sich selbst wären und sich so die besten Voraussetzungen für den Erfolg gäben?

Da ich mittlerweile weiß, dass ich erfolgreich fasten kann, und es zum ersten Mal in meinem Leben schaffe, mein Gewicht zu halten, weiß ich, wann Fasten für mich Sinn ergibt. Ich persönlich faste nicht länger als 17 Stunden, wenn ich im Urlaub bin oder meine Angehörigen besuche, weil ich weiß, dass es dann eine leckere Mahlzeit gibt, die ich gerne essen möchte. Ich faste lieber, wenn ich zu Hause bin, normalerweise wenn nur mein Mann und ich im Haus sind, und ich kann mich dann gut ablenken und beschäftigen. In dieser Umgebung fällt es mir besonders leicht, erfolgreich zu sein.

Wann haben Sie die besten Erfolgschancen? Genau auf diese Zeit sollten Sie Ihr Fasten legen. Beim Fasten geht es nicht darum, Nein zu sich selbst zu sagen. Es geht vielmehr darum, Ja zu sich selbst zu sagen, und zwar zu den eigenen Bedingungen!

Alle diese Techniken können sich am Anfang zunächst seltsam anfühlen, aber mit der Zeit gewöhnt man sich daran und merkt gar nicht mehr, dass man sie anwendet. Um Körper und Geist wirklich zu verändern, müssen Sie sich darauf einstellen, Ihre Umgebung zu verändern – was aber nichts Schlechtes ist. Es kann befreiend sein, wenn man erkennt, wie viel man in seiner Umgebung unter Kontrolle hat. Geben Sie sich selbst die Zeit, die Sie brauchen, um die neuen Verhaltensweisen zu verinnerlichen, und haben Sie Geduld mit sich. Schon bald werden Sie anfangen, Ihre Zeit zu Hause, im Büro, im Supermarkt und im Restaurant mehr zu genießen, als Sie es für möglich gehalten haben, weil Sie weniger Entscheidungen treffen müssen und damit weniger Stress haben. Nehmen Sie Ihre Erfolge zur Kenntnis, selbst die kleinen, und klopfen Sie sich auf die Schulter – schließlich waren Sie die Person, die jede Veränderung eingeleitet hat. Diese Veränderungen summieren sich schnell, und plötzlich erblicken Sie im Spiegel ein neues, glücklicheres Ich!

Megan Ramos

Ich empfehle meinen Klienten immer dasselbe: Passen Sie das Fasten an Ihren Alltag an und nicht umgekehrt. So wie Eve schon gesagt hat – Fasten ist flexibel. Deshalb finden Sie mit etwas Übung den Mittelweg zwischen einer regelmäßigen Fastenroutine, mit der Sie Ihre Abnehmziele erreichen, und einem gesundes Sozialleben. Es ist keine große Sache, einen Fastentag ausfallen zu lassen, aber es darf nicht zur Gewohnheit werden.

Unser Leben ist hektisch und anstrengend, und es ist schwer, Besprechungen, Verpflichtungen und Fasten miteinander zu vereinbaren. Ich habe festgestellt, dass extrem organisierte Menschen manchmal dazu neigen, ihren Fastenplan allzu starr zu handhaben. Hier zum Beispiel ein Szenario, das ich oft erlebe:

> Klient: »Megan, ich bin wirklich frustriert. Ich habe das Treffen mit meinen ehemaligen Studienkollegen am Mittwoch versäumt.«
>
> Megan: »Warum?«
>
> Klient: »Montags, mittwochs und freitags faste ich immer 24 Stunden. Das weißt du doch.«
>
> Megan: »Warum hast du nicht am Montag, Donnerstag und Freitag gefastet? Oder am Montag, Dienstag und Freitag?«
>
> Klient: »Hmm, ich weiß gar nicht, warum ich nicht an diese Möglichkeit gedacht habe. Es kam mir gar nicht in den Sinn, den einen Fastentag zu verschieben.«

Umgekehrt gilt natürlich dasselbe: Manche Leute legen ihren Fastenplan zu leger aus und lassen die Zügel schleifen, weil sie eine Situation, eine Gruppe oder ein bestimmtes Datum mit Feiern und Schlemmen in Verbindung bringen. Der Sommer ist für Fastende oft problematisch, weil man bei schönem Wetter gerne Freunde trifft, grillt, Drinks schlürft und Häppchen am Pool isst. Hier ist ein anderes, typisches Gespräch:

Klient: »Ich bin wirklich genervt, weil ich nicht abgenommen habe. Ich glaube sogar, dass ich zugenommen habe.«

Megan: »Welchem Fastenschema folgen Sie?«

Klient: »Na ja, im Moment faste ich eigentlich gar nicht so richtig. Es gab in letzter Zeit an den Wochenenden einige Grillpartys und Familienfeiern.«

Megan: »Wie sieht es mit dienstags aus?«

Klient: »Da bin ich normalerweise im Büro.«

Megan: »Warum fasten Sie nicht dann? Nur weil alle Ihre Wochenenden im Sommer mit geselligen Veranstaltungen verplant sind, heißt das noch lange nicht, dass Sie nicht ein oder zwei Tage unter der Woche finden, an denen Sie fasten können.«

Klient: »Oh, daran hatte ich gar nicht gedacht.«

Fakt ist, dass im Leben *immer* viel los ist. Wir verwenden den Sommer oder die Wochenenden als Ausrede, aber wir sind das ganze Jahr hindurch soziale Geschöpfe. Außerdem sind Feiertage über das ganze Jahr verteilt. Jedes Extrem stellt die Weichen für ein Scheitern – ob man zu streng, zu rigoros oder zu leger ist. Die Leute, die beim Fasten die besten Ergebnisse erzielen, sind flexibel und konsequent zugleich und können gut planen und organisieren. Als Einstieg stelle ich Ihnen nun einige Beispiele für erfolgreiche, ausgeglichene Fastenschemata vor.

24 Stunden, dreimal wöchentlich

Wenn Sie 24 Stunden fasten, müssen Sie nicht immer montags, mittwochs und freitags fasten. Sie können auch zwei Tage hintereinander fasten und den dritten Tag aufs Wochenende verlegen. Sie können sogar drei Tage in Folge fasten, was gut funktioniert, wenn Sie ein verlängertes Wochenende haben. Viele erfolgreiche Menschen fasten montags, dienstags und mittwochs, und können dann den Rest der Woche völlig entspannt und ohne Druck ihren sozialen Verpflichtungen nachgehen.

Ich empfehle nicht, sich auf drei Wochentage festzulegen und jede Woche stur an diesen Tagen zu fasten. Planen Sie die Wochen im Voraus, und wenn an dem Tag, an dem Sie fasten wollten, etwas Unvorhergesehenes passiert, fasten Sie eben am nächsten Tag in Ihrem Plan, an dem keine sozialen Verpflichtungen anstehen.

36 oder 42 Stunden, dreimal wöchentlich

Mit einer Fastendauer von 36 oder 42 Stunden kann man gute Erfolge erzielen, aber es ist schwer, dreimal in der Woche so lange zu fasten, ohne dass das Sozialleben darunter leidet. Eine gute Strategie, die ich schon selbst angewendet habe, ist es, montags und mittwochs oder dienstags und donnerstags 42 Stunden zu fasten. Freitag und Samstag sind sogenannte Flextage, an denen man fasten kann, wenn man keine sozialen Verpflichtungen hat. Ich fand es relativ einfach, montags und mittwochs 42 Stunden zu fasten, aber freitags und an den Wochenenden bin ich schon sehr oft gescheitert. Schließlich beschloss ich, freitags einfach nur 24 Stunden zu fasten und auf diese Leistung stolz zu sein. Sonst hatte ich freitags oft einen schlechten Tag, weil sich in 80 Prozent aller Fälle plötzlich ein sozialer Anlass ergab und ich entweder das Gefühl hatte, dass mir etwas entgeht oder ich willensschwach war.

Setzen Sie sich das Ziel, dreimal wöchentlich 36 bis 42 Stunden zu fasten. Egal, was Sie schaffen – seien Sie stolz auf sich. Bleiben Sie flexibel und bewahren Sie sich Ihre positive Einstellung. Versuchen Sie nicht, zu viel zu machen, weil sonst das Risiko des Scheiterns steigt.

72 Stunden, einmal wöchentlich

Manchen Leuten fällt es leichter, ihr Fastenfenster zu erweitern, wenn sie gerade am Fasten sind, als mehrmals kürzer zu fasten. Wenn Sie zu diesen Leuten gehören, kann ein 72-stündiges Fasten für Sie die beste Option sein.

Die meisten Leute, die dieses Schema anwenden, fangen am Sonntagabend an, nachdem sie am Wochenende geschlemmt haben, brechen ihr Fasten am Mittwochabend und essen die restliche Woche normal. Das funktioniert gut bei Leuten, die am Wochenende viel mit Freunden und Familie unternehmen.

Drei Tage Fasten am Stück klingt nach viel, aber eigentlich lassen Sie dann nur zwei Abendessen unter der Woche ausfallen, was gut für all jene ist, denen das Abendessen im Kreis der Familie wichtig ist. Es funktioniert auch gut, wenn Sie im Haushalt hauptsächlich für die Zubereitung der Mahlzeiten zuständig sind, weil Sie dann unter der Woche nur zwei Mahlzeiten im Voraus kochen müssen.

Feiertage, Urlaube und Gäste

Es wird Zeiten im Jahr geben, an denen Sie überhaupt nicht fasten können. Es gibt Anlässe wie Feiertage und Klassentreffen, oder vielleicht haben Sie auch Gäste zu Besuch. In diesen Situationen sollten Sie trotzdem noch auf Snacks verzichten. Warum? Weil Sie so hart darauf hingearbeitet haben, Ihren Blutzuckerspiegel zu stabilisieren und Ihren Insulinspiegel zu senken; wenn Sie jetzt wieder mit dem Snacken anfangen, untergraben Sie diesen Fortschritt und werden wieder ständig von Hungergefühlen geplagt.

Meine Hauptempfehlung für die Feiertage ist, das ständige Naschen zu unterlassen. Ich weiß, dass das schwer ist, weil überall Essen verfügbar ist, und die meisten Dinge sind Süßigkeiten, Junkfood oder fettige Vorspeisen – leicht zu essende Häppchen, über die man schnell den Überblick verliert, wenn man erst einmal mit dem Essen angefangen hat. Aber wenn Sie ein Festmahl zelebrieren und schlemmen wollen, müssen Sie sich auf die eine, komplette und sättigende Mahlzeit konzentrieren. Weniger, aber dafür häufiger zu essen, gehört zu den schlimmsten Dingen, die Sie für Ihren Fortschritt tun können.

Viele meiner Klienten bekommen ausgewachsene Panikanfälle, bevor sie in den Urlaub fahren. Sie haben gesehen, was die Woche zwischen Weihnachten und Neujahr bei ihnen anrichten kann, und haben Angst, dass eine einwöchige Reise nach Tokio doppelt so schlimm ist. Keine Panik! In Wirklichkeit sind Urlaube viel einfacher als Feiertage! Warum? Weil wir uns an

Weihnachten, Thanksgiving, vielen anderen größeren Familienfesten oder an religiösen Feiertagen normalerweise im Haus aufhalten und der Versuchung ausgesetzt sind, ununterbrochen zu naschen. Von dem Augenblick, in dem wir zum Fest erscheinen, bis zu dem Moment, in dem wir wieder gehen, werden wir einer ungeheuren Fülle von Speisen ausgesetzt. Das entspricht einem stundenlangen Essgelage! Aber wenn Sie auf Reisen sind, sind Sie viel unterwegs, erkunden die Stadt, gehen spazieren und sehen sich Sehenswürdigkeiten an. Sie halten nur an, um etwas zu essen. Das war's.

Ein Klient von mir kehrte vor Kurzem aus London zurück und hatte Angst, auf die Waage zu steigen.

»Megan, ich habe bei jeder Mahlzeit Bier getrunken und Chips gegessen«, sagte er.

Raten Sie mal, was geschehen war? Er nahm 3 Kilogramm ab, obwohl er sich zu jeder Mahlzeit ein Bier und Chips genehmigte, weil er in dieser Zeit nur zweimal am Tag aß. Er saß nicht jeden Abend auf dem Sofa in seinem Hotelzimmer und futterte, während er sich auf Netflix einen Serienmarathon gönnte. Es wird Zeiten im Jahr geben, in denen Sie mehr schlemmen können, und es wird Zeiten geben, in denen Sie mehr fasten können.

KAPITEL 21
Wie man wieder auf Kurs kommt

Eve Mayer

Niemand ist perfekt. Und wenn man seinen Lebensstil von Grund auf verändert – indem man fastet und die ungesunden Dinge weglässt, die man früher so gerne gegessen hat – wird man manchmal ins Straucheln geraten. Das ist nicht schlimm, wirklich. Man kann *immer* wieder auf Kurs kommen.

Vor nicht allzu langer Zeit hatte ich eines Samstags einen Rückfall und verlor die Kontrolle über mich.

Ich hatte einen schlechten Tag. Früher hob ich meine Laune immer damit, dass ich zucker- und kohlenhydratreiche Dinge aß, um meinen Stress zu lindern. Ich benutzte Essen, wie die meisten Leute es mit Alkohol und Drogen handhaben – manchmal in Gesellschaft, meist aber allein zu Hause, vor dem Fernseher. Es lenkte mich ab, wenn ich den ständigen Hungergefühlen nachgab, und das Ausleben meiner Heißhungeranfälle wurde eine einfache, bequeme Form der Selbsttherapie.

Plötzlich, an jenem Samstag, fühlte ich mich so überfordert, dass der Stress wie eine Welle über mich hereinbrach und so intensiv wurde, dass ich es nicht mehr aushielt. Panik überkam mich, und ich hatte den übermächtigen Drang, mich zu beruhigen, egal wie. Dann kam mir der Gedanke, dass ich mir den Bauch vollschlagen könnte. Nur dieses eine Mal – und dann nie wieder – könnte ich doch Essen benutzen, um meine Gefühle zu betäuben. Ich war allein, es würde also niemand etwas merken. Ich hatte auch genügend Bargeld dabei, das heißt, meinem Mann würde es bei der nächsten Kreditkartenrechnung nicht auffallen; es würde also keine Beweise für meine Tat geben.

Wenn Sie noch nie von einer Substanz abhängig waren, ist es schwer, die Befriedigung – und paradoxerweise die Verzweiflung – zu beschreiben, die Tabletten, Alkohol oder Süßigkeiten für das Leben des Süchtigen darstellen. Aber als ich aufs Gaspedal trat und mein Auto auf dem Parkplatz einer Filiale von »Nothing Bundt Cakes« abstellte, spürte ich diesen wilden Drang sehr eindringlich. Ich schlug die Autotür zu und merkte, dass mein Auto schief in der Lücke stand. Das war mir egal. Ich war wie im Rausch und bereit, jede Vernunft beiseite zu schieben, um an meinen Schuss Zucker zu kommen.

Ich war bestürzt, als ich das Geschäft betrat und sah, dass bereits sechs Kunden an der Kasse warteten. Ich hatte keine Zeit zu warten – der süße Kuchen mit Cremeglasur musste sofort in meinen Mund wandern. Zum Glück erspähte ich in einer Ecke einen Tisch mit kleinen Kuchenproben, die mit Klecksen weißer Glasur garniert waren. Ich eilte dorthin, steckte mir ein Stück in den Mund und schluckte es ohne zu kauen herunter. Dann wendete ich den anderen Anwesenden den Rücken zu und aß eine weitere Probe in der Hoffnung, dass mich niemand dabei beobachten würde. Ich wischte mir die Krümel aus dem Mundwinkel, reihte mich wieder in die Schlange ein, bemerkte, dass immer noch sechs Leute anstanden, und kehrte erneut zu dem Probenteller zurück, um zwei weitere kleine Kuchenwürfel zu verschlingen.

Dann hastete ich aus dem Geschäft und hoffte, dass ich wie von Zauberhand unsichtbar geworden war.

Sie denken jetzt vielleicht, dass es mir an dieser Stelle gereicht hätte und ich zu meinem Auto zurückgekehrt wäre, aber das war leider nicht der Fall. Ich wusste, dass es in dem Einkaufszentrum eine Filiale einer höherpreisigen Supermarktkette gab, in der normalerweise viele Kostproben ausgelegt sind. Ich betrat das Geschäft und fing an, mich über jede dort verfügbare Probe herzumachen – Joghurt, Saft, Beef Jerky, Trauben und meine absoluten Favoriten: frisch gebackenes Brot und Kekse in der Backabteilung.

Ich wusste, dass ich vorübergehend unzurechnungsfähig war, und ja, ich schämte mich meines Verhaltens. Aber ich hatte die Kontrolle verloren, und deshalb schob ich diesen Gedanken beiseite, als ich nach einem Stück Kürbisbrot griff.

Plötzlich hörte ich eine Stimme. Sie war zuerst leise. Dann kann sie näher.

»Eve! Hallo, Eve, schön dich zu sehen!«

Ich sah auf und zuckte zusammen. Zu meinem Entsetzen stand eine Bekannte vor mir. Ich trug kein Make-up, meine Haare waren zu einem chaotischen Dutt hochgesteckt, und zu allem Überfluss hatte ich gerade den Mund voller Brot, sodass ich wie ein Monster ausgesehen haben muss. Aber ich hatte diese Frau zuletzt vor zwei Jahren gesehen und seither 22 Kilogramm abgenommen.

»Der Wahnsinn, du siehst echt toll aus!«, bemerkte meine Bekannte.

»Danke«, sagte ich kauend und meinte es auch so.

Als ich wieder zu Hause war, beichtete ich meinem Mann alles – von den vielen Proben, die ich in der Konditorei gegessen hatte, bis hin zu meinem Raubzug durch den Supermarkt. Ich brach in Tränen aus, als ich ihm sagte, wie sehr ich mich dafür schämte, verbotenerweise etwas gegessen zu haben, obwohl mir das Fasten bisher so gute Dienste geleistet hatte, und ich weinte, als ich mich daran erinnerte, wie ich von jemandem, den ich kannte, »auf frischer Tat ertappt« worden war. Als mir die Tränen über die Wangen liefen, fing er an zu lachen.

»Es muss doch motivierend sein, ein Kompliment über dein Äußeres zu bekommen, wenn du gerade den Mund voller Brot hast«, sagte er.

Das stimmte. So gesehen war es ziemlich witzig, an diesem Tiefpunkt ein solches Kompliment zu erhalten. Wir unterhielten uns noch einige Minuten, nachdem ich mich beruhigt hatte, und ich erzählte, was der Auslöser für meinen Kontrollverlust gewesen war. In dem Gespräch erkannte ich, dass ich einige Probleme hatte, die ich bislang verdrängt hatte. Ich hatte Bedenken wegen des neuen Jobs meines Mannes und meiner beruflichen Neuorientierung von der chronisch gestressten Unternehmerin zur Beraterin und Vollzeitautorin. Ich zweifelte an mir und meiner Entscheidung, und diese Ängste manifestierten sich und führten dazu, dass ich in alte Gewohnheiten zurückfiel und es zuließ, dass mein Leben wieder durch Essen bestimmt wurde. Ich kam mir vor wie eine große Versagerin, bis ich tief durchatmete und erkannte, dass mein Heißhungeranfall gerade einmal 20 Minuten gedauert hatte. Das heißt, dass ich mich 20 Minuten lang albern und kindisch verhalten hatte.

Und das ist die Lektion. Obwohl Sie vielleicht schon viel erreicht haben – und immer noch das Gefühl haben, einen weiten Weg vor sich zu haben, um gesünder zu werden –, wird es immer Minuten, Tage oder sogar Wochen geben, in denen Sie sich nicht von Ihrer besten Seite zeigen. Sie sind ein Mensch, und das heißt, dass Sie fehlbar sind. Ganz gleich wie sehr Sie sich verbessern, anstrengen oder denken, dass Sie Ihre Gesundheit im Griff haben. Hin und wieder werden Sie auf Ihre vier Buchstaben fallen! Und das ist auch nicht weiter schlimm.

Hoffentlich haben Sie nur kleine Probleme, so wie ich damals in jener Situation. Aber es kann auch Zeiten geben, in denen Ihre Probleme überwältigend sein werden. Wenn Sie zum Beispiel krank werden, einen schweren Unfall erleiden, Ihren Job verlieren, eine Trennung durchmachen oder kranke Familienangehörige pflegen müssen. Das Leben ist eine unerbittliche Achterbahnfahrt, die sich nicht anhalten lässt. Es ist Ihre Aufgabe, sich auf dieser wilden Fahrt daran zu erinnern, dass Sie jede Mühe wert sind.

Es ist vielleicht ein Klischee, aber wenn Sie mit dem Fasten anfangen, werden Sie früher oder später vom Kurs abkommen. Ich mache Fehler, scheitere und falle auf die Nase. Aber statt mich jetzt jedes Mal dafür zu tadeln, fange ich einfach neu an. Ich habe entdeckt, dass schlanke Menschen, die für mich sehr lange geheimnisvolle, sagenumwobene Geschöpfe waren, auch manchmal über die Stränge schlagen! Schlanke gesunde Menschen essen ungesunde und gesunde Dinge, aber sie folgen einem System aus Essen und/oder Fasten, das sie *größtenteils* einhalten.

Wenn Sie also einmal ins Straucheln geraten und sich wundern, ob Sie jemals wieder auf Kurs kommen, sollten Sie sich einfach sagen, dass es in Ordnung ist, neu anzufangen. Jede große Reise beginnt mit dem ersten Schritt – haben Sie also keine Angst, aufzustehen, sich den Staub abzuklopfen und von vorne anzufangen. Sie sind es wert!

Wie Sie nach einem Rückfall wieder auf die Beine kommen

1. Verzeihen Sie sich Ihren Fehltritt so schnell wie möglich.
2. Wenn Sie lernen können, über sich selbst zu lachen, werden Sie den Absturz doppelt so schnell überwinden.
3. Denken Sie darüber nach, wie Ihr Leben gerade läuft, und fragen Sie sich, ob Ihnen etwas fehlt. Versuchen Sie, dieses Bedürfnis auf möglichst gesunde Weise zu befriedigen.

4. Nachdem Sie analysiert haben, wie es zu Ihrem Fehltritt kommen konnte, sollten Sie Ihren Blick auf das richten, was Sie schon erreicht haben. Nehmen Sie sich einen Augenblick Zeit, um auf Ihre Leistung stolz zu sein.
5. Bleiben Sie am Ball. Versuchen Sie einfach, heute bessere Entscheidungen zu treffen als gestern.

KAPITEL 22
Wie Sie eine Community finden

Eve Mayer

Wir sind bereits auf die Tatsache eingegangen, dass Fasten ein polarisierendes Thema sein kann. Weil viele Menschen sehr vehement auf die Vorstellung reagieren, Mahlzeiten ausfallen zu lassen, sind Sie manchmal besser beraten, Details über Ihre neue Lebensgewohnheit für sich zu behalten.

Sie brauchen und verdienen Unterstützung, und je mehr Hilfe Sie auf Ihrer Reise erhalten, umso besser. In diesem Kapitel werden wir besprechen, wie man am besten eine Community aufbaut.

Timing ist alles

Meiner Erfahrung nach ist es besser, anderen von Ihren Fastenplänen zu erzählen, nachdem Sie festgestellt haben, dass Ihnen das Fasten liegt und Sie damit weitermachen wollen. Ihre ersten Recherchen, mit denen Sie sich informieren und sich überlegen, ob Sie das Fasten ausprobieren wollen, ist nicht die Zeit, um Freunde nach ihrer Meinung zu fragen. Warum? Weil sie nicht in Ihrem Körper leben und nicht wissen, was in Ihnen vorgeht. Wie gesagt: Andere haben vielleicht überhaupt keine Ahnung davon, welche gesundheitlichen Vorteile mit dem Fasten einhergehen.

Wenn es Ihnen so geht wie mir, wird es Sie extrem viel Überwindung kosten, wenn Sie zum x-ten Mal versuchen, abzunehmen oder etwas für

Ihre Gesundheit zu tun. Vielleicht fühlen Sie sich unwohl, weil Sie sich Ihres Körpers schämen, schon oft gescheitert sind oder befürchten, dass andere Sie für willensschwach halten könnten. Wenn Ihnen solche Gedanken durch den Kopf gehen, kann die Meinung anderer mehr Einfluss haben, als sie sollte.

Wenn Sie kurz innehalten, bevor Sie Ihren Freunden oder Arbeitskollegen von Ihren Plänen erzählen, haben Sie die Möglichkeit, die Stille auf sich wirken zu lassen und in sich hineinzuhören. Einige von uns müssen sehr angestrengt lauschen, um zu hören, was unser Körper und Geist uns überhaupt sagen wollen, vor allem, wenn wir uns so lange der Selbstkritik ausgesetzt haben. Was und wann man isst, ist eine sehr individuelle, private und persönliche Entscheidung. Oft kann man diese Entscheidung nur dann treffen, wenn man über einen längeren Zeitraum in sich hineinhört und seine Bedürfnisse und Visionen für die Zukunft ernst nimmt.

Am besten behält man seine Entscheidung für sich, indem man sein Fasten an den Alltag anpasst. Wenn Sie Ihren Besuch einer längst angekündigten Dinnerparty absagen oder plötzlich den traditionellen Sonntagsbrunch meiden, wird das Neugier schüren *und* zu vielen Fragen führen, die Sie vielleicht noch gar nicht beantworten wollen. Stattdessen sollten Sie planen, Ihr Fastenfenster auf eine ruhige Zeit zu legen, in der Sie allein und ungestört sind. Wenn Sie mit dem Fasten zurechtkommen und damit Erfolge erzielen, werden Sie vielleicht schneller als erwartet bereit sein, mit anderen darüber zu reden.

***

Die Ankündigung Ihrer neuen Lebensgewohnheit

Wenn Sie denken, dass Sie bereit sind, eine Community zu bilden, die die Praxis des Fastens versteht und unterstützt, werden Sie sich vielleicht unsicher fühlen und sich fragen, wer Ihnen wohlwollend gesonnen ist – oder ob Ihnen vielleicht *niemand* wohlwollend gesonnen ist. Ja, Sie können mit einigen heftigen Reaktionen rechnen. Die einen machen sich vielleicht Sorgen und befürchten, dass Sie krank werden könnten. Die anderen werden Sie mit Fragen löchern. Und wieder andere reagieren vielleicht sogar aggressiv, weil sie erkennen, dass sie für ihre eigene Gesundheit zu wenig tun. Weil Sie keinen Einfluss auf diese Reaktionen haben, ist es so wichtig, sich zuerst über Ihre eigene Position im Klaren zu sein. Wenn Ihnen das Fasten hilft, müssen Sie zu Ihrer Entscheidung stehen. Lassen Sie sich durch die Fragen oder Bedenken anderer nicht umstimmen. Es ist *Ihre* Entscheidung und Ihre Gesundheit.

Ich rate Ihnen allerdings, sich nicht zu sehr zu rechtfertigen, wenn Sie über das Fasten reden. Hierfür gibt es zwei Gründe: Wenn Sie zu sehr in die Defensive gehen oder sich sogar entschuldigen, wirken Sie schwach. Schlimmer, Sie *fühlen* sich auch schwach. Diese Zaghaftigkeit trägt nicht dazu bei, sich selbst – oder andere – davon zu überzeugen, dass Sie auf dem richtigen Weg sind. Sie müssen wissen, was Sie tun, und entsprechend auftreten! Zweitens werden Sie vielleicht darüber staunen, wie viel Unterstützung Sie erhalten. Mir ging es auf jeden Fall so!

Einige Wochen, nachdem ich mit dem intermittierenden Fasten angefangen hatte, ging ich an einem Tag, an dem ich 24 Stunden fastete, ins Büro, und es stand kostenloses Gebäck im Konferenzraum. Die Donuts, die ein wohlmeinender Kollege an manchen Tagen mitbrachte, und die wöchentlichen Geburtstagskuchen, die meine Firma bereitstellte, hatten maßgeblich zu meinem Übergewicht beigetragen, deshalb machte ich mich auf alles gefasst und fragte mich: *Wie reagiere ich, wenn mich jemand fragt, warum ich das Gebäck ablehne?* Ich hätte die Antwort auch verweigern können, aber ich beschloss, zu meiner Meinung zu stehen und mich allen Fragen zu stellen.

Es waren keine zwei Minuten vergangen, da fragte mich tatsächlich ein Kollege, ob er mir ein Stück von der Geburtstagstorte anbieten dürfe, die zugegebenermaßen sehr appetitlich aussah. Der Augenblick war gekommen. Ich war mehr als bereit, das Thema anzusprechen, und antwortete deshalb.

»Nein, danke. Ich faste seit einigen Wochen regelmäßig und heute faste ich den ganzen Tag.« Es war still im Raum, deshalb wusste ich, dass auch die anderen mich gehört hatten. Ich machte mich auf eine Flut von Fragen, zweifelnden Blicken und spitzen Bemerkungen gefasst, die sicher in jedem Augenblick über mich hereinbrechen würden.

Aber das war nicht der Fall. Stattdessen erstaunte mich die Reaktion der anderen Anwesenden. Mein Kollege lächelte und zuckte mit den Schultern, als wäre mein Fasten keine große Sache, und einige andere Kollegen traten an mich heran und beglückwünschten mich. Andere reagierten überhaupt nicht. Ich fragte einige der Kollegen, die zu mir kamen, ob sie auch schon gefastet hätten, und manche gaben zu, dass sie in ihrer Kindheit aus religiösen Gründen gefastet hatten. Andere fasteten regelmäßig, so wie ich, um abzunehmen, ihr Gewicht zu halten oder ihre Gesundheit zu verbessern.

Einige meiner Kollegen waren neugierig und wollten mehr über das Fasten erfahren, während andere dieselben Sorgen äußerten, die auch ich am Anfang gehabt hatte. Sie fragten, ob mein Stoffwechsel erlahmen würde, ob ich mich schwach fühlen würde, Kopfschmerzen hätte oder hungrig wäre. Sie waren überrascht, als ich ihnen sagte, dass ich schon seit 18 Stunden nichts gegessen hatte und mich immer noch blendend fühlte.

Meine Kollegen waren wohlwollend, positiv und aufgeschlossen, und ich hatte Glück, dass sie so reagierten. Aber selbst kluge, mitfühlende Freunde können sich Sorgen machen, wenn man mit dem Fasten anfängt. Als ich meiner Freundin Jameelah einmal erzählte, dass ich seit vier Tagen nichts gegessen hatte, flehte sie mich an, das Fasten abzubrechen. Als ich einige Tage weiterfastete, rief sie mich regelmäßig an und bat mich mehrmals, etwas zu essen oder sicherheitshalber zumindest einen Schluck Saft zu trinken. Und als ich meine in Louisiana lebenden Eltern zum ersten Mal nach Beginn des Fastens besuchte, waren diese überaus gebildeten, aufgeschlossenen Leute, die mich mehr als alles auf der Welt liebten, sehr in Sorge. Ich bin schließlich ihr einziges Kind!

Deshalb empfehle ich Ihnen, einige Bücher zum Thema zu lesen, viel zu recherchieren, dem Blog auf FastingLane.com zu folgen, die dort verfügbaren Podcasts zu hören und eisern zu Ihren Überzeugungen zu stehen. Sie müssen auf Ihre schärfsten Kritiker vorbereitet sein, können sich aber gleichzeitig darauf einstellen, von verständnisvollen Freunden überrascht zu werden, die Sie unterstützen. Aber vor allem gilt: Wenn Fasten für Sie funktioniert, ist Ihre Meinung die einzige, die zählt!

Tipps, wie Sie anderen sagen, dass Sie fasten

1. Informieren Sie sich über alle Aspekte des Fastens – von den gesundheitlichen Vorteilen bis hin zu den wissenschaftlichen Fakten –, bevor Sie an-

deren etwas davon erzählen. Auf diese Weise können Sie besser auf unerwartete Fragen reagieren.
2. Richten Sie Ihr Fasten an Ihrem Leben aus und nicht umgekehrt.
3. Warten Sie, bis es einen dringenden Grund gibt, anderen davon zu erzählen, dass Sie fasten – wenn Sie zum Beispiel eines Morgens nicht mit Ihren Kollegen frühstücken oder wenn Sie ein Stück Geburtstagskuchen ablehnen.
4. Rechnen Sie mit (positiven oder negativen) emotionalen Reaktionen auf Ihr Fasten.
5. Sie sollten mindestens ein verlässliches Buch und eine seriöse Website kennen, die Sie nennen können, wenn besorgte Freunde oder Angehörige um weiterführende Informationen bitten.
6. Vergessen Sie nicht, dass es in letzter Instanz *Ihre* Entscheidung ist, was und wie oft Sie essen.

Bauen Sie sich ein Online-Hilfsteam auf

Wenn es Ihnen so geht wie mir, befindet sich Ihr ganzes Leben in Ihrem Smartphone. Es enthält meinen Kalender und meine To-do-Liste, ich benutze es, um meine E-Mails zu prüfen, und ich habe in den letzten zehn Jahren jeden neuen Kontakt in mein Handy gespeichert, statt ihn in mein Adressbuch geschrieben. Es ist mein Hilfssystem für jeden Aspekt meines Lebens.

Fasten stellt eine erhebliche Veränderung des Alltags dar, und viele von uns brauchen Unterstützung, damit diese Veränderung nachhaltig ist. Wenn es gut läuft, hat man das Gefühl, dass man die Welt umarmen könnte, und wenn es nicht gut läuft, ist man frustriert und braucht Hilfe von Menschen, denen man vertraut und die Zeit haben, wenn man sie braucht. Ihre Wahl sollte immer zuerst auf Ihren Freundes- und Familienkreis fallen, aber vielleicht haben diese irgendwann einmal die Nase voll davon, zu hören, was Sie gegessen oder nicht gegessen haben und wie Sie sich fühlen. Deshalb empfehle ich Ihnen, eine Online-Community zu finden.

Ich erfuhr zum ersten Mal etwas über das Fasten, als mir eine Freundin davon erzählte und mir *Die Schlankformel* von Dr. Fung empfahl. Ich gab Dr. Fungs Namen in die Internetsuchmaschine ein und las über ihn, sah mir seine Videos an, hörte seinen Podcasts an, ging auf seine Website und erfuhr mehr über seine Kooperationspartnerin Megan Ramos. Ich schloss mich seinen Online-Fastengruppen an, die mich zu einigen meiner Lieblingsseiten wie DietDoctor.com und Facebook-Gruppen führten, die sich speziell mit Low-Carb- oder Keto-Ernährung und Fasten befassen. In den Facebook-Gruppen stieß ich auf Fastenanfänger, denen es so ging wie mir und die unzählige Fragen hatten. Ich fing an, weltweit mit Leuten zu kommunizieren, die schon seit Jahren fasteten und viele Antworten hatten. Heute glaube ich, dass die Online-Quellen maßgeblich dazu beigetragen haben, dass ich zum ersten Mal in meinem Leben einen anhaltenden Abnehmerfolg verzeichnen kann. Sie waren so wichtig, dass ich mit www.FastingLane.com meine eigene Website inklusive Podcast gegründet habe, auf der ich Low-Carb- und Fastenärzte, Experten und erfolgreiche Laien zusammenführe, die ich bewundere und von denen ich viel gelernt habe. Ich würde mich freuen, wenn Sie sich uns dort anschließen und vielleicht eines Tages Ihre eigene Geschichte erzählen.

Um das beste Online-Support-System zu entwickeln, sollten Sie zunächst bei Medizinern anfangen. Suchen Sie Ärzte und Forscher, die die biochemischen Vorgänge, die beim Fasten und Essen ablaufen, so erklären, dass Sie sie auch verstehen. Wichtig ist, dass ihre Worte bei Ihnen auf Anklang stoßen, und Sie ihre Theorien prüfen, um sie für sich selbst zu beweisen. Ich erwarte nicht, dass Sie alles glauben, was man Ihnen erzählt, aber ich glaube, dass Sie sich eine kleine Gruppe von Fachleuten suchen sollten, um die besten Richtlinien zu finden, mit denen Sie Ihre Gesundheit verbessern können.

Als Nächstes sollten Sie in den sozialen Medien, die Sie täglich benutzen, Influencer suchen, die ein Leben führen, das Ihnen zusagt und das Sie für bewundernswert halten. Wenn Sie zum Beispiel Twitter benutzen und erweitert fasten, könnten Sie jemandem folgen, der dasselbe tut und über seine Erfahrungen twittert. Lesen Sie die Tweets dieser Person, und wenn Sie sich trauen, können Sie sogar mit ihr in Kontakt treten.

Am einfachsten geht das mit Instagram. Es gibt praktisch keine Ernährungs- oder Fastenform, über die nicht gepostet wird. Wenn Sie zum Beispiel beschließen, sich Low-Carb zu ernähren, könnten Sie dieses Schlagwort eingeben und zahlreiche Personen finden, die sich täglich zu diesem Thema äußern. Suchen Sie sich Leute aus, deren Rezepte ansprechend wirken und deren Inhalte Sie unterhaltsam und informativ finden. Sie geben

Tipps, motivieren, erzählen Anekdoten und bieten Rabatte auf ihre Produkte. Andere werden »Vorher-Nachher«-Bilder mit Gewichts- und Körpermaßangaben posten und Details über ihre Fastenpläne verraten. Suchen Sie sich Leute aus, die Sie bewundern und von denen Sie lernen können. Von wem Sie sich inspirieren lassen, das bleibt natürlich Ihnen überlassen; Sie können sich auf eine Person festlegen oder mehreren Influencern folgen, die jeweils andere Dinge zu bieten haben.

Wenn Sie mit einer Gruppe interagieren wollen, die aus Mitgliedern besteht, die ähnliche Ziele verfolgen wie Sie, empfehle ich Ihnen, sich zuerst an eine kommerzielle Website zu wenden, der Sie vertrauen, oder an eine Facebook-Gruppe. Facebook-Gruppen waren mir eine erstaunlich große Hilfe. Bedenken Sie jedoch, dass Facebook-Seiten und Facebook-Gruppen zwei völlig unterschiedliche Dinge sind. Facebook-Seiten werden normalerweise von einem Unternehmen oder einer Organisation betrieben, die ihre Botschaften an Nutzer übermitteln, die ihre Seite mit »Gefällt mir« markiert haben, während es der Zweck einer Facebook-Gruppe ist, eine Gemeinschaft von Gleichgesinnten zu bilden, die ein gemeinsames Interesse verfolgen – sozusagen eine Art Selbsthilfegruppe. Die Organisation, die eine Facebook-Gruppe betreibt, wird manchmal Posts veröffentlichen, aber die Gruppe will Personen zusammenbringen, die ein gemeinsames Interesse haben und sich gegenseitig unterstützen wollen.

Ich finde es sehr beruhigend zu lesen, wie es anderen beim Fasten geht. Es tut gut zu wissen, dass viele Leute, die 48 Stunden fasten, nach 36 Stunden sehr hungrig sind und am liebsten aufgeben wollen. Ich finde es tröstlich, wenn es einer anderen Person beim Fasten so geht wie mir, aber wenn die verschiedensten Leute zu den unterschiedlichsten Zeiten dasselbe Leid klagen, dann sehe ich das als Bestätigung, dass ich auf dem richtigen Weg bin. Wenn ich im Internet die Geschichten von Fremden lese, habe ich das Gefühl, kein Sonderling zu sein, weil wir alle dieselben Probleme haben.

Wenn Sie mit dem Fasten anfangen, kann es sehr hilfreich sein, online mit Leuten in Verbindung zu stehen, die ebenfalls fasten. Sie werden oft zur gleichen Zeit dieselben Gefühle haben – Frustration, Hunger, Erfolg und Glücksgefühle. Wenn Sie beschließen, zum ersten Mal in einer Woche dreimal 48 Stunden zu fasten, ist es beruhigend zu wissen, dass es irgendwo im virtuellen Raum Leute gibt, die genau dasselbe tun – auch wenn Sie sie persönlich nicht kennen. Manche Ihrer Fragen und Ängste lassen sich online leichter lösen. Es macht mir Spaß, Fragen online zu beantworten, weil ich in der Lage bin, das Wissen zu teilen, das ich gesammelt habe, und ich aus eigener Erfahrung weiß, wie sich die andere Person gerade fühlt. Das erinnert mich daran, wie weit ich schon gekommen bin. Vorher-Nachher-Bilder anderer Leute zu sehen, kann auch eine große Inspiration sein. Wenn andere ihre Ziele erreicht haben, schaffen Sie das auch.

Schließlich wird Ihnen eine Online-Selbsthilfegruppe helfen, die kleinen Siege zu feiern, die sich nicht auf der Waage bemerkbar machen und von denen Ihre Freunde im Alltag schon nichts mehr hören wollen. Hierzu zählen Erfolge wie eine um die Hälfte verringerte Dosis des Antidiabetikums, das Sie nehmen, oder das Selfie, das Sie von sich machen und auf das Sie stolz sind. Eine Online-Selbsthilfegruppe ist rund um die Uhr da und bereit, Ihre Fragen zu beantworten, Ihrem Frust zuzuhören und Ihre Siege zu feiern, während Sie den anderen Mitgliedern helfen, dasselbe zu tun. Sie verdienen alle möglichen Freunde – und dazu zählen auch die, die Sie zwar niemals persönlich kennenlernen werden, die Sie aber trotzdem auf jedem Schritt des Weges anfeuern!

Drei Tipps, wie Sie im Internet Hilfe und Motivation finden

1. Suchen Sie nach renommierten Ärzten und Wissenschaftlern, die sich auf Fasten und Ernährung spezialisiert haben und deren Ansatz Ihnen zusagt, melden Sie sich für ihren Newsletter an oder schließen Sie sich ihrer Gruppe an.
2. Folgen Sie in den sozialen Medien, die Sie am häufigsten benutzen, zwei Köchen oder Rezeptentwicklern, die sich auf Ihre Art des Fastens und Essens spezialisiert haben.
3. Schließen Sie sich einer oder zwei Facebook-Gruppen an, in denen Sie Fragen stellen und sich mit anderen austauschen können, die dieselben Erfahrungen machen wie Sie.

KAPITEL 23
Ihr neues Leben

Eve Mayer

Es war für mich nicht einfach, mich an meine neue Lebensweise und ans Fasten zu gewöhnen. Warum? Weil ich nicht rauche, nur selten Alkohol trinke und Bungee-Springen nicht gerade zu meinen Hobbys gehört. Wenn ich in den Urlaub fahre, will ich mich entspannen, und ich will ESSEN! Was sollte ich also tun, wenn ständiges Naschen und Futtern nicht mehr infrage kamen?

Ich musste eigentlich nur meine Augen öffnen und mich umsehen, um einen neuen Quell der Freude zu entdecken – etwas, womit ich mich in meiner eigenen Haut rundum glücklich und wohlfühlte.

Mein erster Urlaub war eine dreiwöchige Campingtour mit meinem Mann. Wir hatten ein ganz besonderes, mit allen Annehmlichkeiten ausgestattetes Wohnmobil. Es hatte alles, was das Herz begehrt: Klappbett, WC, Kühlschrank, Mikrowelle, eine Theke und – was mir am wichtigsten war – eine Kaffeemaschine; ein Camper vom Feinsten. Durch die Solarpaneele auf dem Dach hatten wir auch Strom und Internet, aber das reichte mir noch nicht. Campingurlaub bedeutete für mich früher immer Erdnussflips, Schokolade, Chips mit Salz-und-Essig-Geschmack, literweise Limonade und Kaffee, und weil ich diesmal den kleinen Kühlschrank nicht füllte, war ich unruhig, enttäuscht und – wenn ich ehrlich bin – nicht ganz so begeistert wie sonst, wenn ich in den Urlaub fahre.

Ich merkte an Tag zwei, dass der Mobilfunkempfang auf dem Land nicht besonders gut war, und es war schwer, Hotspots zu finden, weshalb ich mich mehr mit meinem Mann unterhielt und meinen Gedanken lauschte, die sich meist ums Essen drehten. Ich zwang mich dazu, auf andere Dinge zu achten, und sah deshalb aus dem Fenster. Der Himmel war *atemberaubend schön*. Er leuchtete morgens lila und nachmittags rosa, und als wir über Wyoming nach Montana fuhren, waren am Himmel mehr und mehr Vögel zu sehen. Als wir nach Kanada fuhren und in Banff eintrafen, erblickten wir majestätische Berge, die sich in den Wolken verloren.

Die Ausflüge, die wir ohne den Camper machten, waren noch faszinierender. Im Yellowstone-Nationalpark bestaunte ich Büffelherden und schmunzelte, als andere Besucher von dem berühmten Geysir »Old Faithful« nassgespritzt wurden. Ich sah von der Veranda einer Bibliothek auf die schneebedeckten Gipfel, als mein Hund mit einem neuen vierbeinigen Spielgefährten über das hohe Gras tollte. Ich trank in der sommerlich-frischen Gebirgsluft meinen ungesüßten Kaffee und war beim Anblick von Crazy Horse und Mount Rushmore tief ergriffen. Ich schlief aus, küsste meinen Mann, unternahm lange Spaziergänge, sah Fische im klaren Gebirgsbach, lauschte einer Cellistin, die in der Bibliothek ein Konzert hielt, und sah mir im Wohnwagen Filme an. Ich spielte Frisbee mit meinem Hund und kaufte mir einen neuen Rucksack. Und langsam, aber sicher dachte ich immer weniger ans Essen und nahm mehr und mehr die Dinge wahr, die mich umgaben.

Es war, als wäre ich wieder zum Leben erwacht.

Ich war zuvor nie eine große Naturliebhaberin gewesen. Outdoor-Erlebnisse waren schließlich eher etwas für fitte, gesunde Menschen, und es ist schwer, eine Gebirgslandschaft zu bewundern, wenn man keine Luft bekommt, weil man sich gerade eine kleine Anhöhe hinaufschleppt. Es ist schwer, an etwas anderes als an Essen zu denken, wenn man von seinen Hormonen ständig Signale erhält, dass man jetzt unbedingt etwas essen muss. Es ist schwer, Freude an meinem Hund, meinem Mann, meinem Kind, meinem Leben zu haben, wenn mir mein Geist in jedem Augenblick zuschreit, dass ich verdammt nochmal etwas zu ESSEN brauche! Aber ich fing an zu fasten und stellte fest, dass viel mehr in mir steckte, als ich gedacht hatte. Das Leben war nicht so, wie ich es mir vorgestellt hatte, und es war in diesem Urlaub, dass ich anfing, etwas Neues zu spüren.

Das Gefühl von Freiheit.

Fasten half mir, viele Dinge schätzen zu lernen, die ich für selbstverständlich gehalten hatte. Ich esse immer noch gerne, aber das Leben besteht aus viel mehr. Fasten gibt mir mehr Freizeit und Geld, die ich nach Belieben verwenden kann. Aber abgesehen davon wird es Ihnen die Freiheit geben, sich den Herausforderungen des Lebens zu stellen und sie zu genießen.

Lassen Sie uns feiern!

Wie man feiert

Wenn ich früher etwas Wichtiges im Leben erreicht hatte, kannte ich nur eine Art zu feiern. Torte! Und Sekt. Und Steak. Und eine Ofenkartoffel, üppig gefüllt mit saurer Sahne. Sie ahnen, worauf ich hinauswill. Sobald Sie Ihr Leben umkrempeln, sich gesund ernähren und fasten, können Sie nicht mehr in alte Gewohnheiten zurückfallen und jeden kleinen Erfolg mit einer üppigen Mahlzeit feiern.

Sie brauchen neue Mittel und Wege!

Es wird für Sie viele Anlässe zum Feiern geben. Sie werden natürlich Ihre großen Ziele gebührend zelebrieren müssen, aber Sie können auch das Erreichen kleinerer Wegmarken feiern. Vielleicht ist es Ihr großes Ziel, 35 Kilogramm abzunehmen, und Sie setzen sich als Zwischenziel, dieses Gewicht im Bankdrücken zu stemmen. Die Feier sollte dem Ziel entsprechen. Belohnen Sie sich mit etwas Kleinem, wenn das Erreichen des Ziels nicht so viel Anstrengung erfordert. Wenn Sie zum ersten Mal 24 Stunden fasten, könnten Sie das erfolgreiche Ende vielleicht begehen, indem Sie einen Abend lang freie Hand über die Fernbedienung haben. Feiern Sie aber mit etwas Großem, wenn der Weg dorthin viel Zeit und Zielstrebigkeit gekostet hat. Vielleicht feiern Sie einen Gewichtsverlust von 10 Kilogramm, indem Sie sich Konzertkarten für Ihre Lieblingsband gönnen.

Ich will ehrlich sein; ich feiere immer noch mit Essen, aber im Vergleich zu früher greife ich nun auf bessere, gesündere Alternativen zurück. Es scheint seltsam zu sein, einen Abnehmerfolg mit Essen zu feiern, aber es ist ziemlich cool, ein schickes Lokal zu besuchen, um dort das Fasten mit einem Rib-Eye-Steak und Salat zu brechen.

Feiern ist wichtig, weil es Sie daran erinnert, wo Sie angefangen haben und wie weit Sie schon gekommen sind. Es stärkt Ihr Selbstvertrauen und Ihre Motivation. Ich empfehle Ihnen, Ihre Errungenschaften mit jemandem zu teilen, der Sie in Ihren Zielen unterstützt, um sich bei dieser Person zu bedanken. Legen Sie etwas Geld beiseite, das Sie sich durch die fastenbedingt geringeren Lebensmittelausgaben erspart haben, überweisen Sie es auf Ihr Konto oder füttern Sie Ihr Sparschwein damit. Es spielt keine Rolle, ob Sie 2 oder 200 Euro pro Woche sparen. Sie können zusehen, wie Ihre Ersparnisse wachsen, während Sie auf Ihr Ziel zusteuern und dabei gesünder werden.

Wie Sie feiern werden, hängt natürlich ganz davon ab, was Sie gerne tun. Aber ganz gleich, ob Sie sich ein neues Outfit gönnen, ein duftendes Schaumbad nehmen oder sich selbst mit einem Blumenstrauß beschenken: Tun Sie *etwas*, um sich selbst und Ihre Leistung zu feiern. Sie haben es sich verdient!

NACHWORT
Ist eine Magenverkleinerung für Sie das Richtige?

Eve Mayer

Ich hatte nicht eine oder zwei, sondern ganze *drei* Magenverkleinerungen. Sie haben richtig gelesen: Ich habe mich *dreimal* unters Messer gelegt. Bevor ich das Fasten entdeckte, schaffte ich es nie, das Gewicht zu halten, das ich durch Diäten abgenommen hatte. Deshalb recherchierte ich ein wenig und erfuhr, dass die meisten Studien zeigen, dass Patienten nach einer Magenverkleinerung abnehmen. Ich suchte mehrere Ärzte auf, wurde von meiner Familie und Freunden unterstützt und beschloss, es darauf ankommen zu lassen. 2004 unterzog ich mich dem ersten Eingriff, dann wartete ich geduldig, um zu sehen, ob meine Pfunde schmelzen würden.

Das taten sie auch – zumindest anfangs. Mich unters Messer zu legen, hatte den angenehmen Nebeneffekt, dass ich keine Medikamente mehr nehmen musste, und der Eingriff verringerte die Nebenwirkungen des Polyzystischen Ovar-Syndroms, was mir half, schwanger zu werden und Mutter einer Tochter zu werden. Das waren die Vorteile – die zweifellos immens waren. Aber die schlechte Nachricht war, dass ich nach allen drei Operationen mein gesamtes abgenommenes Gewicht, oder zumindest einen Teil davon, wieder zunahm. Auch der ständige Hunger, der mich mein ganzes Leben lang begleitet hatte und unmittelbar nach der Operation verschwand, kehrte wieder zurück. Mit anderen Worten: Die Operation reparierte meinen »defekten« Körper nicht. Das geschah erst Jahre später, als ich das Fasten für mich entdeckte.

Wenn Sie sich überlegen, sich den Magen verkleinern zu lassen, rate ich Ihnen nicht nur eindringlich dazu, sich ausführlich darüber zu informieren, sondern ich empfehle Ihnen auch, mit Leuten zu reden, die sich bereits einer solchen Operation unterzogen haben. Ich hoffe, meine Geschichte wird Ihnen die Vor- und Nachteile aufzeigen und Ihnen bei der Entscheidungsfindung helfen.

Meine Geschichte

Meine erste Magenverkleinerung war ein sogenanntes Magenband (die vollständige Bezeichnung lautet »laparoskopisches Gastric-Banding«). Hierbei setzt der Arzt ein Band in Ihren Körper ein, der sich wie eine Schlinge um den oberen Teil des Magens legt. Das Band kann enger gestellt werden, indem mit einer Nadel eine Kochsalzlösung in ein Reservoir eingeführt wird, das knapp unter der Haut auf dem Magen liegt; wenn das Band gelockert werden soll, wird die Kochsalzlösung entfernt. Wenn alles richtig funktioniert, sollte das Magenband dafür sorgen, dass man sich schneller und länger satt fühlt. Der Eingriff ist minimalinvasiv und erfolgt normalerweise über kleine Einschnitte am Bauch. Er kann auch rückgängig gemacht werden, falls ein Problem auftreten sollte.

In den ersten Monaten nach dem Eingriff war ich euphorisch. Ich erholte mich binnen einiger Wochen, und die Schmerzen waren erträglich. In den ersten drei Monaten nach der Operation hatte ich weniger Hunger, und mein Gewicht sank von 135 auf 102 Kilogramm.

Im vierten Monat nach meiner ersten Magenbandoperation kehrte der Hunger allerdings mit voller Wucht zurück. Ich nahm nicht mehr so schnell ab, und im Laufe der nächsten Monate kam es vollständig zum Erliegen. Dann fing ich an, wieder zuzunehmen. Innerhalb von vier Jahren hatte sich mein Gewicht auf 104 Kilogramm stabilisiert. Ich wollte aber auf 84 Kilogramm kommen, und deswegen hatte ich das Gefühl, versagt zu haben.

Die Magenbandoperation brachte einige Nebenwirkungen mit sich. Wenn ich zu schnell aß – vor allem ballaststoffreiche oder trockene Speisen wie Hühnerbrust oder Brokkoli – oder zu viel, übergab ich mich. Wenn das Magenband zu eng gestellt war, übergab ich mich auch. Mit dem Magenband war das Schlafengehen ebenfalls eine heikle Angelegenheit, denn wenn ich innerhalb von drei Stunden nach der letzten Mahlzeit zu Bett ging, kam mein Abendessen wieder hoch. Bei jeder Gewichtsänderung musste das Band angepasst werden, damit sich meine inneren Organe auch zusammenziehen bzw. ausdehnen konnten. Es fiel mir sehr schwer, die goldene Mitte zu finden, deshalb ließ ich immer seltener Anpassungen vornehmen und tat das, was viele Leute tun. Ich arbeitete nicht mit dem Band, sondern versuchte, es zu umgehen.

Weil ich nicht mehr abnahm und sogar zunahm, fing ich an, an meinem Arbeitsplatz mit den dort tätigen Ärzten zu reden. Sie schlugen vor, dass Magenband zu entfernen und durch eine neue, bessere Version zu ersetzen. Das tat ich dann auch, und bei meiner zweiten Magenverkleinerung 2007 wurde das ursprüngliche Magenband entfernt und ersetzt. Wieder dachte ich, dass dies eine dauerhafte Lösung für meinen Hunger sein würde, und wieder wirkte es wahre Wunder! Ich erreichte mein Wunschgewicht von 84 Kilogramm und war *euphorisch*.

Das hielt aber nicht lange an. Ich hielt die 84 Kilogramm ganze zwei Tage, bevor mein Gewicht langsam, aber stetig wieder auf 102 Kilogramm stieg. Mit dem Magenband ernährte ich mich auch nicht mehr so gesund wie davor. Warum? Weil ich nicht mehr so motiviert war – ich dachte in gewisser Weise, dass das Band die Arbeit für mich erledigen würde. Und so aß ich Hamburger mit extra Mayonnaise und Frittiertes mit möglichst viel Soße. Ich wusste, dass ich schlechte Entscheidungen traf, aber ich hatte das Essen vermisst, und ich hatte *Hunger*.

Ja, so war es leider. Drei Monate nach Einsetzen des neuen Magenbands war ich genauso hungrig wie zuvor. Der einzige Unterschied bestand darin, dass mein Magen jetzt klein und schnell voll war. Das bedeutete, dass ich den ganzen Tag aß.

So vergingen sechs Jahre, und ich kämpfte in jener Zeit ständig mit meinem Gewicht, das stetig zunahm. Ich war von Essen besessen und beschloss deshalb, mich ein drittes Mal unters Messer zu legen. Ich wollte mir einen Magenbypass legen lassen – eine Operation, bei der der Magen geteilt wird, wodurch sich der Bereich des Magens verkleinert, in dem das Essen verdaut wird. Weil es ein komplizierter, riskanter Eingriff ist, beschloss ich, mein Magenband entfernen zu lassen und mich einer Schlauchmagen-OP zu unterziehen, bei der der Magen schmaler gemacht wird. Der Eingriff erfolgt normalerweise über kleine Einschnitte, und man braucht maximal einige Wochen, bis man sich davon erholt hat. Es kann nicht angepasst werden, und mir gefiel die Vorstellung, dass ich mich nicht mit denselben Problemen würde herumschlagen müssen wie mit dem Magenband. Im Gegensatz zum Magenband lässt sich der Schlauchmagen nicht entfernen, aber ich war fest entschlossen, mein Hungerproblem ein für alle Mal zu lösen.

Insgesamt machte ich gute Erfahrungen mit dem Schlauchmagen. Der Arzt war kompetent und freundlich, und die Schmerzen hielten sich in Grenzen. Ich war in einigen Wochen wieder fit. In den ersten Monaten hatte ich deutlich weniger Hunger, und mein Gewicht sank auf unter 90 Kilogramm. Aber nach etwa drei Monaten war der Dauerhunger wieder da. Natürlich freute ich mich darüber, dass ich ballaststoffreichere und gesündere Lebensmittel als zuvor essen konnte, aber ich fand es sehr frustrierend, immer noch einen solchen Bärenhunger zu haben.

Mittlerweile habe ich den Schlauchmagen seit etwa sieben Jahren. Im Vergleich zum Magenband war diese Maßnahme für mich wesentlich effektiver, aber Fakt ist, dass mich die drei Magenverkleinerungen weder körperlich noch geistig heilten. Wenn ich eine Zeitmaschine hätte, mit der ich 15 Jahre in die Vergangenheit zurückreisen könnte, würde ich mir das Risiko, das Geld und die Schmerzen dieser Eingriffe sparen. Fasten war für mich die ultimative Lösung, und wenn Sie es in Erwägung ziehen, sich den Magen operativ verkleinern zu lassen, rate ich Ihnen eindringlich dazu, es zuerst mit dem Fasten zu probieren.

Jason Fung

Man hört zwar oft, dass Magenverkleinerungen die einzige wissenschaftlich erwiesene Methode sind, um langfristig abzunehmen, aber ich habe die Erfahrung gemacht, dass sie einige Probleme mit sich bringen.

Zunächst einmal erzielt man mit einer Magenverkleinerung keinen langfristigen Erfolg. Die Cleveland Clinic hat festgestellt, dass Magenbypass-Operationen mit einem um 10 bis 20 Prozent erhöhten Risiko für eine

Folge-OP aufgrund von Komplikationen verbunden sind; etwa ein Drittel der Patienten entwickelt Gallensteine, und fast 30 Prozent leiden an einem Nährstoffmangel. Die Cleveland Clinic behauptet, dass die meisten ihrer Magenbandpatienten mindestens eine schwere Nebenwirkung haben, darunter Darmverschluss, Haarausfall, Blutungen und Blutgerinnsel.

Meine eigenen medizinischen Erfahrungen mit Magenverkleinerungen bestätigen dies. Fast alle meine Patienten, die sich ein Magenband haben legen lassen, haben es wieder entfernen lassen. Eine Patientin, die eine Magenbypass-Operation hatte, musste anschließend aufgrund von Komplikationen mehrere Eingriffe vornehmen lassen, und weil ihr Magen vernarbte, litt sie ständig an Übelkeit und Erbrechen. Bisher ist mir nicht eine Person begegnet, die es geschafft hat, mithilfe eines operativen Eingriffs langfristig einen deutlichen Gewichtsverlust zu erzielen.

Die Zahlen bestätigen diese Beobachtungen, weil die langfristige Erfolgsrate niedrig ist, und selbst die wirksamste Magenbypass-Operation birgt ein erhebliches Risiko für eine Gewichtszunahme, die mit der Zeit steigt. Bei Personen, die vor zehn Jahren eine Magenverkleinerung hatten, liegt die Rückfallquote bei 35 Prozent.

Das Problem ist nicht, dass wir bessere Operationsmethoden brauchen, sondern dass wir unsere Abnehmstrategien verändern müssen. Die Medizin ist so besessen von der Theorie der Kalorienbilanz, dass die Ärzte zu drastischen Mitteln greifen und einen intakten Körper verstümmeln, um einen Gewichtsverlust zu erzielen, wenn die Theorie versagt (was früher oder später der Fall sein wird). Für mich ist das eine Bankrotterklärung, und außerdem keine gute Medizin. Ärzte sollten ihre Patienten schließlich vor Operationen bewahren und sie nicht dazu ermuntern, oder?

Zum Glück scheint sich die schlechte Erfolgsquote von Magenverkleinerungen nun auch statistisch bemerkbar zu machen. 1999 war die Anzahl der operativen Magenverkleinerungen verschwindend gering; auf 100 000 Personen kamen nur 6,9 Eingriffe. In nur fünf Jahren stieg die Rate jedoch um das Zehnfache, das heißt dass auf 100 000 Personen 71,06 Eingriffe kamen.

Dann geschah etwas Merkwürdiges.

Die Kurve flachte nach 2003 ab. Der Höhepunkt war 2009, als auf 100 000 Personen 71,26 Operationen kamen, und dann nahm die Anzahl langsam, aber stetig ab. Warum? Der Grund war eindeutig. Die Adipositas-Chirurgie funktionierte einfach nicht so gut, und die Patienten, die sich einer Operation unterzogen hatten, warnten ihre Freunde davor. Die Kunde verbreitete sich. Magenoperationen brachten nicht den erwünschten Erfolg. Seither hat sich die Anzahl entsprechender Eingriffe langsam verringert.

Ich denke oft an eine Patientin, Pamela, die bei unserem ersten Termin 152 Kilogramm wog. Pamela hatte keine gewichtsbedingten Probleme wie Hypertonie, Typ-2-Diabetes oder eine Fettleber. Aber sie litt an Asthma, Gelenkschmerzen, Depressionen, Antriebslosigkeit und Regelbeschwerden. Sie schwor sich abzunehmen und setzte sich einen Gewichtsverlust von 62 Kilogramm als Ziel. Ihr Arzt sagte ihr, dass sie eine Magenoperation in Erwägung ziehen sollte, falls ihre Fortschritte nach sechs Monaten nachlassen oder aufhören sollten.

Sie sagte sich, dass diese Option für sie nicht infrage kam.

Stattdessen strich sie verarbeiteten Zucker aus ihrem Speiseplan, verringerte die Kohlenhydratzufuhr drastisch, aß gesunde Fette und fing an, intermittierend zu fasten. Ein Jahr und 26 Tage nach ihrer Ernährungs- und Lebensumstellung erreichte sie ihr Ziel. Sie wog 90 Kilogramm und hatte 58 Zentimeter Bauchumfang verloren. Heute fastet Pamela dreimal in der Woche 24 Stunden, manchmal sogar länger. Sie fühlt sich fit und will weiter abnehmen, bis sie ihr Wunschgewicht von 68 Kilogramm erreicht hat. Das Beste ist, dass sie das alles ohne einen chirurgischen Eingriff geschafft hat!

Der Erfolg von Patienten wie Pamela und die bescheidenen Ergebnisse, die Tausende von Betroffenen mit operativen Magenverkleinerungen erzielt haben, zählt zu den vielen Gründen, warum es an der Zeit ist, dem Fasten mehr Beachtung zu schenken – die Erfolge sind nachhaltig und sprechen für sich. Es ist höchste Zeit, dass das Fasten Einzug in den Mainstream hält, von Ärzten und dem medizinischen Establishment empfohlen und als einfachste Methode anerkannt wird, um seinen Gewichtsverlust und seine Gesundheit zu erhalten. Wenn Sie Übergewicht haben oder an chronischen gesundheitlichen Beschwerden leiden, rate ich Ihnen dringend dazu, es auch einmal auszuprobieren.

Danksagung

Eve Mayer

Mein tiefster Dank gilt meiner lieben Freundin Dr. Suzanne Slonim, die mich mit Dr. Fungs Arbeit in Kontakt gebracht hat. Danke an Dr. Jason Fung und Megan Ramos, meine Fastengurus, die so freundlich waren, mich für dieses Buch als Mitautorin ins Boot zu holen.

Meinem Ehemann Levi Sauerbrei, meinem Gefährten in allen Lebens- und Fastenlagen, der mich an all den Tagen in die Arme genommen hat, als ich weinte und wütend war, weil ich das Fasten nicht früher für mich entdeckt hatte: Levi, ich danke dir dafür, dass du meinen Traum unterstützt, anderen mit FastingLane.com zu helfen. Danke auch meiner Freundin und Teamkollegin Bridgette Hardy von FastingLane.com, die sich mutig ins Abenteuer Fasten gestürzt hat und meine eigenen Fähigkeiten übertrifft. Ich möchte auch aus vollem Herzen meiner Tochter Luna danken, die es im Alter von gerade einmal 13 Jahren geschafft hat, meine Erfahrungen zu nutzen, um ihre eigenen Essgewohnheiten zu verändern und ihre Gesundheit zu verbessern. Luna ist mir ewig dankbar, dass ich sie nicht mehr dazu zwinge, zu frühstücken, wenn sie gar keinen Hunger hat. Meinen Eltern Guy und Regina Mayer, die um mich bangten, als ich ihnen offenbarte, dass ich zehn Tage nichts essen werde, aber dann aufgeschlossen blieben: vielen, vielen Dank. Meine Eltern beobachteten, was ich tat, stellten Fragen, boten mir ihre Unterstützung an und veränderten ihre eigenen Gewohnheiten, um selbst gesünder zu werden.

Mein Dank gilt auch meinem Agenten Rick Broadhead für seine unermüdliche Arbeit an diesem Buch. Und danke der talentierten Sarah Durand dafür, dass sie unser Buch sogar noch besser gemacht hat!

Ich möchte mich auch bei dem Verlag HarperCollins bedanken, der diese Botschaft unterstützt und sie so vielen Lesern weitergibt, die deswegen ein längeres und schöneres Leben führen können.

Megan Ramos

Dieses Buch wäre ohne die harte Arbeit und das Engagement von Dr. Jason Fung nicht möglich gewesen. Er hat nicht nur furchtlos die aktuellen medizinischen Standards infrage gestellt, um seinen Patienten die besten Behandlungsmethoden anzubieten, sondern hat auch mein Leben gerettet. Ich erhielt meine Diagnose Typ-2-Diabetes schon in sehr jungen Jahren, und damit war gewissermaßen klar, dass mir keine sehr hohe Lebenserwartung beschieden war. Heute bin ich gesund und strotze vor Kraft. Auch als er sich von vielen Menschen anhören musste, dass Fasten eine verrückte Idee ist, blieb Jason beharrlich. Er verbrachte zahllose Stunden mit Recherchen, um die besten und wissenschaftlich plausibelsten Erklärungen zu finden. Er lüftete den Zuckerschleier, der meinen Blick vernebelte. Und wegen seines Engagements habe ich das Privileg, meine Tage damit zu verbringen, anderen zu helfen, wieder die Kontrolle über ihre Gesundheit zu erlangen und chronische Krankheiten zu überwinden, die sie sonst das Leben kosten würden.

In meiner Arbeit mit Tausenden von Patienten aus der ganzen Welt habe ich eine Sache gelernt: Die Betroffenen müssen wissen, dass sie nicht allein sind und es auch andere gibt, denen es so geht wie ihnen. Eve Mayers Selbstlosigkeit und schonungslose Ehrlichkeit, mit der sie ihre unglaubliche Geschichte in diesem Buch erzählt, überbrückte diese Kluft. Ich wünschte, dass jeder Patient, der mir in unserer Klinik begegnet, ihre Geschichte hören könnte. Sie hat mich im Laufe unserer Zusammenarbeit nicht nur mit ihrer unglaublichen Geschichte, ihrer Leidenschaft und ihrem unnachahmlichen Südstaatencharme überzeugt; sie ist auch eine Mentorin und gute Freundin geworden.

Ich möchte auch unserem Team danken: Rick Broadhead, Sarah Durand und unserer unglaublichen Lektorin bei Harper Wave, Julie Will, die dieses Buch realisiert und es damit Tausenden von Lesern ermöglichen,

Eves Geschichte zu hören. Ich hoffe, dass sie eines Tages erkennen, wie viele Leben wir durch ihren Einsatz haben retten können.

Bei den Tausenden von Betroffenen, mit denen ich über Intensive Dietary Management und The Fasting Method zusammengearbeitet habe, möchte ich mich für das Vertrauen bedanken, das sie mir entgegengebracht haben, um ihnen zu helfen. Danke dafür, dass ich an und mit Ihnen lernen durfte, damit ich noch viel mehr Betroffenen helfen kann. Dank Ihnen fühlt sich für mich kein Arbeitstag wie ein solcher an.

Mein Dank gilt auch Ihnen, den Lesern dieses Buchs, die noch nicht aufgegeben haben. Sie sind meine Helden, und Sie verdienen es, sich in Ihrem Körper gut zu fühlen!

Last, but not least möchte ich meinem unglaublichen Ehemann Angel dafür danken, dass er mich auf dieser verrückten Achterbahnfahrt begleitet. Ich weiß schon gar nicht mehr, wie oft er das Abendessen gekocht oder die Einkäufe erledigt hat, damit ich an diesem Buch arbeiten konnte. Er ist mein Fels in der Brandung.

Jason Fung

Ich möchte meinen Mitautorinnen Eve Mayer und Megan Ramos meine tiefste Dankbarkeit dafür aussprechen, dass sie dieses Buch haben Wirklichkeit werden lassen.

Bei HarperCollins gilt mein besonderer Dank meiner Lektorin Julie Will und ihren Assistentinnen Haley Swanson und Emma Kupor. Danke auch Andrea Guinn, Brian Perrin, Yelena Nesbit, David Koral und Bonni Leon-Berman.

Fastenglossar

5:2-Methode: Man isst an fünf Tagen in der Woche und fastet an den verbleibenden zwei Tagen.

16/8: Eine Fastendauer von 16 Stunden mit einem Essensfenster von 8 Stunden.

20/4: Eine Fastendauer von 20 Stunden mit einem Essensfenster von 4 Stunden.

24: Eine Fastendauer von 24 Stunden.

Alternierendes Fasten (AF): Ein Muster, bei dem man abwechselnd einen Tag fastet und einen Tag isst.

Amerikanische Standardkost: Diese Ernährungsform beruht auf der Lebensmittelpyramide und zahlreichen Studien, die in den 1970er- und frühen 1980er-Jahren durchgeführt wurden, und bezieht sich auf die Essgewohnheiten der durchschnittlichen US-Bevölkerung. Sie rät zu mindestens drei Mahlzeiten am Tag, wobei die meisten Kalorien und Elemente aus raffinierten Kohlenhydraten bestehen sollen. Dieser Ernährungsansatz führte zu einer epidemischen Ausbreitung von Adipositas, Hypertonie, Herzinsuffizienz und Diabetes.

Aminosäuren: Organische Verbindungen, aus denen Proteine bestehen. Aminosäuren werden im Verdauungsprozess zerlegt, bevor die Leber sie wieder zusammensetzt, um neue Zellproteine für Körpersubstanzen wie Blut, Knochen, Muskeln, Bindegewebe, Haut usw. zu bilden.

Apfelessig: Apfelessig ist ein altbewährtes Hausmittel und wird gegen viele Beschwerden verwendet. Man nimmt an, dass es hilft, den Blutzucker zu regulieren und die Verdauung zu verbessern.

Apoptose: Eine Form des programmierten Zelltods, der in Organismen mit multiplen Zellen eintritt.

Autophagie: Ein körpereigener Mechanismus, mit dem alle verbrauchten, alten Zellbestandteile (Organellen, Proteine und Zellmembrane) beseitigt werden, wenn nicht mehr genug Energie vorhanden ist, um sie zu erhalten. Sie ist ein regulierter, geordneter Prozess des Abbaus und der Verwertung von Zellkomponenten und setzt nach einer Fastendauer von etwa 24 Stunden ein.

Blutglukose: Auch als Blutzucker bekannt; Blutglukose ist Zucker, das über Insulin in die Zellen aufgenommen wird, um das Gehirn und alle wichtigen Organe – mit Ausnahme der Leber – zu versorgen. Überschüssige Blutglukose wird in der Leber gespeichert und in Fett umgewandelt.

Bulletproof Coffee: Kaffee, der mit Butter und MCT-Öl versetzt wird. Das zusätzliche Fett soll den Kaffee nahrhafter (und damit sättigender) machen.

Chiasamen: Liefern zusätzliche Ballaststoffe, die nicht in Zuckermoleküle zerlegt und verdaut werden können; wenn man Chiasamen isst, bleibt man länger satt.

Eine Mahlzeit am Tag: Eine Fastenform, bei der man nur eine Mahlzeit am Tag isst.

Elektrolyte: Bestimmte Mineralien im Blut, unter anderem Natrium, Chlorid, Kalium, Kalzium, Magnesium und Phosphor. Während des Fastens kann der Elektrolythaushalt durcheinandergeraten.

Entzündung: Eine lokale Reizung, die sich darin äußert, dass die betroffene Körperstelle rot wird, anschwillt, warm wird und Schmerzen verursacht, vor allem infolge einer Verletzung oder Infektion.

Ernährungsweise: Beschreibt, was, wann und wie jemand isst.

Erweitertes Fasten: Die Fastendauer beträgt mindestens 72 Stunden (drei Tage).

Erythrit: Ein Zuckeralkohol, der aus fermentiertem Mais oder Maisstärke hergestellt wird und in kleinen Mengen in Obst wie Trauben und Melonen sowie in Pilzen vorkommt. Es wird nur teilweise vom Verdauungstrakt aufgenommen und verdaut, was bei manchen Personen zu Magen-Darm-Beschwerden führen kann. Erythrit gilt als kohlenhydratarmer Zuckerersatz.

Essigsäure: Neben Wasser der Hauptbestandteil von Essig. Sie verleiht dem Essig seinen beißenden Geruch und sauren Geschmack. Essig hat eine appetitzügelnde Wirkung und verlangsamt die Verdauung von stärkereichen und raffinierten Kohlenhydraten, wodurch der Blutzuckerspiegel bei der Verdauung der Kohlenhydrate weniger stark ansteigt. Essig deaktiviert das Enzym Amylase, wodurch die Bauchspeicheldrüse zur Produktion von Amylase gezwungen und die Verdauung im Dünndarm verlangsamt wird.

Fettadaptiert: Wenn der Körper anstelle von Glukose Fett verbrennt, um Energie zu gewinnen.

Ghrelin: Das Hungerhormon, das den Appetit anregt.

Glukosetoleranztest: Gibt Aufschluss darüber, wie jemand nach einer Mahlzeit Glukose (Zucker) verwertet. Es handelt sich um einen oralen Test, der in nüchternem Zustand, das heißt nach mindestens acht Stunden Fasten, durchgeführt wird.

Glykogenese: Die Bildung von Glykogen in der Leber. Insulin ist der Hauptstimulus für diesen Entstehungsvorgang.

Hangry: Eine Wortschöpfung, die sich aus *hungry* (hungrig) und *angry* (wütend) zusammensetzt; wenn man also so hungrig ist, dass man übellaunig und gereizt wird.

HDL-Cholesterin: *High Density Lipoprotein* oder Lipoprotein hoher Dichte, oft auch als »gutes Cholesterin« bezeichnet.

Insulinresistenz: Wenn Zellen nicht mehr auf Insulin ansprechen und eine normale Insulinmenge nicht mehr ausreicht, um Glukose in die Zellen zu transportieren, weil diese bereits randvoll sind. Deswegen produziert der Körper mehr Insulin, der zu einem dauerhaft erhöhten Insulinspiegel führt, der die Fettverbrennung verhindert. Bei einem Nüchtern-Blutzuckerwert von 5,7 (103) und einem hohen Insulinspiegel von über 12 mU/l ist man insulinresistent und auf dem Weg, Typ-2-Diabetes zu entwickeln. Bei einem Nüchtern-Blutzuckerwert von 5,7 und einem Nüchterninsulin von unter 9 mU/l ist man insulinempfindlich und aufgrund einer kohlenhydratarmen Ernährung wahrscheinlich im »Glukose-Verweigerungsmodus«.

Intermittierendes Fasten (IF): Zeitlich eingeschränkte Nahrungsaufnahme, die sich mit längeren Phasen abwechselt, in denen freiwillig auf Essen verzichtet wird. IF konzentriert sich darauf, *wann* man ist, nicht *was* man ist.

Kalorienbilanz: Die weit verbreitete Annahme, dass die Differenz zwischen Kalorienzufuhr und Kalorienverbrauch die Menge an Fett ergibt, die man zu- oder abnimmt (Defizit).

Keto/Ketogen: Wenn sich die Mahlzeiten aus 75 Prozent Fett, 20 Prozent Protein und 5 Prozent Kohlenhydrate zusammensetzen, führt das dazu, dass der Körper in den Zustand der Ketose gerät. Eine ketogene Kost ist sehr kohlenhydratarm und kann aus 20 Gramm Kohlenhydraten oder weniger bestehen. Bei einer solchen Ernährungsweise schaltet der Körper in den Fettverbrennungsmodus. Der Insulinspiegel fällt deutlich ab, und die Fettverbrennung nimmt massiv zu.

Keton: Eine alternative Energiequelle, die in der Leber produziert wird, wenn der Körper Fett verbrennt. Ketone versorgen das Gehirn mit Energie, wenn nicht genügend Glukose vorhanden ist, und werden produziert, wenn wenig Kohlenhydrate, eine moderate Menge Protein und viel Fett konsumiert werden.

Ketose: Ein metabolischer Zustand, in den der Körper tritt, wenn der Körper Ketone produziert.

Knochenbrühe: Eine Brühe aus Fleischknochen, Gemüse, Kräutern und Gewürzen, die stundenlang eingekocht werden. Sie versorgt den Fastenden mit Nährstoffen.

LCHF: Die Abkürzung für *Low-Carb, High-Fat*, also eine Ernährungsweise, die sich dadurch auszeichnet, dass man sich kohlenhydrarm und fettreich ernährt.

Leptin: Das Hormon, das dem Gehirn signalisiert, dass man satt ist. Wenn es im Gehirn ankommt, verringert es den Appetit, was dazu führt, dass man mit dem Essen aufhört und der Insulinspiegel sinkt.

Makronährstoffe (Makros): Die drei Hauptenergielieferanten der menschlichen Ernährung: Proteine, Fette und Kohlenhydrate.

MCT-Öl: Die mittelkettigen Triglyzeride aus Kokosöl und Palmkernöl, die aus ihrer ursprünglichen Form extrahiert werden.

Metabolisches Syndrom: Insulinresistenz, auch unter der Bezeichnung Prädiabetes bekannt, führt zu einem Cluster parallel auftretender Symptome, darunter Bluthochdruck, hoher Blutzuckerspiegel, größerer Leibesumfang (Bauchfett) und ein hoher Cholesterin- und Triglyzeridspiegel.

Metformin: Ein blutzuckersenkendes Medikament, das oft bei Typ-2-Diabetes verschrieben wird.

Mönchsfruchtzucker: Ein relativ neuer Zuckerersatz, der aus einer runden, grünen Frucht gewonnen wird, die in Südostasien beheimatet ist. Er besteht aus nichtkalorischen Verbindungen, sogenannten Mogrosiden, die für die intensive Süße sorgen. Der Mönchsfruchtzucker gilt als Zuckerform, die im Rahmen einer LCHF-konformen Kost konsumiert werden darf.

Netto-Kohlenhydrate: Gesamtmenge an Kohlenhydraten abzüglich der Ballaststoffe und Zuckeralkohole in Gramm.

Periodisches Fasten: Ein Synonym für intermittierendes Fasten.

Polyzystisches Ovar-Syndrom (PCOS): PCOS ist die weltweit am häufigsten auftretende weibliche Fortpflanzungsstörung. Es handelt sich um eine hormonelle Störung, die zu vergrößerten Eierstöcken mit kleinen Zysten an den Außenrändern führt. Diese Krankheit betrifft schätzungsweise 8 bis 20 Prozent der Frauen im gebärfähigen Alter.

Schlemmen: Das Gegenteil von Fasten; die Tage, an denen man Nahrung aufnimmt.

Schilddrüsenunterfunktion: Eingeschränkter Stoffwechsel, weil die Schilddrüse nicht genügend Hormone produziert.

Sieg, der auf der Waage nicht sichtbar ist: Ein Abnehmerfolg, der sich nicht auf der Anzeige der Körperwaage bemerkbar macht (beispielsweise eine kleinere Konfektionsgröße oder die Fähigkeit, 1 Kilometer laufen zu können).

Stevia: Ein kalorienarmer Süßstoff, der aus den Blättern der Stevia-Pflanze gewonnen wird. In den USA werden die aktiven süßen Verbindungen extrahiert und zu einer Flüssigkeit oder einem Pulver verarbeitet.

Strikte Keto-Diät: Wenn man sich streng ketogen ernährt, das heißt, auf Zucker, Getreide, stärkehaltiges Gemüse und verarbeitete Lebensmittel verzichtet, maximal 20 Gramm Kohlenhydrate am Tag konsumiert und natürliche Proteinquellen zu sich nimmt.

Täglicher Gesamtenergieverbrauch: Gesamtzahl der Kalorien, die jeden Tag verbraucht werden.

Trockenfasten: Wenn man über einen längeren Zeitraum weder isst noch trinkt. Diese Fastenform führt zu einer leichten Dehydrierung und ist nicht zu empfehlen.

Typ-2-Diabetes: Ein Zustand, der sich durch einen hohen Insulinspiegel und Insulinresistenz auszeichnet. Der Blutzucker ist erhöht und bewirkt, dass das Insulin seine Arbeit nicht verrichten kann. Anders als bei Typ-1-Diabetes ist der Körper aber immer noch in der Lage, Insulin zu produzieren.

Wasserfasten: Eine Fastenform, bei der man nur Wasser trinkt.

Zeiteingeschränkte Nahrungsaufnahme: Man wechselt bewusst zwischen Essens- und Fastenzeiten; der Fokus liegt primär auf dem Timing der Mahlzeiten und weniger auf dem, was man isst. Wird auch als intermittierendes Fasten bezeichnet.

Quellen

Kapitel 1 – Die Wissenschaft vom Fasten

Calle, E. E., C. Rodriguez, K. Walker-Thurmond, M. J. Thun. »Overweight, Obesity, and Mortality from Cancer in a Prospectively Studied Cohort of U.S. Adults.« *New England Journal of Medicine* 348, Nr. 17 (24. April 2003), 1625–38.

Green, M. W., N. A. Elliman, P. J. Rogers. »Lack of Effect of Short-Term Fasting on Cognitive Function.« *Journal of Psychiatric Research* 29, Nr. 3 (Mai–Juni 1995), 245–53.

Lieberman, H. R., C. M. Caruso, P. J. Niro, G. E. Adam, M. D. Kellogg, B. C. Nindl, F. M. Kramer. »A Double-Blind, Placebo-Controlled Test of 2 d of Calorie Deprivation: Effects on Cognition, Activity, Sleep, and Interstitial Glukose Concentrations.« *American Journal of Clinical Nutrition* 88, Nr. 3 (September 2008), 667–76.

Nassour, J., R. Radford, A. Correia, et al. »Autophagic Cell Death Restricts Chromosomal Instability during Replicative Crisis.« *Nature* 565 (2019), 659–63. doi:10.1038/s41586-019-0885-0.

Singh, R., D. Lakhanpal, S. Kumar, S. Sharma, H. Kataria, M. Kaur, G. Kaur. »Late-Onset Intermittent Fasting Dietary Restriction as a Potential Intervention to Retard Age-Associated Brain Function Impairments in Male Rats.« *Age* 34, Nr. 4 (August 2012), 917–33. doi: 10.1007/s11357-011-9289-2.

Kapitel 2 – Jenseits der Wissenschaft

Judge, T. A., D. M. Cable. »When It Comes to Pay, Do the Thin Win?: The Effect of Weight on Pay for Men and Women.« *Journal of Applied Psychology* (2010).

Roehlin, P. V. et al. »Weight Discrimination and the Glass Ceiling Effect among Top US CEOs.« *Equal Opportunities Int.* 28, Nr. 2 (2009), 179–96.

Roehling, M. V. »Weight-Based Discrimination in Employment: Psychological and Legal Aspects.« *Personnel Psychology* 52 (1999), 969–1016.

Watkins, E., L. Serpell. »The Psychological Effects of Short-Term Fasting in Healthy Women.« *Frontiers in Nutrition* 3, Nr. 27 (2016).

Kapitel 3 – Hormone und der Hungerrüpel

Espelund, U. et al. »Fasting Unmasks a Strong Inverse Association between Ghrelin and Cortisol in Serum: Studies in Obese and Normal-Weight Subjects.« *Journal of Clinical Endocrinology Metabolism* 90, Nr. 2 (Februar 2005), 741–46.

Natalucci, G. et al. »Spontaneous 24-h Ghrelin Secretion Pattern in Fasting Subjects: Maintenance of a Meal-Related Pattern.« *European Journal of Endocrinology* 152, Nr. 6 (Juni 2005), 845–50.

Kapitel 5 – Ein Weg zur gesünderen Ernährung

JACC Study Group. »Dietary Intake of Saturated Fatty Acids and Mortality from Cardiovascular Disease in Japanese: The Japan Collaborative Cohort Study for Evaluation of Cancer Risk.« *American Journal of Clinical Nutrition* 92, Nr. 4 (Oktober 2010), 759–65, https://doi.org/10.3945/ajcn.2009.29146.

Mozaffarian, D., E. B. Rimm, D. M. Herrington. »Dietary Fats, Carbohydrate, and Progression of Coronary Atherosclerosis in Postmenopausal Women.« *American Journal of Clinical Nutrition* 80, Nr. 5 (November 2004), 1175–84.

Schulte, E. M., N. M. Avena, A. N. Gearhardt. »Which Foods May Be Addictive? The Roles of Processing, Fat Content, and Glycemic Load.« *PLoS ONE* 10, Nr. 2 (2015). https://doi.org/10.1371/journal.pone.011795.

Kapitel 8 – Bringen Sie Ihr Haus auf Vordermann und holen Sie Ihre Familie ins Boot

Ho, K. Y., J. D. Veldhuis, M. L. Johnson, R. Furlanetto, W. S. Evans, K. G. Alberti, M. O. Thorner. »Fasting Enhances Growth Hormone Secretion and Amplifies the Complex Rhythms of Growth Hormone Secretion in Man.« *Journal of Clinical Investigation* 81, Nr. 4 (April 1988), 968–75.

Kapitel 16 – Schlemmen ohne Reue

Bundeszentrale für gesundheitliche Aufklärung (BZgA): »Binge-Eating-Störung« https://www.bzga-essstoerungen.de/was-sind-essstoerungen/arten/binge-eating-stoerung/?L=0&contrast=528

Nachwort

Christou, N. V. et al. »Weight Gain After Short-and Long-Limb Gastric Bypass in Patients Followed for Longer Than 10 Years.« *Annals of Surgery* 244, Nr. 5 (November 2006), 734–40.

Johnson, E. E. et al. »Bariatric Surgery Implementation Trends in the USA from 2002 to 2012.« *Implementation Science* 11, Nr. 21 (2016).

Smoot, T. M. et al. »Gastric Bypass Surgery in the United States, 1998–2002.« *American Journal of Public Health* 96, Nr. 7 (Juli 2006), 1187–89.

Über die Autoren

Dr. Jason Fung, Jahrgang 1973, wurde in Los Angeles und Toronto zum Nephrologen ausgebildet. Er gründete The Fasting Method (www.TheFastingMethod.com), um evidenzbasierte Tipps zu geben, wie man abnimmt, seinen Blutzucker kontrolliert, sich kohlenhydratarm ernährt und intermittierend fastet. Es wurde offensichtlich, dass herkömmliche medizinische Behandlungsmethoden bei seinen Patienten nicht anschlugen. Obwohl viele der heutigen chronischen gesundheitlichen Probleme auf ungünstige Ernährungsgewohnheiten und Übergewicht zurückgeführt werden können, befasst sich die Schulmedizin hauptsächlich damit, Medikamente zu verordnen und operative Eingriffe vorzunehmen. Wenn man das eigentliche Problem nicht behandelt, wird sich das Problem nie beheben lassen. Ein ernährungsspezifisches Problem erfordert eine ernährungsspezifische Lösung. Dr. Fung ist der Autor von *Diabetes rückgängig machen*, *Fasten – Das große Handbuch*, *Die Schlankformel* und *Das Schlankformel-Kochbuch*. Er ist auch Herausgeber des *Journal of Insulin Resistance* und Hauptgeschäftsführer der gemeinnützigen Organisation Public Health Collaboration (Canada), eine internationale Gruppe, die es sich zur Aufgabe gemacht hat, der Öffentlichkeit wissenschaftlich fundierte Informationen über Ernährung zur Verfügung zu stellen.

Eve Mayer ist Autorin, Referentin, Kabarettistin und Unternehmerin. Sie lebt mit ihrem Mann Levi, ihrer gemeinsamen Tochter Luna und ihrer Promenadenmischung Holly in Carrollton, Texas. Eve schrieb bisher drei Bücher: *Social Media for the CEO*, *The Social Media Business Equation* und *Get It Girl Guide*. Eve berät Unternehmen an der Schnittstelle zwischen Marketing und Unternehmenskultur und ermöglicht es ihnen, bessere Grundwerte zu etablieren, ehrliches Marketing zu betreiben und Diversität zu pflegen. Ihr gesamtes Leben als Erwachsene hatte Eve mit ihrem Übergewicht und ihren gesundheitlichen Problemen zu kämpfen. Obwohl sie in den meisten Lebensbereichen erfolgreich war, schaffte sie es nicht, die Kontrolle über ihr Leben und ihren Körper zu erlangen, was sie mit Scham erfüllte. Nach 24 Jahren, in denen sie zahlreiche Diäten, Therapien, Trainingspläne sowie drei Magenverkleinerungen durchmachte, erlangte Eve nachhaltiges Wohlbefinden durch eine Kombination aus intermittierendem Fasten und kohlenhydratarmer Ernährung. Eve fastete einmal zehn Tage unter der Betreuung von Dr. Jason Fung und Megan Ramos und beschrieb in ihren Online-Beiträgen, wie es ihr dabei erging – inklusive all der Glücksmomente, Frustrationen und amüsanten Erlebnisse. Durch ihre schonungslose Ehrlichkeit und ihren unverblümten Humor, der online auf FastingLane.com nachzulesen ist, hat sie viele Menschen dazu inspiriert, ihre eigene Gesundheit und Sexyness zu finden.

Megan Ramos ist eine kanadische Forscherin und Expertin für therapeutisches Fasten und kohlenhydratarme Ernährung, die bereits über 14 000 Menschen auf der ganzen Welt geholfen hat. Nachdem sie ihre eigenen gesundheitlichen Probleme durch Fasten, eine Ernährungsumstellung und Änderungen ihrer Alltagsgewohnheiten überwunden hat, wirkte sie an der Gründung von Intensive Dietary Management und The Fasting Method mit. Sie entwickelt neue Konzepte der Ernährungserziehung und unterstützt all jene, die ihre Gesundheit wieder in den Griff bekommen wollen. Megan lebt mit ihrem Mann und zwei Windhunden in Toronto, Kanada. Sie ist Leiterin der gemeinnützigen Organisation Public Health Collaboration Canada (PHC Canada) und Mitherausgeberin des *Journal of Insulin Resistance*.

Register

C

D

E

F

G

L

M

N

O

P

R

S